神经内科疾病全病程管理

◎ 夏 健 陈 华 袁 叶 主编

Full Course Management of Neurological Diseases

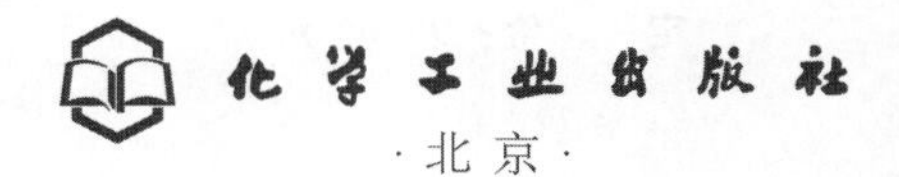

·北京·

内容简介

全病程管理是传统医疗与互联网医疗的融合，也是未来DRG/DIP付费或者按人头包干付费等支付改革机制下必要的解决方案。本书是中南大学湘雅医院在全病程管理领域8年探索的经验总结，主要介绍全病程管理的理念、个案管理的内涵、35种神经内科疾病的全病程管理路径等。多学科合作贯穿院前、院中、院后。力求推动中国个案管理方法在医疗领域的广泛应用，帮助医疗机构在新的支付体系下开启新的价值医疗和整合式医疗服务体系。附有入院患者评估单、照护需求评估表、脑血管疾病个案管理评估表等资料。

本书适合神经内科医生、护理人员，以及相关的个案管理师、社工、营养师、康复师、药师、管理人员阅读参考。

图书在版编目（CIP）数据

神经内科疾病全病程管理/夏健，陈华，袁叶主编. —北京：化学工业出版社，2022.9

ISBN 978-7-122-41361-1

Ⅰ.①神… Ⅱ.①夏…②陈…③袁… Ⅲ.①神经系统疾病-诊疗 Ⅳ.①R741

中国版本图书馆CIP数据核字（2022）第090019号

责任编辑：戴小玲 赵爱萍　　装帧设计：张 辉
责任校对：宋 玮

出版发行：化学工业出版社（北京市东城区青年湖南街13号 邮政编码100011）
印 装：河北鑫兆源印刷有限公司
710mm×1000mm 1/16 印张21¼ 字数381千字 2022年9月北京第1版第1次印刷

购书咨询：010-64518888　　售后服务：010-64518899
网 址：http://www.cip.com.cn
凡购买本书，如有缺损质量问题，本社销售中心负责调换。

定 价：99.00元

编写人员名单

主　编　夏　健　陈　华　袁　叶

副主编　黄　清　唐运娇　郭　娟　涂双燕　莫　娅

编　者　夏　健　陈　华　袁　叶　黄　清　唐运娇　郭　娟　涂双燕　莫　娅　刘雪芹　陈　琳　廖海心　许　攀　谭露君　袁玉银　易伟华　郭云付　邓荣荣　龚　晨　刘冰清　郭佳丽　易小江　陈德智　孙慢艺　黎恩知　李　成　梁　燕　黄远鑫　赖　昕　李银萍　邓培培　李　彩　周惠彧　魏　敏

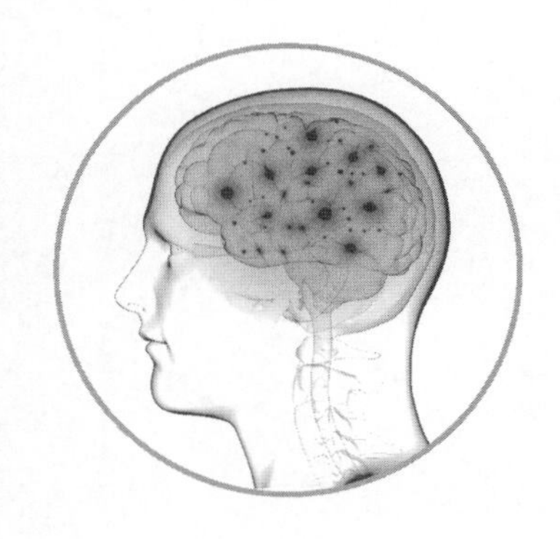

前　言

从2014年起，中南大学湘雅医院开始探索实施全病程管理卫生健康服务体系，设立个案管理师，全程追踪个案管理，多角色参与，医护患一体化整合性照护路径实现线上线下服务闭环，创造出比较好的互联网医疗与传统医疗融合管理模式。2020年《中南大学湘雅医院全病程管理实现横向贯通》作为互联网＋医疗健康典型案例荣获国家卫生健康委通报表扬。国内也掀起了互联网＋全病程管理的热潮，使得全病程管理模式多样化发展。全病程个案管理是未来按DRG/DIP付费或者按人头包干付费等支付改革机制下必要的解决方案，是互联网医疗的必经之路，也是分级诊疗的落地之策。

基于八年来中南大学湘雅医院在全病程管理领域的有益探索，神经内科医护团队和全病程管理团队共同编写了本书。本书从医疗机构的视角，初步阐述全病程管理的理念、个案管理的内涵和35种神经内科疾病全病程管理方案。多学科合作贯穿院前、院中、院后，力求带给大家一个全新的视角，使传统医疗融合互联网医疗，整体护理结合个案管理，生物医疗转向身心灵社全人医疗，注重院内诊疗同时延伸院外服务，全方位围绕个案开展医疗和服务，从医生主导到医护患参与决策，从关注短期疗效到共同追求长期康复成效，从医疗到预防到康复构建全链条分层分级医疗模式。本书适合神经内科医生、护理人员，以及相关的个案管理师、社工、营养师、康复师、药师、管理人员阅读参考。

愿此书能作为符合医疗现实的融合传统医疗与互联网医疗的全病程管理理念传播的参考，推动中国个案管理方法在医疗领域的广泛应用，帮助医疗机构在新的支付体系下未雨绸缪，开启新的价值医疗和整合式医疗服务体系，让医患通过全病程个案管理真正实现分级诊疗。衷心感谢为本书辛勤付出的全体编写人员。由于编者水平有限，书中难免存在疏漏之处，期待广大读者批评指正。

编者

2022年6月

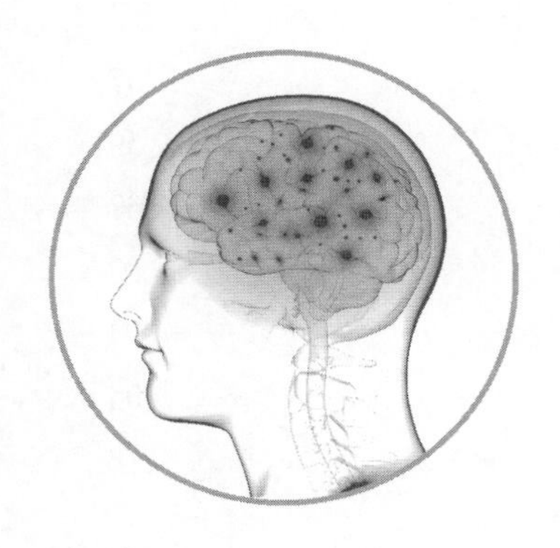

目 录

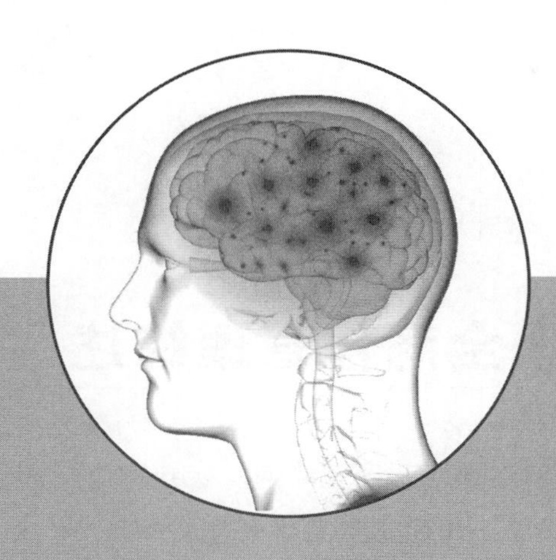

第一篇
总　论

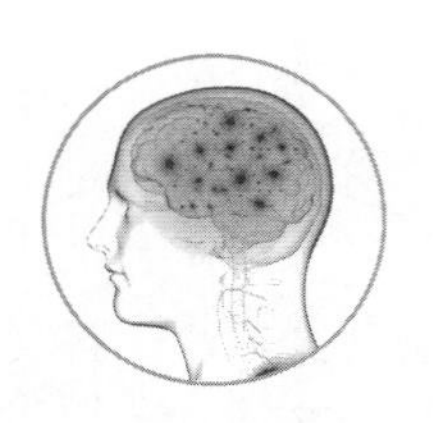

·第一章·
全病程管理综述

在国家卫生健康战略指导下，“互联网＋医疗健康”相关工作已经成为提升公共服务均等化、普惠化、便捷化水平的重要发展方向。尤其在疫情常态化的当下，线上医疗资源正在持续增加。据国家卫健委数据，截至2021年12月，全国互联网医院已达1900余家。随着公立互联网医院入场，互联网＋医疗领域又有哪些新的变革和举措呢？

疫情期间互联网医院吸引了大量用户，但用户形成更长期的习惯还需互联网医院能为其解决实际的医疗服务需求，产生实质性结果，而不只是安抚情绪、解答疑惑的咨询。传统的“互联网＋医疗服务”只是停留在线上轻问诊的健康咨询层面，随着互联网行业的快速发展，“互联网＋医疗”在实际的发展中则是以互联网作为技术手段和平台，为用户提供医疗咨询、疾病评估、健康教育、电子处方、康复指导、远程诊断治疗、远程穿戴设备健康指标监测、主动健康管理、建立延续性电子健康档案等多元化健康管理服务。

近年来，越来越多的医院开始思考，如何通过互联网医疗的多元化服务来实现对健康及亚健康的人群以及家庭，特别是对专科疾病患者，从主动健康干预、院前准备、院中个案管理、院后延续性照护等多方面，通过畅通信息化双向转诊、完善医护患一体化个案管理、建立医服管三位一体的延续性健康管理，以及结合物联网、云计算、大数据等先进信息技术及结合养老保健、健康保险等来扩充全病程管理服务，促进全病程管理的内涵式发展。

第一节　全病程管理简介

一、全病程管理的演进与意义

我国目前已经建立了由医院、公共卫生机构、基层医疗卫生机构等组成的覆盖城乡的卫生服务体系。为了实现对医疗资源的优化整合，国家相继出台多个相关政策规定，指导各级医疗机构持续落实分级诊疗工作。2009 年起，我国部分地区开始试点实施分级诊疗，但由于各级医疗机构协作运行机制不健全、双向转诊通道不通畅、缺少信息化转诊平台、转诊制度不完善等多种因素的影响，目前我国分级诊疗体系建设进程缓慢，成效尚不显著。

同时，患者离院后与医院失联，依从性差、失访率高，是目前慢性疾病（慢病）管理“短板”所在。如何实现让患者遇到问题能及时得到指导，医护人员高效进行院后随访和干预，确保患者依从性与随访的有效性是医院管理的重要研究内容。

在“互联网＋医疗”的背景下，多家医院已开始从慢性病管理、个案管理、互联网护理、肿瘤及罕见病管理等方面开展了围绕疾病诊前、诊中、诊后的全病程管理服务探索，国内有些三甲医院开始引入出院计划、个案管理的理念，扩充出院计划、个案管理的服务外延，评估患者需求，利用“互联网＋”智能工具创新开展全病程管理服务。

全病程管理的推广与实践，使就医模式从患者就医转变为医生主动管理，从分散式、节点式、片段式就医转变为全人全程延续性闭环管理，从单一的院内诊疗管理转变为院前、院中、院后疾病相关全流程管理。全病程管理优势体现在：可以提升医疗效率，有效缩减住院天数，提高床位周转率；优质病种医教研一体化精准管理，提升医疗服务水平；全程多样化健康教育，提高患者自我健康管理能力；患者主动参与式计划性院后延续性照护管理，提高患者依从性，减少院后并发症的发生，降低非计划再入院率，节约医疗费用支出；专科联盟建设及与医联体间的信息化双向转诊，提升医生基层医疗服务水平，助力高效分级诊疗；全人全程的服务理念体现了医学人文关怀。

二、全病程管理概念

“全病程管理”是指跨团队、多角色全程协作连续整合的主动健康管理模式。目前，国内全病程管理模式的实践，较有成效的模式主要有通过个案管理师全程跟进，运用个案管理方法，通过数字化管理工具，将“线上＋线下”“院内＋院外”一体化服务融合的管理模式。

根据《“健康中国 2030”规划纲要》要求，“共建共享、全民健康”，是建设健康中国的战略主题，核心是以人民健康为中心，通过早诊断、早治疗、早康复，实现全民健康。立足全人群和全生命周期两个着力点，提供公平可及、系统连续的健康服务，实现更高水平的全民健康。

全病程管理覆盖的人群涵盖亚健康和疾病人群，狭义的全病程管理指以患者为中心的照护模式，通过医疗团队及个案管理师从院前准备、院中服务、院后管理三个时间节点进行服务流程设计，针对专科疾病及患者身心全方位评估，制定个性化精准疾病照护方案，实现对患者进行院前、院中、院后全人全程延续性闭环式照护管理。

第二节　全病程管理内涵

一、概述

（一）全病程管理组织架构

全病程管理的顺利实施，需要有一个系统全面的组织架构，以患者为中心，通过场景化设计就医全流程所涉及的所有服务，将全病程管理的服务落实到患者所需要的每一个步骤和每一个实施的部门。所以，从整体层面来说，全病程管理是跨团队、多角色全程协作连续整合的主动健康管理模式。

理想的全病程管理架构是由当地卫生健康委做好顶层设计，搭建好区域内公共系统平台，开通信息互联互通，建立制度和管理标准，对区域内大型三甲牵头医院做好布局和分工；再由牵头医院按照医院实际需求设计全病程管理服务，在院内联动相关部门和临床科室，并带动医联体机构或专病/专科联盟，也可以联合第三方公司共同实施开展全病程管理。以卫健委牵头的全病程管理模式，医院层面可实现区域内患者医疗信息共享，患者层面享有区域内优质医疗服务，更有利于分级诊疗落地。但是，国内目前以卫健委牵头的全病程管理模式还有许多问题亟待解决，比如信息化建设不够完善、医保与收费缺乏相关制度等。

以大型三甲医院牵头的全病程管理模式是目前应用较广的模式。一般由医院指定牵头部门来实施开展全病程管理工作。全病程管理的全人全程延续性闭环式照护，首先必须有比较完善的顶层设计，院前、院中、院后各流程中涉及的各部门，合作的医联体机构和第三方运营管理机构等都可以是全病程管理覆盖的组织架构。牵头部门负责全病程管理顶层设计，全面规划、指导、推进全病程管理各项工作的顺利开展；网络信息部门负责提供全面技术支持及信息监管；医务部和护理部负责全院全病程管理工作的推广、风险把控及个案管理人才培养；门诊部负责预约挂号及门诊相关就医管理；医联体管理部门负责医联体和专科专病联盟的拓展；临床各科室根据各专科病种设计全病程管理服务内容及负责全病程管理服务的具体实施；牵头医院与医联体及合作机构负责对患者进行评估与上下转诊及业务指导；全病程专科/专病联盟负责对患者的延续性共管共治；第三方合作机构负责全病程管理平台的运营管理及线上线下服务支撑。

各地可以根据医院的实际需求对全病程管理的架构做出调整。

（二）全病程管理思路和目标

多方合作的主动健康管理服务理念通过全面实施全病程管理项目，以建立双向转诊全信息化通道，做好优质病种管理并收集完整随访数据，提升各级医院运营管理效率，建立良好的医患友好生态体系。专科医护人员、个案管理师及管理人员、医联体机构和第三方合作机构等以患者为中心，将线上线下服务连续统一，院内院外诊疗一致统一。从而达到各类医务人员和患者全方位对接，医院服务全流程对接患者，上下级医院之间转诊和专病管理对接。最终实现医疗机构高效分级诊疗、医生有序精准医疗、患者享有有效连续治疗三大目标（图 1-1）。

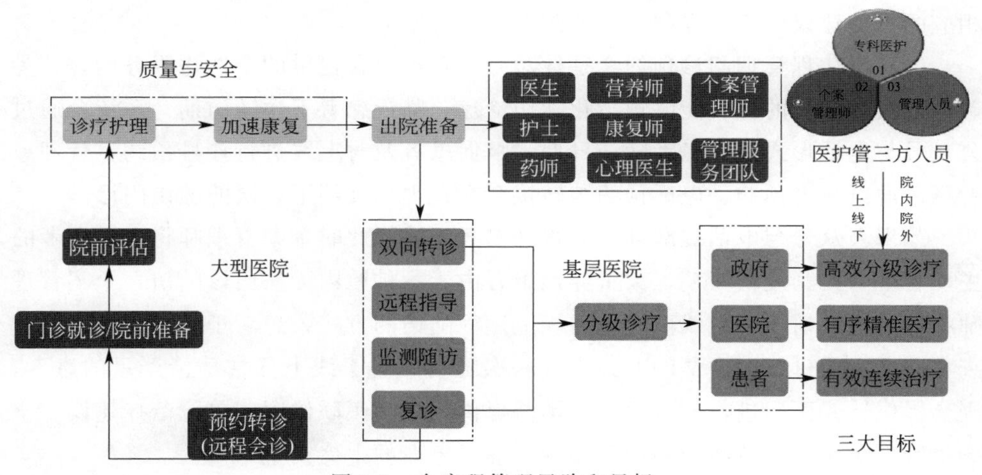

图 1-1　全病程管理思路和目标

二、全病程管理服务模块介绍

目前全病程管理服务模块可以归纳为预约诊疗、线上咨询、双向转诊、全病程个案管理、延伸服务五大服务模块。

（一）预约诊疗

预约诊疗服务针对不同人群和需求做相应的设计，主要有预约挂号、预约检查、预约住院三个方面。

1. 预约挂号可参考的方式

（1）线上预约——个案管理师分诊预约　全病程管理可以针对院内院外患者

提供及时的挂号指引与资源对接。通过在线咨询平台，比如微信公众号、小程序或者 APP 等工具，患者发起问询，一般先通过智能知识库与机器人进行回复，当涉及挂号类的需求时，平台推荐医院线上预约挂号入口，并同时将挂号流程方式、注意事项、门急诊最新信息、疫情管控要求等推送给患者。如果患者发现预约挂号已挂满，需要个案管理师给予专业分诊建议与帮助，可以通过平台联系个案管理师寻求分诊帮助。个案管理师会基于患者情况、目标时间、适合专科医生等因素提供给患者精准的分诊建议，并提供患者直接预约入口或电话预约入口。

（2）电话预约　尽管手机普及率已经很高，但部分不太会用互联网手段进行预约挂号与咨询的老年、贫穷地区患者，全病程管理会给这类患者提供相应的帮助，最关键的是提供电话预约挂号的服务。很多医院设立了专门提供该类服务的客服中心，通过客服中心电话，患者可以申请电话预约挂号，客服中心也会提供相应的分诊建议、诊前提醒、疫情防控须知等服务。

（3）全病程管理门诊预约　是针对专科管理患者提供的个性化服务内容，为确保复杂性疾病的患者能够规范化随访治疗，临近患者下次随访期，系统会通过公众号与电话形式提醒患者随访日期，督促患者及时上线进行挂号预约，管理患者可以通过线上预约、电话预约与转接个案管理师预约下一次的随访门诊。

如果公众号与电话提醒都没有得到患者反馈，此时个案管理师将介入患者的主动管理，尤其疫情时期，大量异地患者由于各种原因无法门诊随访，个案管理师将针对这类情况采取线下检查、线上远程随访的方式，患者于当地医院完善检查项，后续通过线上评估的方式完成一次随访。对于线上评估病情严重的患者，则会提供转介医生进行专业医学干预并提供相应的医联体联盟单位治疗建议、全病程管理病房应有急救治预约等资源，确保患者的生命安全。

2. 检查预约

将患者身份及就诊信息通过医院统一平台予以梳理汇总，依托既往病史为符合复诊条件的患者提供在线复诊，并根据实际情况提供在线处方，开具检查、检验等服务，线下个案管理根据服务内容提前预约检验检查项目。

根据患者的就诊需求，互联网门诊提供线上 1 对 1 的就诊服务，做好复诊随访管理。医生根据患者上传的病史及资料，通过线上问诊，予以综合分析并提供复诊计划和意见，包括随访意见咨询、开药及检查检验等内容。

3. 住院预约

为了优化全病程管理流程，医院构建智能化诊疗平台，依托 App 端、搭建基于大数据的官方信息门户端，服务流程涵盖患者就诊的全过程。其整体构想是结合医院信息集成平台，全病程系统（HCCM）可实现将医院信息系统（HIS）等数据整合、信息共享、流程协同，根据患者就诊的全流程进行优化设计和构建体系。

以前患者住院都是到病房、到专科去预约，现在可以集中预约，让患者少跑路；另一方面，能够综合医院的床位信息，使之最优化地开放给患者。如果要解决患者住院的难题，一方面，是集中预约住院，通过线上提交住院申请，医生审核通过就能完成触达到医院的床位中心来实现预约。

（二）线上咨询

全病程管理过程中，线上咨询是应用最多的一项服务，指结合电信运营商资源，利用互联网及通讯设备搭建医患线上线下互动平台，通过视频、语音、图文等线上咨询方式，由医生、护士、药师、康复师、营养师、心理师等为广大人群及常见病、慢病患者提供就医咨询或用药、康复、运动、营养、心理等健康咨询服务。

（三）全病程个案管理

全病程管理是以患者为中心，以专家级医生为核心，全病程专病联盟或医联体内多角色多团队协作，按单病种整合式管理方案和路径，为个案实现的全人全程全照护管理式一体化服务。

全病程管理源于“个案管理”理念，在中国台湾及欧美地区已有30多年历史。而“个案管理”的起源正是价值医疗，即要控制医保支出、建立以价值为导向的医疗照护体系。在这个体系里，医疗人员以特定疾病表现和以人的生命健康发展为中心，多个医务角色和多个医疗阶段整合在一起来实现患者对于健康的需求。

个案管理师（Case Manager，CM），是指接受过个案管理训练的人员，针对某种特定的疾病，负责与医生、医疗小组及患者协调沟通，制定诊疗计划与目标，并确保患者能如期完成所需的检查和治疗，以便在预定的时间内达成期望的目标。个案管理师是护理进阶角色之一，与专科护理师（Nurse Practitioner）不同，个案管理师不执行具体的医疗处置与操作，更多的是起到统一、协调、连接、监控的作用，专科护理师仅提供患者门诊或住院某时间点的照护，而个案管理师则将患者的照护点连成“线”，使患者获得连续、无缝隙的照护。个案管理师作为医患桥梁，构建医护、个案管理师、管理者以及院外机构跨团队合作，对我们的患者实现闭环式全人全程管理。

（四）双向转诊

2015年和2017年国务院办公厅分别印发了《关于推进分级诊疗制度建设的

指导意见》和《关于推进医疗联合体建设和发展的指导意见》，提出基层首诊、双向转诊、急慢分治、上下联动的分级诊疗模式，以慢病分级诊疗为突破口，以区域医疗中心建设、科学合理规划布局医联体为重点推进分级诊疗制度。

双向转诊工作作为沟通上级医院与基层医院的桥梁，是有效减轻大医院医疗压力，提高病床周转率，促使医疗资源逐步下沉，缓解“看病难”“看病贵”问题的重要举措。

1. 定义

双向转诊，简而言之就是“小病在基层，大病进医院”，积极发挥大中型医院在人才、技术及设备等方面的优势，同时充分利用各社区医院的服务功能和网点资源，对需进行后续治疗、疾病监测、康复指导、护理等服务的患者，医院结合患者意愿，宣传、鼓励、动员患者转入相应的基层医院，由下级医院完成后续康复治疗。同时在基层医院危重病、疑难病的患者建议转入上级医院。

2. 指导原则

（1）分级诊疗原则　各学科按医院要求制定转诊标准并报医务部备案审核，严格按标准指导双向转诊。

（2）医疗安全原则　双向转诊必须确保患者与医院医疗安全。

（3）知情同意原则　尊重患者及家属的知情权及转诊意愿。

（4）统一规范原则　双向转诊工作统一由医院指定的部门负责实施，使用统一转诊系统。

（5）全院联动原则　医院相关职能部门和临床各科室共同参与，确保转诊渠道畅通。

（6）急诊优先原则　在保证急诊患者住院前提下开展双向转诊工作。

3. 服务优势

双向转诊是由政府牵头对医疗资源进行优化整合的一种医改方式。小病分流到基层医院后，可以降低小病的医疗费用，基层医院医疗资源闲置现象将得到改善；大医院由于康复期患者“压床”造成的医疗资源紧缺矛盾也会得到一定程度缓解，大病到大医院也不会人满为患，看不上病。社区群众遇到疑难重病以及原有疾病加重或出现复杂变化，可以通过“双向转诊”获得及时有效的保障，避免延误诊疗时机；大医院的住院患者在急性治疗稳定后，可以转诊到社区医院进行后续康复治疗，既节省了医疗费用，又为其他急需住院的疑难危重患者争取了救治机会。大医院解决了人满为患的问题，就可以腾出更多时间和精力，致力解决疑难重病。

案例：2021 年 6 月 24 日，54 岁的熊女士因“子宫内膜癌”入住某三甲医院妇科病房并拟行手术治疗，入院后患者因哮喘急性发作，且合并败血症，手术风险大，申请呼吸内科会诊后，建议转当地医院控制哮喘治疗后再行手术治疗。

6月28日，某三甲医院通过全病程分级诊疗管理平台申请下转当地医院呼吸科，当地医院通过转诊系统查看转诊资料，评估病情后同意收治该患者，并确定转诊科室及床位，患者于当日转至当地医院呼吸科。

通过积极治疗哮喘，患者病情平稳，当地医院于7月8日通过分级诊疗管理平台发起上转某三甲医院妇科病房的转诊申请，并顺利预约安排至妇科住院；7月22日，患者病情好转出院。

某三甲医院基于全病程分级诊疗管理平台的双向转诊，实现了医联体机构及专病联盟机构与某三甲医院共享管理平台，实现了“院对院-床对床”的精准高效快捷上下转诊，遵循了“基层首诊、双向转诊、急慢分治、上下联动”的分级诊疗制度，形成“小病在基层、大病进医院、康复回基层”三级就医体系。

4. 全病程专病管理联盟

（1）目的　全病程管理的目标是提高整体专病医学诊疗水平；共享医疗资源；提供优质的专病诊疗服务，降低患者就医成本；增强区域专病专科的合作与交流。

（2）建设要点

① 构建诊疗服务环　搭建双向转诊体系，搭建转诊绿色通道。

② 共享卫教资源　支持各中心卫教资源及咨询模块共享。

③ 搭建平台　依托于全病程管理、多学科诊疗模式（MDT）等平台的搭建管理患者，给患者提供相应的服务，同时依据患者临床数据，可用于临床研究以及科研项目数据支撑。

④ 联盟指导　联盟单位每月组织交流讨论会，不限于病例或者病种的交流学习。

⑤ 学科规划与人才培养　联盟单位对基层中心进行学科规划与学术指导。

⑥ 临床路径的研究　基于国家关于临床路径设计的要求，制定适合自身学科病种发展的临床路径，统一病种的病情评估及治疗方案，尽可能减少医疗风险。

⑦ 专家支持　提供专家医学指导、远程查房等服务，加强联盟单位的协作，提高专病联盟单位的学科医疗水平。

5. 转诊流程

（1）上转流程

① 转诊门诊　申请机构转诊负责人登录全病程管理平台，填写“上转申请单”→医院转诊专员处理转诊申请单→若同意，协同门诊部安排转诊号源→反馈

转诊安排情况→申请机构接受转诊安排通知患者→患者按预约时间持有效证件至医院门诊办理诊疗卡、充值、取号（加号）→至相应诊室就诊。

② 转诊住院　申请机构通过全病程管理平台提交相关资料、申请转诊→医院转诊专员分派专科医生会诊→会诊医生审核并提交会诊意见（同意收案）→转诊住院申请发送至床位预约中心预约床位→床位预约中心按照专科收治原则安排床位并通知患者入院→患者按约定入院时间持有效证件至住院结算中心办理入院手续。

（2）下转流程

① 住院患者下转　医生在电子病历“病案首页”中“离院方式”勾选“2. 医嘱转院或 3. 医嘱转社区卫生服务机构/乡镇卫生院”→专科个案管理师在床位预约中心填写患者的“照护需求评估表”，完善“病友转诊说明”，填写转诊目的并选择下转目标医院→目标医院处理转诊信息，并反馈转诊“同意/拒绝”意见→个案管理师告知患者转诊反馈意见→患者办理出院，按约定时间持有效证件至目标医院办理入院手续。

② 门诊患者下转　门诊医生就诊结束→评估是否需要下转→（是）在电子病历勾选“转诊他院”→选择下转目标医院→跟患者交代转诊注意事项。

③ 急诊患者下转　急诊诊间、抢救留观监护室需转诊者→在电子病历系统“出院方式”中勾选“转院”选项→选择下转目标医院→跟患者交代转诊注意事项。

6. 双向转诊流程图

具体见图 1-2。

（五）延伸服务

全病程管理延伸服务主要包含远程健康管理、健康干预、健康患教、直播科普、居家随访服务、医联体及合作机构全病程管理等。

1. 远程健康管理

利用视频、电话、短信、上门、远程健康管理平台、智能穿戴设备等方式，追踪随访出院患者及转诊下级医院患者治疗照护、居家随访、远程健康照护等信息，借由信息系统建立患者出院后连续完整的照护数据。

2. 健康干预（健康管理、健康体检、用药指导、计划干预、居家相关管理）

健康干预是对评估的结果，判定的风险进行操作的步骤。健康干预的人群是所有对医疗有需求的人群，包括健康、亚健康、疾病、慢病等状态人群。通过健康教育、运动干预、心理干预、饮食营养干预等达到预防疾病、加速康复、减少

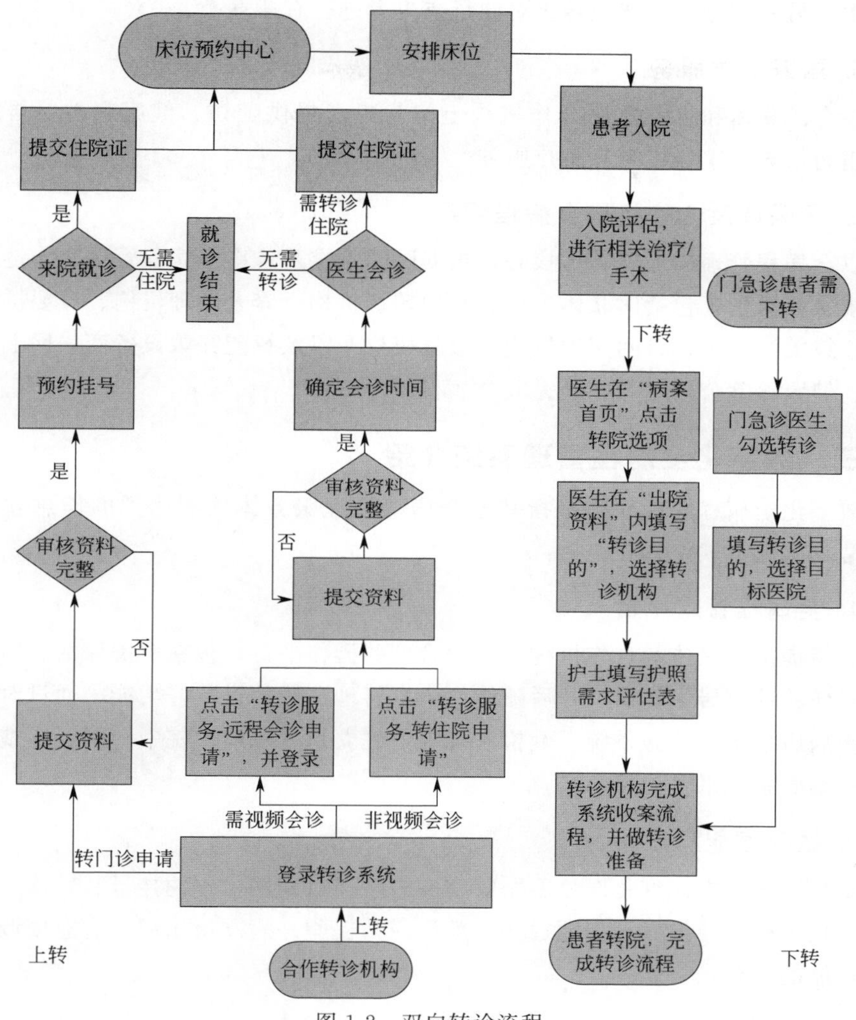

图 1-2　双向转诊流程

并发症发生、少用药或脱离用药、养成健康生活方式、提高生活质量等目的。

3. 健康患教、直播科普

健康教育是协助个体、群体建立健康行为目标的手段和行为。目前国内健教的途径多种多样：短信、平台 APP 端、宣传栏、健教会、健教直播、健教课程节目、纸质宣传单等。执行健教的机构有：医疗机构、社区、预防医学站、学校、第三方健康机构。健康教育对提高个体健康素养有着积极的作用。

获取这些健康教育的来源分为公有（免费）和私有（收费）。90％为公有无偿提供，另一部分作为知识转化对同行或患者进行有偿宣教。

4. 居家随访服务

联合医联体和有资质的合作机构上门为患者提供随访、健康宣教、居家量测、用药指导、康复指导等医疗服务。

5. 医联体及合作机构全病程管理

以全病程管理服务需求为核心，根据医院需求遴选出全病程管理工作链所需的健康服务机构，包括医联体单位、双向转诊机构、养老护理机构、母婴护理中心、临终关怀机构、日间照护机构、康复机构，以及智能穿戴设备商、网上智慧药房、健康保险公司等，共同完成全病程管理工作。

三、数字化全病程管理系统介绍

数字化全病程管理系统是指基于全病程管理服务体系所用到的信息软件系统，常见的信息软件系统包括：

1. 全病程管理平台

是指提供医联体及合作机构全病程管理的操作平台，包括照护评估、出院准备、双向转诊、居家随访、院后随访、个案管理、短信提醒等功能，通过对接院内电子病历系统、检验系统、健检系统等，建立患者院前、院中、院后完整健康电子档案的系统平台。

2. 医疗客服集成平台

是指通过建立标准化医疗客服呼叫中心，提供咨询、预约挂号、转诊、远程会诊、报告查询与投诉、提醒通知、就诊回访提醒、病友俱乐部、满意度调查服务等功能的平台。

3. 健康管理在线服务系统

是指通过整合医院微信公众号、微博、支付宝服务窗、官方网站等，提供智能机器人、在线咨询、患者教育、院外随访、个案管理、健康管理、掌上药店、便民住宿、交通指引等一站式全程化服务功能的平台。

四、全病程个案管理综述

（一）个案管理定义

1. 美国个案管理定义

美国个案管理协会将个案管理（Case management）定义为包括评估、计划、实施、协调、监督和评价所选择的治疗和服务的合作性程序。美国护士协会（American Nurse Association，ANA）将其定义拓展为“积极地参与到患者对医疗服务的选择和确定中，提供和协调满足患者需求的全面的医疗服务；通过缩减不必要的或重复的服务，促进高质量的、具有成本效益的结局”。

2. 我国个案管理定义

（1）我国台湾学者认为，个案管理是临床医疗管理系统之一，是一种以病患为中心，包括多学科参与的照护方法，对于高花费及高变异性的病患提供整体性、持续性、协调的照护，包括标准化地应用资源，提供持续性的医疗照护计划，通过持续监测达成事先预定的目标。

（2）大陆的个案管理是指对专病的一种医疗照护模式，整合多学科合作的过程，对符合个案进行照护需求评估、出院计划、执行、监测及评价服务，为患者提供持续性及协调性的全程照护服务，通过良好的沟通与恰当的资源整合，增进照顾质量与控制成本。

（二）个案管理的原则

依据个案管理的定义，可以归纳为五项个案管理的原则。

1. 以个案为中心

个案管理需要以个案为中心，围绕个案整体评估其医疗、心理、家庭社会背景、职业等各方面需求及问题，根据需求整合各专业团队，共同围绕个案提供综合性照护。

2. 服务的整合

个案管理的对象通常是经评估有多重问题、需要长时间介入的个案，尤其针对再入院病情复杂或有合并症、慢性病、有多方面需求的个案，可能涉及不同专科、转诊、心理社会问题或商保、救助、辅具资源链接等，因此需个案管理师整合多专业团队合作服务，以满足个案个性化且多元的健康需求。

3. 延续性照护

因需要管理的个案一般是病情复杂且经个案管理师评估需要长期追踪管理，以保证个案出院后居家或转入当地医疗机构，能继续获得康复指导、提醒按计划复诊及相关疾病指导等，通过延续性照护管理，以提高个案的就医依从性、减少并发症的发生、提高生活质量。

4. 个案的赋能

个案管理师要重视个案的价值和尊重个案的尊严，在提供个案管理的过程中要强化个案的参与及自我责任，发掘个案的优势及潜能，强化其学习动机、提供个案学习的机会和持续的支持，以促进个案在最少的协助下达成自主独立的目标。

5. 评价照护品质

评价照护的成效是个案管理重要的部分，贯穿于个案管理的整个过程，是执行个案管理重要的目的与结果。个案管理强调有效、及时性，以确保照护品质。通过照护品质的评价，可及时判断个案管理师所提供的照护路径、方法、内容是否合适，从而及时做出调整。

（三）个案管理发展背景

个案管理最初产生于社会工作领域。作为护理方式，最早出现在 20 世纪 70 年代早期对精神障碍患者出院后的社区长期护理中，之后被广泛用于需要长期护理的其他人群。

1985 年美国新英格兰中心为了顺应前瞻性支付制度，率先实施以护理人员为个案管理师的护理式照护系统。1988 年美国护士协会将个案管理定义为包括健康评估、计划、执行、供给、协调服务、监督等多种需要得到满足等类似核心成分的工作程序。个案管理师的培养和使用是开展规范化个案管理的前提。1900 年，美国成立美国个案管理协会（the Case Management Society of America，CMSA）和个案经理认证委员会（the Commission for Case Manager Certification，CCMC）。2010 年，美国颁布《患者保护和平价医疗法案》（Patient Protection and Affordable Care Act，PPACA），使得个案管理的医疗模式和干预措施法律程序化。2016 年，美国个案管理协会更新了个案管理实践标准。

台湾地区于 20 世纪 90 年代末因医保系统转型、医疗成本意识提高，各大医院皆面对经营压力而积极发展个案管理。个案管理被广泛运用于长期照护、慢性疾病、出院准备服务领域。它是一种以患者为中心，医疗人员组成照护、沟通协调，以达成成本控制与品质改善的照护系统。个案管理师可以由医师、护理人员或其他医疗专业人员担任，目前台湾地区的护理个案管理师大多由护理人员担任。2006 年台湾护理学会联合台湾肿瘤护理学会出台了“肿瘤护理个案管理师认证办法”。在各界努力下，台湾地区国民健康局于 2010 年将“肿瘤个案管理照护制度”纳入“癌症诊疗品质认证基准”中。

目前，国内部分医疗机构对乳腺癌、肺癌、糖尿病、脑卒中、肠癌、高血压等方面开展个案管理的探索，将个案管理模式应用于临床，在个案管理临床实践中取得了一定成效。

（四）个案管理角色功能

1. 美国个案管理角色功能

在美国，个案管理师的角色涵盖临床、管理、财务 3 个方面。

（1）临床角色　个案管理实施过程包括评估、计划实施、评价和反馈等，涉及患者及家属教育、患者自我管理支持、转介、过渡等内容。个案管理师通过评估患者，识别其真实及潜在的医疗照护问题，基于循证依据基础，制订计划并根据需要调整或更改个案管理计划。

（2）管理角色　从入院到出院后延续医疗照护，个案管理师要与跨学科团队共同确定住院目标，管理和指导相关医疗照护计划，以满足患者及家属的需要。

（3）财务角色　个案管理师要熟悉国家保险类型及相关报销流程，根据患者保险类型采取最适当的医疗照护方式。

2. 台湾个案管理角色功能

在台湾李丽传提出个案管理师的角色功能应由临床角色、管理者、商务及财务三大层面组成，并根据学者 Cohen 与 Cesta（1997 年）及郭凤霞与徐南丽（2002 年）所提出的个案管理师角色功能，明确界定个案管理师在医疗团队中应扮演重要角色，包括参与并协助多学科整合团队的运作，甚至将角色扩展至参加单位及组织内之持续品质改进小组、专案改善小组、甚至是部门或医疗机构层级的指导小组或咨询小组，充分发挥知识与技能的角色功能。

3. 国内个案管理角色功能

在国内，社会人口结构的改变促使健康照护模式的转变，整合性跨领域团队照护及社区化连结持续性照护资源是现阶段各领域积极努力的方向。个案管理师工作是源于患者治疗衔接片段性，没有连续治疗医疗团队，无人确认病患健康结果，治疗质量参差不齐，治疗成本控制不当，医疗资源垂直分布不均，医院因业务需求而衍生的角色。总结其角色有：

（1）临床护理实践者　除一般的护理技能外，个案管理师还需正确指导患者治疗期、康复期出现的各种突发、疑难的护理问题。

（2）管理者　负责患者疾病周期内的全程管理，包括从确诊直至治疗结束中的整体照护计划的制订、计划实施、评价等的持续管理。

（3）协调者　在实施计划的过程中与患者、照护者、医务人员、康复机构进行有效的资源整合及有效沟通，并在跨团队合作基础上分析患者病情，协调疾病管理团队制订、调整治疗方案和康复期照护计划。

（4）教育者　针对不同阶段的患者提供个性化的健康教育，帮助患者更好地参与治疗决策，提高患者依从性与自我照护能力。

（5）改革者　个案管理师是连接医疗照护相关资源的核心，也是照护模式的改革者和疾病管理研究者。

（五）个案管理师所需能力

成功的个案管理照护需有专业人员承担个案管理的角色与职责，如护理人员、社工师、医师或其他具有健康照护知识训练背景的人员。要讲究个案管理照护质量，必须确保所传递的照护经得起考验，即个案管理师应经过适当的认证，除了确认其专业知识和技能的水平，在从事照护工作时也需能清楚地掌握其执业情境、熟悉疾病照护系统，整合资源并提出最符合个案需求的协助。

依据个案管理师的工作实践，其工作能力需包括：

（1）除专科护理技能外，熟练掌握专科知识，根据个案病情的复杂性和变化，及时有效评估问题，判断问题解决的优先次序，调整照护计划。

（2）良好的沟通组织能力促进医师、个案管理师、照护者和多学科团队其他人员之间的沟通，分析数据以发现存在的问题。

（3）储备必要的行政管理知识和具备获取资讯的技能，更新服务内容，提高其在服务过程中的满意度和团队的认可度。

期望未来在政策与各学会的支持下，结合各界专家的智慧与资源，完善个案管理师执业能力训练课程及认证制度，让个案管理师在医疗团队中有更明确的地位及角色，并得到合理的给付与专业的肯定。

（六）个案管理师职责

1. 专职个案管理师的工作职责

（1）分片区推进医院各临床科室开展全病程管理各项工作，包括个案管理、双向转诊、远程健康管理、居家随访等。

（2）协助专科个案管理师开展个案管理工作，定期参与临床查房，通过理论授课和临床带教对兼职个案管理师进行个案管理专业培训指导，使其熟练使用全病程管理系统。

（3）协助及指导临床科室熟悉转诊流程，开展双向转诊工作，督促转诊落实。

（4）拓展全病程远程健康管理工作，对意向科室予以全病程管理项目介绍及远程健康管理方案设计与实施（单病种远程健康管理可行性评估、服务内容设计、物料设计、操作培训、具体实施、流程梳理、成本核算、个案管理师专项培训及院后管理效果评价服务）。

（5）协同医务部、护理部、临床科室共同完善各专科单病种医护患一体化临床路径和单病种个案管理作业指导书。

（6）收集临床各科室全病程管理相关数据，每月工作总结汇报，提供持续改进措施。

2. 专科个案管理师的工作职责

（1）参与及推进所在科室开展全病程管理各项工作，包括个案管理、双向转诊、远程健康管理、居家随访等。

（2）掌握全病程管理平台系统工具的运用。

（3）开展专科单病种个案管理工作

① 参与病房查房，访视患者，收集患者健康资料和病史，评估患者身体、情绪、认知、心理和社会支持状态，掌握患者健康需求。

② 介绍并让患者及家属理解治疗方案、出院小结、院后用药方法，并保证患者用药和健康活动依从性，以减少不必要的重新入院。

③ 监测并管理住院长度，组织为患者服务的医疗团队开会，并根据医生医嘱草拟出院时间和出院计划。

④ 为患者提供合适的院后照护资源或保证患者出院后转诊到适合的医疗机构，得到有效的院后服务。

⑤ 按照出院计划追踪随访患者院后情况，执行院后健康管理服务，整理患者电子健康档案。

⑥ 熟悉转诊流程，开展双向转诊工作，评估患者状态，掌握患者需求并制订出院计划，完成患者出院转诊的流程。

⑦ 协助科室开展远程健康管理相关工作，协助收案，根据照护需求和出院计划完善个案管理照护计划，执行院后追踪随访，随访的内容以病种管理指标或是出院准备计划的评估与监测指标为主。完善院后电子健康档案。

⑧ 负责全病程管理项目（双向转诊、远程健康管理等）数据的记录和整理，于全病程分级诊疗管理平台及时完成相应记录。

3. 线上个案管理师的工作职责

（1）负责智医在线线上咨询与指导，如：各类非医疗咨询、复诊提醒与安排、就诊流程指导等。

（2）将线上患者对话转介全病程管理团队成员，如：检验检查报告解读、治疗方案咨询、不适症状处理等转介医生；管道护理、伤口护理等转介护士；营养指导、营养方案制定等转介营养师；药物指导、药物不良反应监测等转介药师；心理咨询指导转介心理咨询师。

（3）提供患者预约诊疗服务，如：预约挂号、预约检查、预约住院、预约转诊等。

（4）推送相关管理通知或健康科普知识给患者，如：复诊通知、计划性入院通知、随访调查通知、科普推文、线上科普直播通知、满意度调查问卷等。

（5）推广全病程管理，向有需求的复诊患者精准介绍符合病种要求的全病程远程健康管理服务，将有意向患者转介给团队个案管理师收案。

（6）完善平台在线知识库，定期收集、整理、更新知识库内容；做好数据管理，收集、整理、分析、汇报相关数据。

五、全病程品质管理

1. 全病程品质管理的概念

全病程品质管理是依据全病程管理工作内容、特点、流程、管理要求、个案管理师及服务对象的特点与需求而制订的个案管理师应遵守的准则。

2. 全病程品质管理的目的

实现全面、全员质量管理，实施全过程质量管理及全方面质量管理。

3. 全病程品质管理的组织架构及职责

建立全病程管理质控小组，负责全病程质量管理持续改进工作。由负责领导、科室负责人、质控专员、专职个案管理师、专科个案管理师组成。

其主要职责是：

（1）制定和修订全病程管理制度、标准及考核方案。

（2）指导开展全病程质量管理及质量管理教育工作。

（3）确定全病程品质管理关键指标、监测项目及范围，并实施质量监测，做出质量评价，并提出奖惩和整改意见。

（4）组织开展全病程管理工作的差错及纠纷的调查分析，并提出处理意见。

4. 品质管理的工具

所谓品质管理工具就是在开展全面质量管理活动中，用于收集和分析质量数据，确定质量问题，控制和改进质量水平的常用七种方法。品质管理常用的七种工具是关联图法、亲和图法、系统图法、矩阵图法、矩阵资料分析法、PDPC 法以及箭条图法。品质管理的七种工具基本是整理、分析语言文字资料（非数据），着重用来解决全面质量管理中PDCA循环的P（计划）阶段的有关问题，有助于管理人员整理问题，展开方针目标和安排时间进度。整理问题，可用关联图法和KJ法；展开方针目标，可用系统图法、矩阵图法和矩阵数据分析法；安排时间进度，可用PDPC法和箭条图法。

5. 全病程品质管理标准化制度的建立

全病程品质管理规范制度的制定是根据全病程管理的目标、工作流程、单病种管理类型、技术系统、人力资源等情况，制定业务标准、工作标准及考核标准，其主要内容包括：《个案管理师工作职责》《个案管理师培训标准》《双向转诊规范》《绩效考核标准》及各个《专科标准作业流程书》等制度标准，将经常性的工作进行管理规范，制定一个系统的管理标准。

6. 全病程品质管理的指标选定

（1）指标选择性原则　全病程品质管理的指标选定应遵循重要性、综合性、适当性及可靠性四大原则。设定指标阈值时，可以运用统计方式，通过分析过去一年样本数设定，亦可由指标制定专家小组，依照实证文献建议，并配合临床实务经验订制。

（2）全病程品质管理指标

① 全病程品质管理的共同性指标

平均住院日＝报告期内出院患者占用总床位日数/同期出院人数×100％

收案率＝报告期内收案人数/同期出院人数×100％

满意率＝报告期内全病程患者满意人数/同期全病程管理总人数×100％

患者失联率＝报告期内全病程失联人数/同期全病程管理总人数×100％

随访完成率＝报告期内随访完成人数/同期因随访人数×100％

非计划再入院率＝报告期内非计划性再入院人数/（同期全病程管理总人数－计划入院人数）×100％

转诊率＝报告期内转诊人数/同期出院人数×100％

治疗依从性＝追踪期内按计划治疗人数/同期全病程管理总人数×100％

并发症发生率＝追踪期内发生并发症的人数/同期全病程管理总人数×100％

生存质量良好率＝追踪期内生存质量良好的人数/同期全病程管理总人数×100％

心理状况良好率＝追踪期内心理状况良好的人数/同期全病程管理总人数×100％

② 全病程品质管理专科性指标

康复依从性＝追踪期内康复治疗的人数/同期应康复治疗的人数×100%

血压达标率＝追踪期内血压达标的人数/同期血压管理的人数×100%

血脂改善率＝追踪期内血脂改善的人数/同期血脂管理的人数×100%

糖化血红蛋白达标率＝追踪期内糖化血红蛋白达标的人数/同期糖化血红蛋白管理的人数×100%

导管堵管率＝追踪期内导管堵管的人数/同期导管管理的人数×100%

血栓发生率＝追踪期内血栓发生的人数/同期预防血栓管理的人数×100%

6min 步行试验合格率＝追踪期内 6min 步行试验合格的人数/同期管理的人数×100%

7. 全病程品质管理的满意度调查

全病程品质管理不仅涵盖了服务的工作效率、服务质量、服务的连续性及经济效果，还强调服务对象的满意率。服务对象的满意度调查已成为服务改进必须做的一项重要工作，对不断提高服务质量具有重要的指导意义。

全病程品质管理的满意度调查由全病程质控小组完成，根据服务对象的特点制定不同类别的问卷调查表，包括《全病程患者满意度调查表》《全病程医务人员满意度调查表》《全病程第三方人员满意度调查表》，通过全病程满意度调查系统、电话回访、问卷星及现场调查等调查方式实现全覆盖。质控专员负责处理调查结果、整理调查资料、归类统计，并形成图文类型的综合调查报告。针对不满意的服务对象，质控小组遵循 PDCA 循环原理，进行分析原因、改进流程、总结经验，根据相关问题制定改进制度，实现全病程品质管理质量和安全的持续改进。

附表 1-1　全病程管理满意度调查问卷（患者问卷）

患者名字：__________　科室：__________　电话：________________

调查时间：____年____月____日

调查员：__________

调查方式：网络调查/电话调查/现场随访

1. 您对全病程管理服务的满意程度

□非常满意　□满意　□一般　□不满意　□非常不满意

2. 您对线上咨询流程的满意程度

□非常满意　□满意　□一般　□不满意　□非常不满意

3. 您对线上人员能否及时回应的满意程度

□非常满意　　□满意　　□一般　　□不满意　　□非常不满意

4. 线上咨询时，您对医务人员回答的满意程度

□非常满意　　□满意　　□一般　　□不满意　　□非常不满意

5. 出院后，您对医务人员随访服务的满意度

□非常满意　　□满意　　□一般　　□不满意　　□非常不满意

6. 当需要时，您是否还会再次选择全病程管理服务

□是　　□否　　□不确定

7. 您是否会向病友推荐全病程管理服务

□是　　□否　　□不确定

8. 您对本次全病程管理的整体评价

□非常满意　　□满意　　□一般　　□不满意　　□非常不满意

9. 您觉得全病程管理服务需要改进的地方

____

说明：

1. 全病程服务结束后，发给患者填写。

2. 网络调查覆盖率为100%，有效问卷率≥90%。

附表1-2　全病程管理满意度调查问卷（医护人员问卷）

名字：__________　科室：__________　电话：________________

调查时间：____年____月____日

调查员：__________

调查方式：网络调查/电话调查/现场随访

1. 您对全病程管理流程是否清楚

□非常清楚　　□清楚　　□一般　　□不清楚　　□非常不清楚

2. 您对第三方工作人员的满意程度

□非常满意　　□满意　　□一般　　□不满意　　□非常不满意

3. 您对全病程管理系统的满意程度

□非常满意　　□满意　　□一般　　□不满意　　□非常不满意

4. 您是否会向病友推荐全病程管理服务

□是　　□否　　□不确定

5. 您是否需要定期参加我们举办的全病程个案管理相关培训

□非常需要　□需要　□一般　□不需要

6. 您对全病程管理的整体评价

□非常满意　□满意　□一般　□不满意　□非常不满意

7. 您觉得本科室开展全病程管理工作的难点是什么？需要我们提供什么帮助？

____

____

8. 您对全病程管理工作有何意见或建议？

____

____

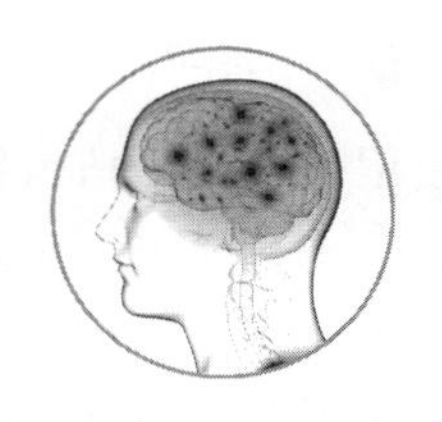

·第二章·
神经内科全病程管理临床实践

第一节　管理组织架构及分工

一、神经内科全病程管理组织架构

神经内科全病程管理，由牵头部门根据全病程管理理念和原则，负责工作整体部署和指导，采取神经内科主任负责制，组织全科全体医护人员，将全病程管理理念贯穿于神经内科患者院前、院中、院后全流程。通过科学合理分工合作，由个案管理师连接患者与医护团队、第三方平台，认真执行全病程管理各项服务。通过全病程管理提升患者及家属自我照护管理能力、提升医疗照护质量、降低非必要医疗成本、提升患者就医获得感等。

二、全病程管理团队分工及协作

全病程管理是以医疗团队为核心，由医疗团队确定全病程管理病种，医护分工合作，指导第三方公司线上个案管理师，线上线下共同对患者进行管理和服务。

（一）医生主导专病管理方案

（1）由主管医生明确患者出院后治疗方案，并指导病区个案管理师制订院后照护计划。

（2）对患者予以院后疾病相关问题咨询和指导。

（3）根据患者病情，指导线上个案管理师主动干预及追踪随访。

（4）对于需要来院复诊的患者评估患者病情，开具检验检查单、处方单等。

（5）通过全病程管理平台，评估计划入院及因病情变化需要再入院的患者病情，审核住院申请单。

（二）专科个案管理师全程管理患者

专科个案管理师参与及推进所在科室开展全病程管理各项工作，包括个案管理、双向转诊、远程健康管理、居家随访等。

（1）根据专科收案标准，使用一致的评估指标筛选患者，确认患者问题或需求，对符合收案标准的患者予以收案，并指导患者掌握全病程管理系统平台使用方法。

（2）通过全病程管理系统为患者制订个性化照护计划。

（3）执行照护计划，予以复诊到期提醒，计划复诊及计划入院安排，定期随访，根据康复情况给予个性化康复、营养、用药、心理指导等。

（4）随访过程中评估照护计划的合适性、治疗目标进度等，根据患者需求链接医疗资源，并通过全病程管理系统完善院后电子健康档案。

（5）根据专科专病效果评价指标，评价管理的患者是否达到预期管理目标，及时调整管理方案及健康干预方案。

（三）第三方个案管理师线上线下服务一体化

第三方个案管理师为有医学背景及医院工作经验的人员，经全病程管理相关培训考核后承担在线咨询平台相关服务，无缝对接医护团队和患者，患者通过在线咨询平台一键触达人工服务，完成线上咨询、复诊、入院、购药、预约检查等。

（1）线上服务主要有在线咨询指导、评估及收集主诉转介医护团队、预约诊疗服务（含预约挂号、预约检查、预约入院等）、主动健康管理（服务通知、健康宣教、远程穿戴设备预警管理等）、健康数据收集管理、满意度随访等。

（2）线下服务主要有全病程管理患者的接待咨询、复诊资料准备、服务指导、协助收案、线下开单及预约服务、预约反馈服务、邮寄服务等。一般设置全病程管理专用窗口，一站式对接全病程管理患者在院内的所有线下服务。

（四）专职个案管理师全程指导及监管评价

专职个案管理师分片区推进医院各临床科室开展全病程管理各项工作，包括个案管理、双向转诊、远程健康管理、居家随访等。

（1）协助专科个案管理师开展个案管理工作，定期参与临床查房，通过理论授课和临床带教对兼职个案管理师进行个案管理专业培训指导，使其熟悉使用全病程管理系统。

（2）协助及指导临床科室熟悉转诊流程，开展双向转诊工作，督促转诊落实。

（3）负责远程健康管理方案设计与实施，协助和指导科室开展远程健康管理，监管第三方公司的服务质量，提供持续改进措施。

第二节　神经内科全病程服务内容

一、全病程管理服务内容设计

以神经内科脑血管疾病照护计划为例，脑血管疾病介入手术患者在术后一个月、三个月、六个月及一年需要进行门诊复诊及随访，依此时间节点设计了八种管理服务（表 2-1）。

表 2-1　神经内科脑血管病全病程管理服务内容　　单位：次

服务类别	内容及频次							
	单次咨询	基础管理	半年管理	年管理 A	年管理 B	年管理 C	介入术后复诊	介入术后年管理
专家咨询	1	1	3	6	6	6		6
复诊管理		1	2	4	4	4	1	4
追踪随访		1	2	4	4	4		4
邮寄服务		1	2	3	3	3		3
免门诊住院			1	1	2	3		1
非医疗咨询指导			不限	不限	不限	不限	不限	不限

二、服务内容说明

1. 专家咨询

专病管理团队通过在线咨询平台对患者予以专科疾病相关评估，予康复、用药、运动、营养、心理指导，予健康宣教，解读检验和检查报告等，专家咨询流程如下。

（1）患者通过在线咨询平台发起线上专家团队咨询申请。

（2）个案管理师收集患者主诉及问题相关检查资料。

（3）个案管理师在全病程管理系统提取患者出院小结或门诊记录，根据患者线上问诊资料表整理资料。

（4）专病团队医生登录在线咨询平台完成患者线上咨询（包含语音及图文咨询模式）。

（5）线上个案管理师将该次咨询的资料与结论汇总至患者档案。

2. 复诊管理

根据患者照护计划，线上个案管理师提前一周通知患者来院复诊时间，医生线上评估病情提前开具复诊所需检验、检查，并根据面诊的日期约好就近检查时间。患者根据检查时间来院完成检验、检查后面诊，复诊流程如下。

（1）医生在患者出院前或门诊结束后评估患者病情，依据全病程服务内容，制订照护计划。

（2）个案管理师根据院后照护计划，按照复诊管理流程（图 2-1）安排患者复诊。

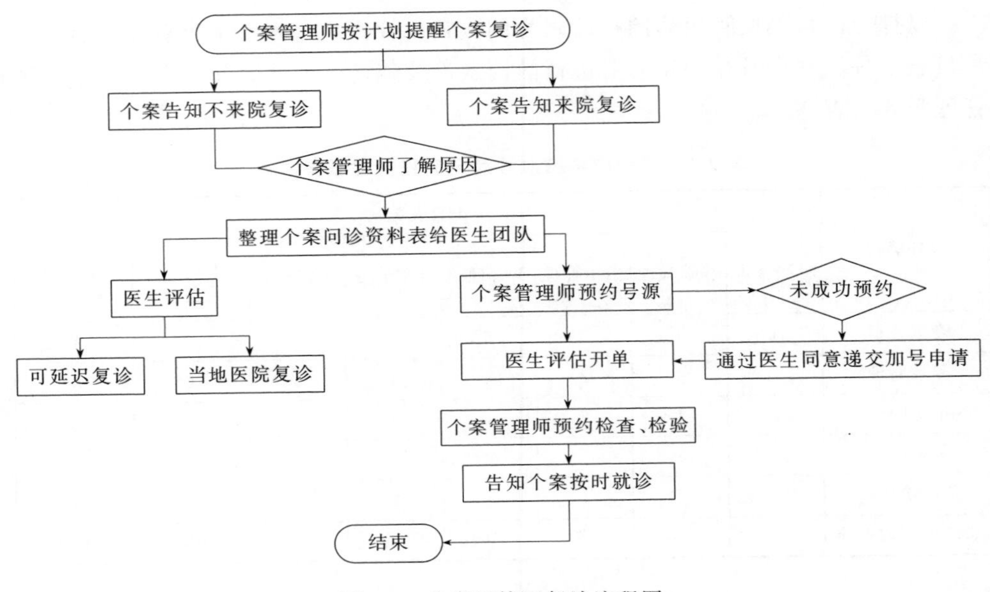

图 2-1 全病程管理复诊流程图

（3）个案管理师将每周需复诊患者名单及问诊结果提交给医生，医生根据每位患者院后复诊计划进行具体复诊内容规划。

（4）专科团队与个案管理师根据所在医疗机构的相关预约规则进行复诊预约与检查项目告知。

（5）患者门诊复诊。

（6）医师依据随访资料更新复诊计划并同步个案管理师，个案管理师为患者安排下一次复诊。

3. 追踪随访

根据患者照护计划，专科个案管理师定期对患者进行问卷或电话随访，依据专科专病随访模板内容，对患者进行资料采集、健康指导、指标评价、完善健康档案等。医生定期登录全病程管理系统查看随访档案，调整随访计划。

4. 非医疗咨询指导

线上个案管理师针对管理患者予以复诊、入院前主诉及问相关检查资料、就诊流程指导，及预约挂号、购药、邮寄报告等相关问题咨询指导；经评估需要医疗团队指导的疾病相关咨询预约转介专病管理团队；通过直播、推文、视频等形式予以疾病相关健康知识宣教指导。

5. 邮寄服务

患者通过咨询后，经评估，由医师开具健康处方，指导患者用药，若需要在医院购药者，由线上个案管理师联系医生门诊开具药物处方，通过医院购药或者处方流转平台，由药品邮寄专用物流邮寄至患者家中；另有相关检验、检查报告需要代领取者，也可通过线上个案管理师代理邮寄报告。

6. 免门诊住院申请

患者根据计划入院提醒或因病情变化，通过在线咨询平台经医师评估后需返院治疗者，由线上个案管理师通过全病程管理系统申请住院，审核同意后，由床位预约中心按照科室收治原则安排和通知患者入院。

（1）个案管理师根据患者计划入院时间提醒患者返院治疗。随访过程中患者病情变化经医生评估需返院治疗者，可由个案管理师按照免门诊住院申请流程安排住院（需提前 3～7 天申请）。

（2）个案管理师在全病程管理系统填写《转住院申请表》。

（3）医生登录全病程管理系统查看患者资料、评估患者，符合住院标准的患者，在系统审核处点击“同意收案”并填写建议入院时间、费用、病情轻重缓急程度。

（4）床位预约中心按照《转住院申请表》的内容电话或短信通知患者入院日期及入院前准备事项。

（5）患者于入院当日至全病程管理窗口领取转住院申请单，并至住院部办理入院登记手续。

第三节　神经内科全病程管理服务流程

一、收案

1. 神经内科疾病全病程管理收案对象

（1）依据专科疾病诊断确诊为神经内科疾病患者，重点管理对象为脑卒中、头痛、癫痫、中枢神经脱髓鞘疾病、认知障碍、睡眠障碍、重症肌无力等疾病患者。性别、年龄不限。

（2）经医生评估需要被管理且自愿加入管理的患者。

（3）依从性好，愿意依照医生出院照护计划按时来医院规律复诊的患者。

2. 收案流程

（1）个案管理师为患者做出院指导，介绍全病程管理服务。

（2）患者了解服务内容，同意加入管理并签署服务告知书。

（3）个案管理师指导患者使用并掌握在线咨询平台操作方法。

（4）个案管理师于全病程管理系统为患者建立健康档案，完成收案。

二、个案管理

1. 评估

个案管理师依据专科评估表及照护需求评估表对患者的基本情况、生理、心理、社会管理各方面进行全方位的评估，包括患者的个人基本情况、生命体征、既往病史、自理能力、肢体活动、饮食睡眠习惯、压力性损伤危险、跌倒/坠床、疼痛、情绪、医疗保险、家庭经济和支持情况、宗教信仰评估等。

（1）入院评估单　专科护士对患者基本情况及健康状况予以评估。见附录 3。

（2）照护需求评估表　个案管理师对患者予以照护需求评估。见附录 4。

（3）专病评估表

① 神经系统症状评分表　见表 2-2。

表 2-2　神经系统症状评分

<table>
<tr><td rowspan="10">神经系统症状评分</td><td colspan="3">简介：神经系统症状评分（Neuropathy symptom score，NSS）是评估患者神经系统是否存在功能缺损症状的一类评分量表，由神经科医生在不诱导患者的前提下，对患者已有的神经系统症状进行记录并打分。NSS 共 17 项，包括对运动症状（1～8）、感觉症状（9～13）、自主神经功能缺损症状（14～17）三方面的评估，正常为 0 分，存在为 1 分，总分 17 分。若对某个症状无法确定，则视为不存在此症状（0 分）。需要区分性别，最高分：女性 16 分，男性 17 分。分数越高，提示可能存在神经功能障碍的症状越多</td></tr>
<tr><td>项目</td><td>一个症状不存在（0 分）</td><td>一个症状存在（1 分）</td></tr>
<tr><td>1. 复视</td><td></td><td></td></tr>
<tr><td>2. 面瘫、口角歪斜</td><td></td><td></td></tr>
<tr><td>3. 伸舌歪斜</td><td></td><td></td></tr>
<tr><td>4. 饮水返呛、声音嘶哑、吞咽困难</td><td></td><td></td></tr>
<tr><td>5. 上肢抬起费力、梳头费力等</td><td></td><td></td></tr>
<tr><td>6. 扣扣子、拧毛巾、握笔等费力</td><td></td><td></td></tr>
<tr><td>7. 爬楼、下蹲站立费力</td><td></td><td></td></tr>
<tr><td>8. 抬腿费力、走路容易摔跤</td><td></td><td></td></tr>
</table>

续表

	项目	一个症状不存在(0分)	一个症状存在(1分)
神经系统症状评分	9. 对口中物质识别困难		
	10. 对手中物质识别困难		
	11. 走路不稳		
	12. 任何部位的"麻木感""思睡""针刺感"		
	13. 任何部位的疼痛(烧灼痛,强烈的刺痛,压痛)		
	14. 体位性晕厥		
	15. 男性患者阳痿		
	16. 小便失禁		
	17. 夜间腹泻		
	总分		

② 自身免疫性脑炎初评表 见表2-3。

表2-3 自身免疫性脑炎初评表

确诊时间	◎3个月以内 ◎3个月至半年 ◎半年至1年 ◎1～3年 ◎3～5年 ◎5～10年 ◎10年以上(下拉单选项)	
手术史	◎无 ◎有 手术时间________ 手术类型________	
用药史	◎无 ◎激素 ____年开始 ◎免疫抑制剂____年开始 ◎血浆置换____年开始 ◎丙种球蛋白____年开始 ◎其他用药 药物名称________ 服用时间________	
过敏史	◎无 ◎有:◎药物:________ ◎食物:________ ◎物质:________	
疾病史	◎无 ◎感染 ◎免疫性疾病 ◎其他	
家族史	◎无 ◎不详 ◎有:○父系 ○母系 ○兄弟姐妹 ○子女	
主要症状	◎无 ◎精神症状(轻/中/重/危重)______ ◎意识改变(轻/中/重/危重)______ ◎癫痫(轻/中/重/危重)______ ◎肢体活动障碍(轻/中/重/危重)______ ◎大小便障碍(轻/中/重/危重)________	
急性并发症	◎无 ◎其他________	
特殊情况(1年内)	◎无 ◎高热 ◎意识障碍 ◎癫痫大发作 ◎头痛 ◎咳嗽 ◎呕吐 ◎腹泻	
体重变化	原体重________kg (【 】个月前) 现体重________kg	
危险因子	抽烟	◎不抽烟(或偶尔应酬时抽) ◎抽烟 每天________支 或________包,共抽________年;从___岁开始,戒除________年
	饮酒	◎不饮酒(或偶尔应酬时喝) ◎饮酒 每天________毫升,共饮________年;从________岁开始,戒除________年
	饮食	◎饮食习惯良好 ◎高盐 ◎高糖
	运动	◎无 ◎规律运动

续表

<table>
<tr><td>自我照护能力
（ADL 量表）</td><td colspan="2">◎重度依赖　◎中度依赖　◎轻度依赖　◎完全独立</td></tr>
<tr><td>日常生活
能力评分（mRS）</td><td>◎0　◎1　◎2　◎3
◎4　◎5</td><td></td></tr>
<tr><td>血栓风险评估</td><td colspan="2">◎无　◎低危　◎中危　◎高危</td></tr>
<tr><td>了解疾病知识</td><td colspan="2">◎否　◎少部分　◎一般　◎大部分　◎全部</td></tr>
<tr><td rowspan="2">回诊提醒项目</td><td colspan="2">◎心电图检查　◎心脏彩超检查　◎头部磁共振　◎腰穿　◎脑电图</td></tr>
<tr><td colspan="2">◎血常规　◎肝功能　◎肾功能　◎电解质　◎血浆凝血酶原时间　◎自免脑抗体检测　◎其他：__________</td></tr>
<tr><td>其他</td><td colspan="2">其他：</td></tr>
</table>

2. 计划

个案管理师依据评估结果为患者制订专科个案管理照护计划。依据病种管理期限、复诊频次制定门诊复查方案，导入复诊时间系统自动提醒；依据术后不同时间段的健康宣教内容制定健康教育方案，导入全病程管理系统；依据随访周期导入随访提醒和疗效评价提醒。

3. 执行与协调

个案管理师根据系统提醒，通过短信、问卷、公众号推文等形式向患者推送健康教育内容；通过随访提醒，按照疾病种类和随访表单对患者进行个性化随访，对患者的伤口恢复状况、相关检验指标、用药、康复程度、饮食营养、情绪等予以记录，经评估需要复诊或再入院者，与团队医生和线上个案管理师共同为患者做好复诊及入院安排；根据照护计划定期对患者进行满意度评价和疗效评价。

4. 监测

个案管理师根据随访结果，评估患者院后检验指标是否正常，康复锻炼、伤口护理方法等是否正确，针对性予以伤口、用药、饮食、康复指导，使患者和家属掌握正确的康复锻炼方法、居家护理方法、饮食调理等，指导规范用药，督促规律复诊。

5. 评价

个案管理师根据收案率、患者满意度、失联率、随访达成率、非计划性再入院率、转诊率及治疗依从性、并发症发生率、生存质量良好率、心理状况良好率等方面从医疗质量、患者管理两个维度评价患者是否达到预期管理目标。

三、结案

1. 结案条件

（1）患者管理周期结束达成管案目标者。

（2）失联（3个月内连续追踪3次未得到回复）者。

（3）因病情加重死亡者。

（4）因个人原因要求退出管理者。

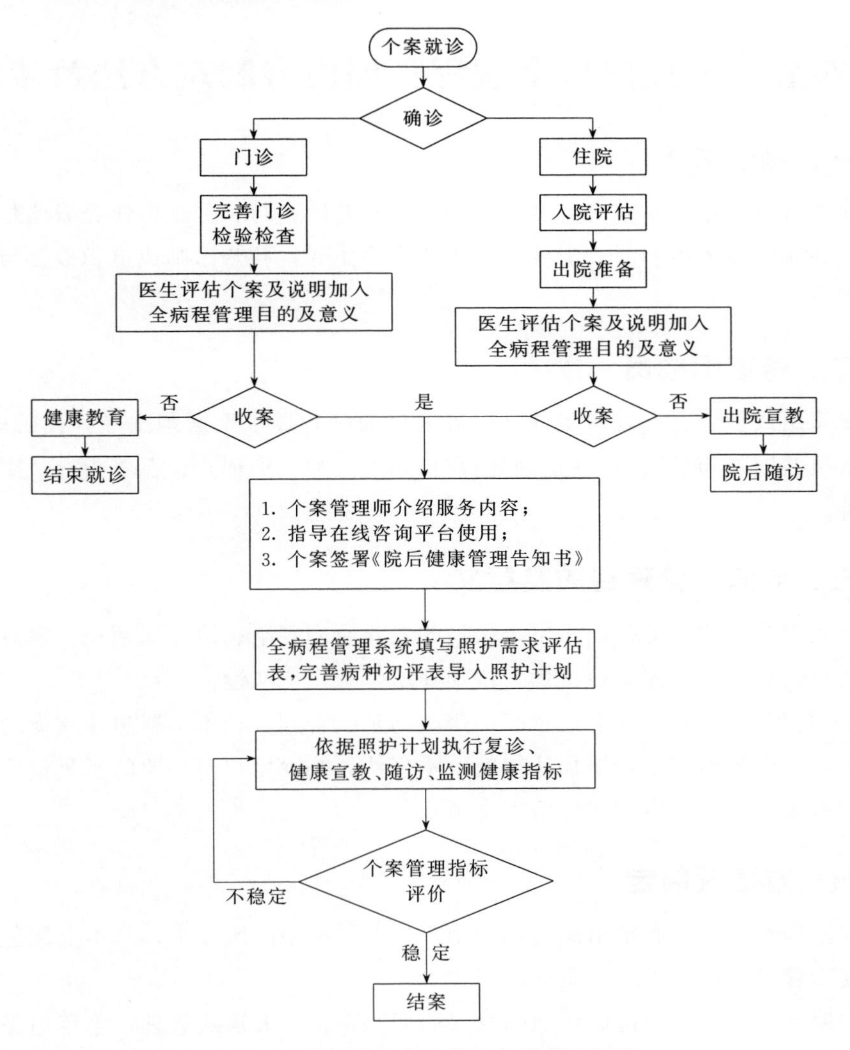

图 2-2　神经内科全病程个案管理流程图

2. 结案办理

（1）个案管理师与患者确认，告知管理周期结束。

（2）做好相关健康生活方式指导。

（3）个案管理师于全病程管理系统完成结案程序，包含记录完整、结案确认。

神经内科全病程个案管理流程见图 2-2。

第四节　神经内科全病程管理内容制定方法及步骤

一、确定形式

全病程管理服务是整个科室（或跨团队）共同参与、分工协作完成的整合性服务。在制定服务内容时，需要科室主任出面主导，各个医师成员积极参与，一般为科室正式会议。

二、专家组成员

专家组成员组合方式有多种，一般建议为副教授以上医师主导，住院医师、医护人员共同参与。其主要团队职能需要涵盖医师、护理师、营养指导、康复指导师等。

三、全病程管理目的及意义

全病程管理的目的是凸显出本疾病的发病原理复杂、治疗周期长、愈后效果好等特点，让用户加深对该疾病的认知并增强管理依从性。

全病程管理的意义在于通过医护团队的延续管理，让不幸罹患该疾病的人员或家属，在疾病治疗上，增加认知度，不盲从，减少用户不必要的反复就诊，增强愈后效果及节省相应的医疗费用支出。

四、方案预制定

根据病种特性，制定出满足不同用户、不同类型的服务项，基本上涵盖：咨询、复诊管理、周期管理等服务内容。

周期管理的制定应遵循疾病的发展周期原则，一般疾病管理以半年追踪及年度管理为主。

周期内的服务内容应该涵盖疾病的预防科普、诊断建议方案、检查或复诊方案及周期、用药指导、随访管理、心理追踪、康复指导、运动饮食等方面的内容，服务频次及服务内容依据病种特性而定。

五、收集病种路径管理知识库

病种路径管理知识库用于建立用户疾病照护计划及实施照护计划内容。因疾病管理，专业性较强，一般知识库的内容需要专家确定，且按照知识产权的相关规定，团队提供的零散、片段的知识内容经过第三方公司整理、逻辑管理皆可形成相应的知识产权，故该部分内容不在书中详细介绍。

六、确定全病程管理服务内容

全病程管理经过第三方公司初步文稿设计、UI界面设计及后台编辑后，形成最终呈现在用户界面上的服务页面，需要经过执行科室、管理科室共同确认后，方可正式上线。

七、签署服务知情同意书及服务确认函

全病程管理上线前，需要团队成员签署服务知情同意书及服务确认函。

知情同意书，旨在规范医护人员的服务用语，保护其合法权益，同时也是一份责任告知书，团队为患者提供服务是基于用户已付出相应的劳动报酬，故而需要确保医护团队对用户履约。

服务确认函，是让团队成员知悉为用户提供的服务项，确保对服务内容标准化管理及定价原则清晰明了。

八、临床实施开展

临床实施开展前，需要第三方公司印制用户宣传物料及配置管理后台服务，并开启上线培训会议。

全病程管理平台后台配置服务、全病程管理专属定制化商城及服务配置在第三方公司系统设置，统一管理。

同时需要全病程管理平台完善相应的病种管案计划、关注指标、营养指导、用药指导方案、检查检验等基础服务内容配置。

九、评估及阶段反馈

评估效果指标主要在于收案率、管案率、复诊率。

收案率为该病种管理入组人员占整个科室住院或门诊用户人数的比例。

复诊率指标可以反映出管理入组人员对于医嘱的依从性，通过复诊人群及有

效随访追踪，可科学调整科室门诊收治住院原则、号源结构。

十、方案优化调整

通过周期性评估总结，可适时调整服务内容及价格。方案调整需要遵循用户充分告知，并认可合理的原则。

一般调整服务内容在于增加用户的服务获得感及满意度，扩展用户在全病程管理周期内得到全方位的服务内容。

通过市场调整价格，一方面确保服务质量；另一方面可以在市场机制下，确保医护团队在服务用户时得到相应的阳光化收入。

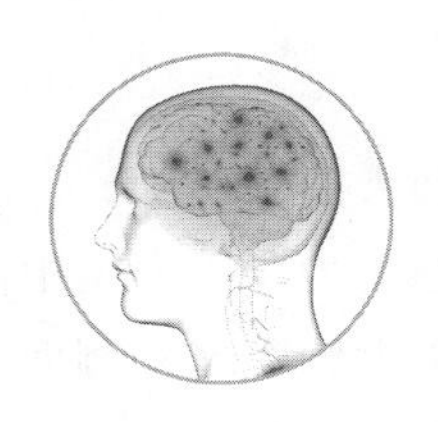

·第三章·
神经内科疾病概述

第一节　神经系统解剖与生理

中枢神经系统包括脑和脊髓，脑分大脑、间脑、脑干和小脑等部分，脊髓由含神经细胞的灰质和含上、下行传导束的白质组成。

一、脑与脊髓的血管

（一）脑的血管

1. 脑的动脉

脑的动脉来源于颈内动脉和椎动脉。

（1）颈内动脉　起源于颈总动脉，为大脑半球前 2/3 和部分间脑供血。可分为四段：颈部、岩部、海绵窦部和前床突部，后两者合称虹吸部，是动脉硬化的好发部位。主要分支有：眼动脉、后交通动脉、脉络膜前动脉、大脑前动脉、大脑中动脉。

（2）椎动脉　起源于锁骨下动脉，两侧椎动脉经枕骨大孔入颅后汇合成基底动脉，为大脑半球后 1/3 及部分间脑、脑干和小脑供血。主要分支有：

① 椎动脉的主要分支　脊髓前、后动脉；小脑下后动脉。

② 基底动脉的主要分支　小脑下前动脉、迷路动脉（内听动脉）、脑桥动脉、小脑上动脉、大脑后动脉（皮质支和中央支）。

（3）大脑动脉环（Willis 环）　由两侧大脑前动脉起始段、两侧颈内动脉末端、两侧大脑后动脉借前、后交通动脉连通形成，使颈内动脉系与椎-基底动脉系相交通。正常情况下动脉环两侧的血液不相混合，当某一供血动脉狭窄或闭塞时，可一定程度通过大脑动脉环使血液重新分配和代偿，以维持脑的血液供应。

2. 脑的静脉

脑的静脉分为大脑浅静脉和大脑深静脉。

（1）大脑浅静脉　分为大脑上静脉、大脑中静脉（大脑中浅静脉和大脑中深静脉）及大脑下静脉三组，收集大脑半球外侧面、内侧面及脑岛的血液，汇入脑各静脉窦，并与大脑内静脉相吻合。

（2）大脑深静脉　包括大脑内静脉和大脑大静脉。大脑内静脉由脉络膜静脉和丘脑纹状静脉汇合而成，两侧大脑内静脉汇合成大脑大静脉，收集半球深部髓质、基底核、间脑和脉络丛等处的静脉血，汇入直窦。

（二）脊髓的血管

1. 脊髓的动脉

脊髓的动脉供应来自椎动脉的脊髓前动脉、脊髓后动脉和根动脉（根前动脉和根后动脉）。在椎动脉下行过程中，不断得到根动脉的补充，共同提供脊髓的血液。

（1）脊髓前动脉　起源于两侧椎动脉的颅内部分，在延髓的锥体交叉处汇合成一支，沿脊髓前正中裂下行，每1cm左右即分出3～4支沟连合动脉，左右交替进入脊髓，为脊髓横断面前2/3区域供血，包括脊髓前角、侧角、灰质连合、后角基部、前索和侧索前部。

（2）脊髓后动脉　起源于同侧椎动脉颅内部分，左右各一根，沿脊髓后外侧沟下行，主要为脊髓横断面后1/3区域供血，包括脊髓后角的其余部分、后索和侧索后部。

（3）根动脉　脊髓颈段还接受来自椎动脉及甲状腺下动脉分支供血，胸、腰、骶段分别接受来自肋间动脉、腰动脉、髂腰动脉和骶外动脉等分支供血。这些分支均沿脊神经根进入椎管，统称为根动脉。

2. 脊髓的静脉

脊髓的静脉主要由脊髓前静脉和脊髓后静脉引流至椎静脉丛，后者向上与延髓静脉相通，在胸段与胸内奇静脉及上腔静脉相通，在腹部及下腔静脉、门静脉及盆腔静脉多处相通。

二、脑神经

脑神经为与脑相连的周围神经，共12对。按照出入脑的部位前后次序命名，其中第Ⅰ、Ⅱ对脑神经属于大脑和间脑的组成部分，第Ⅲ对脑神经与脑干相连。第Ⅲ、Ⅳ对脑神经核在中脑，第Ⅴ、Ⅵ、Ⅶ、Ⅷ对脑神经核在脑桥，第

Ⅸ、Ⅹ、Ⅺ、Ⅻ对脑神经核在延髓，副神经的一部分从颈髓的上4节前角发出。

脑神经按功能可分为：①运动性神经（第Ⅲ、Ⅳ、Ⅵ、Ⅺ、Ⅻ对）；②感觉性神经（第Ⅰ、Ⅱ、Ⅷ对）；③混合性神经（第Ⅴ、Ⅶ、Ⅸ、Ⅹ对）。第Ⅲ、Ⅶ、Ⅸ、Ⅹ对中还含有副交感神经纤维。12对脑神经除面神经核下部及舌下神经核只受对侧皮质脑干束支配外，其余脑神经运动核均受双侧支配。

脑神经的主要解剖及生理功能见表3-1。

表3-1 脑神经的主要解剖及生理功能

脑神经	性质	进出颅部位	连接脑部位	功能
嗅神经(Ⅰ)	感觉性	筛孔	端脑(嗅球)	传导嗅觉
视神经(Ⅱ)	感觉性	视神经孔	间脑(视交叉)	传导视觉
动眼神经(Ⅲ)	运动性	眶上裂	中脑(脚间窝)	支配提上睑肌、上直肌、下直肌、内直肌、下斜肌、瞳孔括约肌及睫状肌
滑车神经(Ⅳ)	运动性	眶上裂	中脑(前髓帆)	支配上斜肌
三叉神经(Ⅴ)	混合性	眶上裂(第一支) 圆孔(第二支) 卵圆孔(第三支)	脑桥(脑桥臂)	传导面部、鼻腔及口腔黏膜感觉，支配咀嚼肌
展神经(Ⅵ)	运动性	眶上裂	脑桥延髓沟(中部)	支配外直肌
面神经(Ⅶ)	混合性	内耳门-茎乳孔	脑桥延髓沟(外侧部)	支配面部表情肌、泪腺、唾液腺，传导舌前2/3味觉及外耳道感觉
前庭蜗神经(Ⅷ)	感觉性	内耳门	脑桥延髓沟(外侧端)	传导听觉及平衡觉
舌咽神经(Ⅸ)	混合性	颈静脉孔	延髓橄榄后沟(上部)	传导舌后1/3味觉和咽部感觉，支配咽肌、腮腺
迷走神经(Ⅹ)	混合性	颈静脉孔	延髓橄榄后沟(中部)	支配咽、喉肌和胸腹内脏运动
副神经(Ⅺ)	运动性	颈静脉孔	延髓橄榄后沟(下部)	支配胸锁乳突肌和斜方肌
舌下神经(Ⅻ)	运动性	舌下神经管	延髓前外侧沟	支配舌肌

三、周围神经

周围神经是指脊髓及脑干软脑膜以外的所有神经结构，即除嗅、视神经以外的所有脑神经和脊神经。其中与脑相连的部分为脑神经，与脊髓相连的为脊神经。分布于体表、骨、关节和骨骼肌的为躯体神经；分布于内脏、血管、平滑肌和腺体的为内脏神经。多数周围神经为混合神经，包含感觉纤维、运动纤维、交感纤维、副交感纤维，还包被有结缔组织膜、血管及淋巴管等。

四、肌肉

肌肉根据构造不同可分为平滑肌、心肌和骨骼肌。平滑肌主要分布于内脏的中空器官及血管壁，心肌为构成心壁的主要部分，骨骼肌主要存在于躯干和肢体；前两者受内脏神经支配，不直接受意识的管理，属于不随意肌；而骨骼肌直接受人的意识控制，属随意肌。

五、运动系统

运动包括随意运动和不随意运动。随意运动指随本人意志而执行的动作，又称“自主运动”；不随意运动为不经意志控制的自发动作。运动系统由上运动神经元（锥体系统）、下运动神经元、锥体外系统和小脑组成，要完成各种精细而协调的复杂运动，需要整个运动系统的互相配合与协调。此外所有运动都是在接受了感觉冲动以后所产生的反应，通过深感觉功能的动态感知使动作能准确执行。运动系统的任何部分损害均可引起运动障碍。

六、感觉系统

感觉是作用于各个感受器的各种形式的刺激在人脑中的直接反应。感觉包括两大类：特殊感觉（视觉、听觉、味觉和嗅觉）和一般感觉（浅感觉、深感觉和复合感觉）。感觉障碍是神经系统疾病常见的症状和体征。一般感觉可分为：浅感觉、深感觉、复合感觉。

各种一般感觉的神经末梢分别有其特异的感受器，接受刺激后经周围神经、脊髓（脊神经）或脑干（脑神经）、间脑传至大脑皮质的感觉中枢。

1. 痛觉、温度觉传导通路

第 1 级神经元位于脊神经节内，周围突构成脊神经的感觉纤维，中枢突从后根外侧部进入脊髓后角，起始为第 2 级神经元，经白质前连合交叉至对侧外侧索，组成脊髓丘脑侧束，终止于丘脑腹后外侧核，再起始第 3 级神经元，轴突组成丘脑皮质束，至中央后回的中上部和旁中央小叶的后部。

2. 触觉传导通路

第 1 级神经元位于脊神经节内，周围突构成脊神经的感觉纤维，分布于皮肤触觉感受器，中枢突从后根内侧部进入脊髓后索，其中传导精细触觉的纤维随薄、楔束上行，走在深感觉传导通路中。传导粗略触觉的纤维入后角固有核第 2 级神经元，其轴突大部分经白质前连合交叉至对侧前索，小部分在同侧前索，组成脊髓丘脑前束上行，至延髓中部与脊髓丘脑侧束合成脊髓丘脑束（脊髓丘系），以后行程同脊髓丘脑侧束。

3. 深感觉传导通路

由三级神经元组成，第 1 级神经元位于脊神经节内，周围突分布于躯干、四肢的肌肉、肌腱、骨膜、关节等处的深部感受器；中枢突从后根内侧部入后索，分别形成薄束和楔束。薄束核和楔束核起始于第 2 级神经元，交叉后在延髓中线两侧和锥体后方上行，形成内侧丘系，止于丘脑腹后外侧核。由此发出第 3 级神经元，形成丘脑皮质束，经内囊后肢，投射于大脑皮质中央后回的中上部及旁中央小叶后部。

七、反射

反射是最简单也是最基本的神经活动，它是机体对刺激的非自主反应，如触觉、痛觉或突然牵引肌肉等刺激。反应可为肌肉的收缩、肌肉张力的改变、腺体分泌或内脏反应。临床上主要研究肌肉收缩的反射。

反射的解剖学基础是反射弧。反射弧的组成是：感受器—传入神经元（感觉神经元）—中间神经元—传出神经元（脊髓前角细胞或脑干运动神经元）—周围神经（运动纤维）—效应器官（肌肉、分泌腺等）。反射活动需依赖于完整的反射弧实现，反射弧中任何一处中断，均可引起反射的减弱和消失。同时反射弧还接受高级神经中枢的抑制和易化，因此当高级神经中枢病变时，可使原本受抑制的反射（深反射）增强，受易化的反射（浅反射）减弱。

1. 生理反射

生理反射是正常人应具有的反射，包括深反射和浅反射两大类。

（1）深反射　是刺激肌腱、骨膜的本体感受器所引起的肌肉迅速收缩反应，亦称腱反射或肌肉牵张反射，其反射弧是由感觉神经元和运动神经元直接连接组成的单突触反射弧。通常叩击肌腱引起深反射，肌肉收缩反应在被牵张的肌肉中最明显。临床上常做的腱反射有肱二头肌反射、桡骨膜反射、膝腱反射、跟腱反射等。

（2）浅反射　是刺激皮肤、黏膜及角膜引起的肌肉快速收缩反应。浅反射的反射弧比较复杂，除了脊髓节段性的反射弧外，还有冲动到达大脑皮质（中央前、后回），然后随锥体束下降至脊髓前角细胞。因此中枢神经系统病变及周围神经系统病变均可出现浅反射的减弱或消失。临床上常用的有腹壁反射、提睾反射、跖反射、肛门反射、角膜反射和咽反射等。

2. 病理反射

病理反射是锥体束损害的指征，常与下肢腱反射亢进、浅反射消失同时存在。巴宾斯基（Babinski）征是最重要的病理征，可由刺激下肢不同部位而产生。有时巴宾斯基征虽为阴性，但可引出其他形式的病理反射，包括 Chaddock 征、Oppenheim 征、Gordon 征、Schaeffer 征和 Gonda 征等。

脊髓完全横贯性损害时可出现脊髓自动反射，它是巴宾斯基征的增强反应，又称防御反应或回缩反应。表现为刺激下肢任何部位均可出现双侧巴宾斯基征和双下肢回缩（髋膝屈曲、踝背屈）。若反应更加强烈时，还可合并大小便排空、举阳、射精、下肢出汗、竖毛及皮肤发红，称为总体反射。

第二节 神经系统常见疾病

神经系统疾病常见症状包括意识障碍、认知障碍、运动障碍、感觉障碍和平衡障碍等多种表现，神经系统常见疾病包括：

（1）头痛　包括偏头痛、丛集性头痛、紧张性头痛、药物过度使用性头痛、高颅压性头痛、低颅压性头痛、颅外局部因素所致头痛。

（2）脑血管疾病　这是神经病学最常见的疾病，包括了短暂性脑缺血发作、脑梗死（脑血栓形成、脑栓塞、腔隙性脑梗死）、脑出血、蛛网膜下腔出血、其他血管性疾病[包括烟雾病（脑底异常血管网病）、脑动脉盗血综合征、脑淀粉样血管病、伴有皮质下梗死和白质脑病的常染色体显性遗传性脑动脉病]、颅内静脉窦及脑静脉血栓形成、血管性认知障碍。

（3）神经系统变性疾病　运动神经元病、阿尔茨海默病、额颞叶痴呆、路易体痴呆、多系统萎缩。

（4）中枢神经系统感染性疾病　病原微生物侵犯中枢神经系统（Central nervous system，CNS）的实质、被膜及血管等引起的急性或慢性炎症性（或非炎症性）疾病即为中枢神经系统感染性疾病。这些病原微生物包括病毒、细菌、真菌、螺旋体、寄生虫、立克次体和朊蛋白等。临床中依据中枢神经系统感染部位的不同可分为：①脑炎、脊髓炎或脑脊髓炎，主要侵犯脑和（或）脊髓实质；②脑膜炎、脊膜炎或脑脊膜炎，主要侵犯脑和（或）脊髓软膜；③脑膜脑炎，脑实质与脑膜合并受累。

病原微生物主要通过三种途径进入 CNS。①血行感染，病原体通过昆虫叮咬、动物咬伤损伤皮肤黏膜后进入血液或使用不洁注射器、输血等直接进入血流，面部感染时病原体也可经静脉逆行入颅，或孕妇感染的病原体经胎盘传给胎儿。②直接感染，穿透性颅外伤或邻近组织感染后病原体蔓延进入颅内。③神经干逆行感染，嗜神经病毒（Neurotropic virus）如单纯疱疹病毒、狂犬病毒等首先感染皮肤、呼吸道或胃肠道黏膜，经神经末梢进入神经干，然后逆行进入颅内。

（5）中枢神经系统脱髓鞘疾病（CNS demyelinating diseases）是一组以脑和脊髓髓鞘破坏或髓鞘脱失为主要特征的疾病，脱髓鞘是其病理过程中的特征性表现，包括遗传性（髓鞘形成障碍性疾病）和获得性两大类。

（6）运动障碍性疾病　帕金森病、肝豆状核变性、小舞蹈病、亨廷顿病、肌张力障碍、其他运动障碍性疾病（原发性震颤、抽动秽语综合征、迟发性运动障碍）。

（7）癫痫　是多种原因导致的脑部神经元高度同步化异常放电所致的临床综合征，临床表现具有发作性、短暂性、重复性和刻板性的特点。

（8）脊髓疾病　急性脊髓炎、脊髓压迫症、脊髓蛛网膜炎、脊髓空洞症、脊髓亚急性联合变性、脊髓血管病、放射性脊髓病；脊髓损害的临床表现主要为运动障碍、感觉障碍、括约肌功能障碍及其他自主神经功能障碍。

（9）周围神经疾病　周围神经疾病是由各种病因引起的周围神经系统结构或者功能损害的疾病总称。

（10）自主神经系统疾病　雷诺病、红斑性肢痛症、面偏侧萎缩症、其他自主神经系统疾病（出汗异常、家族性自主神经功能失调症、血管性水肿、进行性脂肪营养不良）。

（11）神经-肌肉接头和肌肉疾病　重症肌无力、周期性瘫痪（低钾型周期性瘫痪、高钾型周期性瘫痪、正常钾型周期性瘫痪）、多发性肌炎和皮肌炎、进行性肌营养不良症、肌强直性肌病（强直性肌营养不良症、先天性肌强直症）、线粒体肌病及线粒体脑肌病。

（12）神经系统遗传性疾病　遗传性共济失调（Friedreich 型共济失调、脊髓小脑性共济失调）、遗传性痉挛性截瘫、腓骨肌萎缩症、神经皮肤综合征（神经纤维瘤病、结节性硬化症、脑面血管瘤病）。

（13）神经系统发育异常性疾病　颅颈区畸形（颅底凹陷症、扁平颅底、小脑扁桃体下疝畸形）、脑性瘫痪、先天性脑积水。

（14）睡眠障碍　是指睡眠量不正常以及睡眠中出现异常行为的表现，也是睡眠和觉醒正常节律性交替紊乱的表现。包括：失眠症、发作性睡病、阻塞性睡眠呼吸暂停综合征、不安腿综合征。

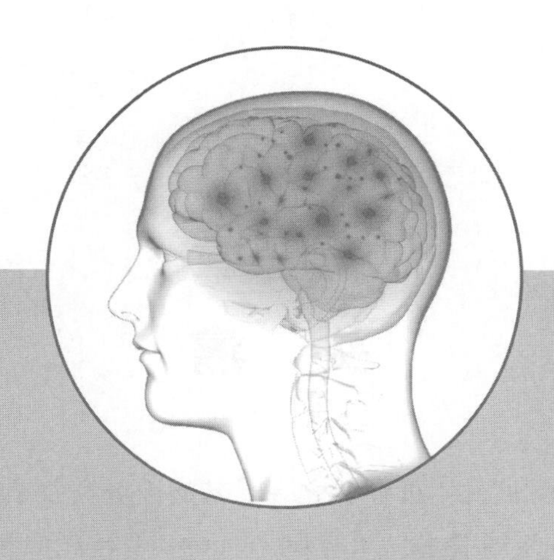

第二篇
神经内科疾病全病程管理

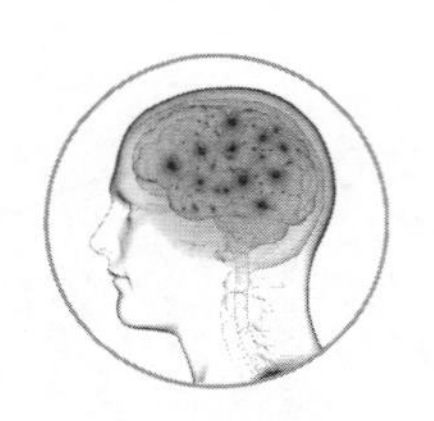

·第四章·
头　痛

头痛是临床上最常见的主诉症状之一，其病因分类复杂、病程反复，影响人们的生活质量。国际头痛学会（the International Headache Society，IHS）于2018年推出了第3版“头痛疾病的国际分类”（ICHD-Ⅲ），将头痛分为3大类：①原发性头痛；②继发性头痛；③痛性颅神经病变和其他面痛及其他类型头痛。原发性头痛可发生于任何年龄，首次发病多于青春期，与患者自身性格、工作、生活、生理状态、社会活动、饮食、天气变化等密切相关，通常难以根治。

第一节　偏头痛

原发性头痛的患者中，90%的患者为偏头痛和紧张性头痛，在头痛门诊、神内科门诊或三级医疗中心，偏头痛都是最常见的诊断。偏头痛是一种以中重度、搏动性头痛为主要临床特征的一种常见的慢性神经血管性疾病，其病情特征为慢性发作、反复发作，包括单侧或双侧头部疼痛，好发于女性，具有高发病率、高致残性特点。发作期间可伴有恶心、呕吐、畏光、畏声、认知功能和情绪变化等症状。发病急性期患者往往因头痛不愿活动，急于止痛。神经内科偏头痛全病程管理基于提升偏头痛患者治疗的便捷度、急性期帮助患者快速止痛、同时减少治疗费用、促进长期健康管理等目标不断完善全病程管理内容，形成以下规范化管理路径。

一、偏头痛患者门诊全病程管理

1. 疼痛门诊人员

① 疼痛门诊主任医师；

② 经过疼痛诊疗技术专业化培训的主治医师；

③ 经疼痛管理培训的护理人员。

2. 疼痛诊室配置

疼痛诊室相对固定，配置有头痛诊疗检查设备与工具（如听诊器、血压计、阅片灯等）。

3. 相关检查、检验

医院具有头痛相关检查、检验设备与技术。

4. 符合诊断标准

患者遵医嘱完善检查、检验，经过专业医师诊断后符合偏头痛的相关诊断标准

（1）偏头痛［根据国际疾病分类第三版（ICD-3）的诊断标准］：

① 至少有 5 次符合标准的头痛发作。

② 头痛持续 4～72h。

③ 头痛至少有以下四种特征中的两种：

a. 单侧头痛；

b. 性质为搏动样头痛；

c. 中度或重度疼痛；

d. 日常体育活动（如步行或爬楼梯）会加重病情。

④ 头痛时至少出现下列一种情况：

a. 恶心和/或呕吐；

b. 畏光和/或畏声。

⑤ 无法被其他诊断更好地解释。

（2）慢性偏头痛［根据国际疾病分类第三版（ICD-3）的诊断标准］：

① 偏头痛样或紧张性头痛发作频率≥15 天/月，持续时间＞3 个月，符合偏头痛②和③标准。

② 至少 5 次发作，符合偏头痛②～④标准（无先兆偏头痛）或偏头痛②～③标准（有先兆偏头痛）的患者。

③ 发作频率≥8 天/月，持续时间＞3 个月，满足下列任何一项：

a. 无先兆偏头痛满足偏头痛③和④标准；

b. 先兆偏头痛满足偏头痛②和③标准；

c. 患者认为发病时为偏头痛，服用曲坦类或麦角衍生物类可缓解；

④ 无法被其他诊断更好地解释。

（3）符合经过验证的辅助诊断工具，如表 4-1 偏头痛筛查问卷（Migraine Screen Questionnaire，MA-Q）等。

表 4-1 偏头痛筛查问卷

指导语：下面的问题是指你一生中可能经历过的偏头痛发作。按照指示回答每个问题。如果您不确定如何回答给定的问题，请回答您认为最正确的。		
1. 你有经常发生的或严重的头痛吗？	0. 是	1. 否
2. 你有头痛经常超过 4h 吗？	0. 是	1. 否
3. 头痛时你经常感到恶心吗？	0. 是	1. 否
4. 头痛时，光线和声音会使你烦躁吗？	0. 是	1. 否
5. 头痛限制了你的任何体力或脑力活动了吗？	0. 是	1. 否

5. 宣教

由门诊医师/护士讲解偏头痛全病程管理意义及目的，个案管理师介绍全病程管理服务内容，患者自愿加入，并自主选择合适的全病程管理方案。

6. 签署协议

患者或家属签署《患者院后健康管理告知书》，收案者填写《智医在线健康管理服务收案登记表》并拍照上传电子版，收案者指导患者或家属使用“智医在线”平台。

7. 收案管理

① 医生在该门诊结束后评估患者病情，依据全病程服务内容，制订照护计划。

② 个案管理师在 HCCM 系统提取个案门诊记录，将患者资料整理成文档。

③ 个案管理师将每周需复诊个案名单问诊结果提交给医生，医生根据每位个案院后复诊计划进行具体复诊内容规划。

④ 专病团队与个案管理师根据所在医疗机构的相关预约规则进行复诊预约与检查项目告知。

⑤ 门诊复诊：医师依据随访资料更新复诊计划并同步个案管理师，个案管理师为患者安排下一次复诊。

⑥ 平台线上咨询——专家团队咨询

患者在公众号发起线上专家团队咨询申请→个案管理师收集患者咨询申请及相关检查资料→专病团队登录 V5 智能客服完成线上咨询回复（包含语音、图文咨询模式等）→线上个案管理师将该次咨询材料汇总保存

⑦ 个案管理师通过平台定期推送相关管理通知或健康科普知识，如：复诊通知、随访通知、科普推文、线上科普直播通知、满意度调查等。

8. 结案管理

管理周期结束、个案死亡、个案要求结案、个案失联（三个月内连续追踪三

次未得到回复）符合结案条件。所有结案个案须于HCCM系统照护计划点击“结案”，并将病患管理状态修改为“已结案”，完善相关记录和个案电子档案。

二、偏头痛住院患者全病程管理

（一）院前管理

1. 院前准备环节

患者由门诊/急诊开具住院证，由病友服务中心下设的院前准备中心通知入院，增设志愿者服务部门，为患者提供门/急诊导诊、诊间协助、检验检查指导、化验报告查询、便民设施使用等帮助。

2. 个案管理师准备

（1）访视患者，收集患者健康资料和病史，评估患者身体、情绪、认知、心理和社会支持状态，掌握患者健康需求。

（2）讲解偏头痛住院患者全病程管理意义及目的，个案管理师介绍全病程管理服务内容，患者自愿加入，并自主选择合适的全病程管理方案。

（3）介绍医院环境，包括门诊、急诊、住院部分布，各检查室、电梯、餐饮中心所在位置等。

（4）介绍疫情常态化防控要求。

（5）协助患者办理入院。

（6）患者或家属签署《患者院后健康管理告知书》，收案者填写《智医在线健康管理服务收案登记表》并拍照上传电子版，收案者指导患者或家属使用“智医在线”平台。

3. 患者准备

（1）准备身份证、口罩、纸质版核酸检测结果。

（2）准备住院期间日常用品，包括衣物、毛巾、牙刷、纸巾、拖鞋、晾衣架等，避免住院期间单独外出或外宿。

（3）入院当日至门诊全病程管理窗口凭身份证领取转住院申请表，至住院部办理入院登记手续。

（二）院中管理

1. 主要诊疗工作

（1）评估患者一般情况、主诉、现病史、既往史、个人史、家族史、过敏史，查看患者院前检查、检验结果，完善体格检查。

（2）了解患者头痛程度、持续时间、发作频率。

2. 常用评估工具

（1）视觉模拟评分量表（VAS） 在白纸上画一条长10cm的直线，两端分别标上“无痛”和“剧痛”（图4-1），即构成VAS。患者根据所感受的疼痛程度，在直线上做一记号，从起点至记号处的距离也就是量化了的疼痛程度。

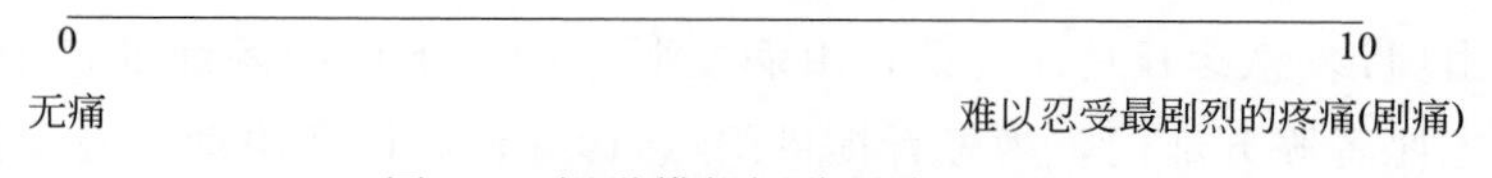

图4-1 视觉模拟评分量表（VAS）

（2）数字分级法（NRS） 使用疼痛程度数字评估量表（图4-2）对患者疼痛程度进行评估。将疼痛程度用0～10个数字依次表示，0表示无疼痛，10表示最剧烈的疼痛。交由患者自己选择1个最能代表自身疼痛程度的数字，或由医护人员询问患者：你的疼痛有多严重？由医护人员根据患者对疼痛的描述选择相应的数字。按照疼痛对应的数字将疼痛程度分为：轻度疼痛（1～3），中度疼痛（4～6），重度疼痛（7～10）。

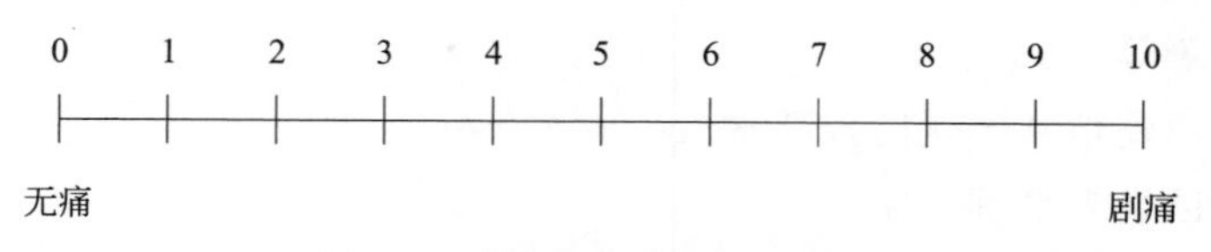

图4-2 疼痛程度数字评估量表

（3）面部表情疼痛评分量表法（FPS） 医护人员根据患者疼痛时的面部表情状态，对照面部表情疼痛评分量表（图4-3）进行疼痛评估，适用于表达困难的患者，如儿童、老年人，以及存在语言或文化差异或其他交流障碍的患者。

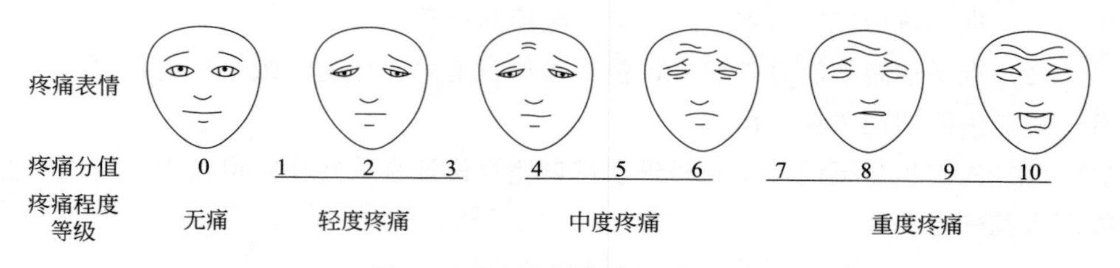

图4-3 面部表情疼痛评分量表

（4）主诉疼痛程度分级法（VRS） 根据患者对疼痛的主诉，将疼痛程度分为轻度、中度、重度。

① 轻度疼痛 有疼痛，但可忍受，生活正常，睡眠无干扰。

② 中度疼痛　疼痛明显，不能忍受，要求服用镇痛药物，睡眠受干扰。

③ 重度疼痛　疼痛剧烈，不能忍受，需用镇痛药物，睡眠受严重干扰，可伴自主神经功能紊乱或被动体位。

3. 确定诊疗计划

偏头痛的治疗主要有一般治疗、急性发作期药物治疗和间歇期的药物预防，包括特异性药物主要为曲坦类、麦角胺类及降钙素基因相关肽受体拮抗剂，非特异性药物主要为非甾体类消炎药（NSAIDs）及其复合制剂、止呕剂等。同时，非药物疗法如针灸疗法、放松训练、热生物反馈结合放松训练、肌电反馈和认知行为疗法也有很好的证据支持它们在偏头痛预防中的作用。

对于治疗效果欠佳、症状恶化或难以管理的患者，继续完善或复查相关检查、检验，积极对症支持治疗，密切监测生命体征变化；必要时行疑难病例讨论确定最佳治疗方案。临床医生在确定偏头痛治疗方案时，需综合考虑患者疾病严重程度、疾病分期、患者治疗意愿、有无药物禁忌证、是否处于妊娠期、是否适合非药物治疗策略等，同时指导患者改变既往生活方式，并记录偏头痛日记，观察调整生活方式后对偏头痛发作频率的影响，充分了解患者的个体化诱因，尽量避免或消除诱因，为患者提供个体化的治疗方案。

（1）动态评估诊疗效果，调整或完善诊疗措施。

（2）偏头痛患者院中管理目标

① 减少发作频率、严重程度、持续时间和残疾；

② 提高对急性治疗的反应性并避免升级为急性治疗；

③ 改善功能和减少残疾；

④ 减少对耐受性差、无效或不需要的急性治疗的依赖；

⑤ 改善生活质量；

⑥ 减少头痛相关痛苦和心理症状。

（3）责任护士工作内容

① 责任护士热情接待患者，自我介绍、介绍科室环境。

② 入院常规评估工作：完善基本信息、体温单、入院评估单、特别护理记录单、疼痛评估等。

③ 健康教育。

a. 偏头痛可能会因为劳累、饮酒、作息不规律、受凉、女性生理期、情绪紧张或闻到某种气味而诱发，通过住院期间开展健康教育，提高患者对于头痛性疾病及其常见诱发因素的正确认识。

b. 频繁、重复使用急性治疗药物将增加药物过度使用性头痛的风险，应告知患者避免镇痛药的不恰当或过度使用。

④ 饮食干预　养成规律的饮食习惯，避免食用巧克力、含咖啡因食品、含酪氨酸食物、酒精类饮料、腌熏的肉类等刺激性食物，少吃罐头、冷藏食品、肉类熟食、火腿类含亚硝酸盐的食物，以免加重偏头痛症状。

⑤ 睡眠调节　研究表明偏头痛与睡眠功能障碍有密切的联系，患者应避免睡眠不足或日间过度嗜睡与偏头痛之间形成恶性循环，应适当锻炼，养成良好的睡眠习惯。

⑥ 心理护理　通过心理治疗、生物反馈疗法及认知治疗缓解偏头痛患者的情绪波动和精神压力，舒缓心情，对偏头痛的防治具有一定积极作用。

（4）个案管理师工作内容

① 参与病房查房，访视患者，收集患者资料及病史，评估其身体、情绪、认知、心理和社会支持状态，掌握患者健康需求。

② 介绍并让患者及家属理解治疗方案，并保证患者院中用药和健康活动依从性，指导和帮助患者做好头痛日记。

③ 监测并管理住院时长，组织个案管理团队会议，与医疗团队一起草拟患者出院时间和院后照护计划。

④ 持续质量管理计划　所有照护活动按照诊疗计划进行，密切监测个案管理效果，根据效果评价及时修改或完善照护计划，进而提升个案治疗成效及服务质量。

⑤ 患者配合　患者应注意观察头痛部位及性质、程度变化，是否伴随其他症状及体征，比如呕吐、视力下降、肢体无力等；规律记录疼痛日记能提高头痛患者自我管理水平（表 4-2），增强个人的控制意识，同时为进一步诊疗工作与诊疗效果评价提供参考。

表 4-2　患者疼痛记录表

日期时间	疼痛分数	疼痛部位	疼痛描述(钝痛、锐痛、烧灼样痛、电击痛、刺痛等)	疼痛发生时正在做什么	疼痛持续时间	镇痛药名称、剂量、服药时间	服用镇痛药1h后疼痛分数	副作用/不良反应

（三）出院转诊

医生在“病案首页”点击转院选项→护士填写需求评估表→个案管理师填写转诊目的→选择转诊机构→转诊机构完成系统收案、做好转诊收治准备→患者转院、完成转诊流程。

（四）院后管理——居家随访

1. 偏头痛患者监测和随访内容

① 定期监测患者头痛控制情况和规范化药物服用情况。

② 对随访患者应用 HALT 量表等评估患者疾病负担。

③ 使用头痛患者规范化门诊随访手册，内容应包括患者基本信息、诱发因素、诊断、急性期治疗、预防性治疗及阶段性随访计划。

④ 根据随访结果对预防性治疗方案进行调整。

2. 偏头痛患者随访阶段

① 短期随访　出院后（3 个月内）通过评估发作频率、发作严重程度和偏头痛相关失能来评估治疗的有效性，耐心听取患者的提问。

② 中期随访　出院后（3～6 个月）回访的内容包括患者的目前情况，服药、锻炼、生活等情况及健康指导，定期复查提醒等。

③ 长期随访　出院后（6～12 个月）当疗效不理想时，回顾诊断、治疗策略、剂量和依从性，评价治疗反应或改变治疗方案。

3. 电话随访流程

拨通电话前先了解患者基本信息，包括姓名、年龄、性别、疾病诊断、转归、出院带药基本情况、主要阳性体征等；电话接通时，使用礼貌用语，先自我介绍，再确认接电话者的身份，并说明致电目的；通话结束时，对患者及家属的配合表示感谢，等对方挂机后再挂电话。

（五）院后健康指导

1. 合理饮食

食物以清淡为主，无刺激，可多食下列食物。

① 富含镁的食物，如芝麻、腰果、谷类、豆类、花生、核桃仁等。

② 富含 B 族维生素的食物，如小麦胚芽、鸡蛋、红肉等。

③ 富含维生素 C 的瓜果及各种深色叶菜，如番茄、猕猴桃、甘蓝、苋菜等，能够有效缓解偏头痛发作。

2. 适当运动

应规律、持之以恒；避免剧烈运动，以自身耐受为宜，多做有氧运动，有氧运动被推荐为安全、经济的偏头痛治疗策略，选择合适的运动方式：比如慢跑、瑜伽、太极等。

3. 用药指导

偏头痛药物治疗包括头痛发作期治疗和间歇期预防性治疗。部分偏头痛急性期常用药物（如对乙酰氨基酚、布洛芬、阿司匹林等）长期使用可能造成胃肠道反应及出血风险、肝肾损害；间歇期预防用药包括钙离子拮抗剂（氟桂利嗪）、β受体阻滞剂（如美托洛尔、普萘洛尔）、抗癫痫药物（如丙戊酸钠、加巴喷丁）、抗抑郁药等，不良反应包括嗜睡、体重增加、心动过缓、眩晕等。出院后应严格遵医嘱服药，不可随意调整服药量，用药相关疑问可通过平台线上咨询——专家团队咨询，出现严重药物不良反应时及时就诊。

4. 复诊免门诊床位申请

① 随访过程中患者因病情变化，经医生评估需返院治疗者，由个案管理师按照免门诊住院申请流程安排住院（需提前3～7天申请）。

② 个案管理师在全病程分级诊疗系统（HCCM）填写《转住院申请表》。

③ 医生登录全病程分级诊疗系统（HCCM）查看个案资料、评估患者，符合标准的个案，在HCCM系统收案审核处点击“同意收案”并填写建议入院时间、费用、管床医生、病情轻重缓急程度。

④ 院前准备中心按照《转住院申请表》的内容根据科室收治原则电话及短信通知患者入院日期及入院前准备事项。

⑤ 患者于入院当日至门诊全病程管理窗口凭身份证领取转住院申请表，至住院部办理入院登记手续。

（六）结案

1. 结案条件

管理周期结束、个案死亡、个案要求结案、个案失联（三个月内连续追踪三次未得到回复）。

2. 结案办理

所有结案个案须于HCCM系统照护计划点击“结案”，并将病患管理状态修改为“已结案”，完善相关记录和个案电子档案。

第二节 紧张性头痛

紧张性头痛（Tension-type headache，TTH）是一种常见的头痛类型，比偏头痛更常见，发病率为30%～70%，但不易引发严重的疼痛和功能损害，初症状较轻，以后渐渐明显加重。TTH疼痛部位多为枕颈部、颞部、额部，疼痛性质多为束带感、压迫感、紧缩感、爆炸感、胀痛、钝痛、酸痛。发病机制尚未完全明确，可能与中枢神经系统、周围神经系统和周围环境等有关，而焦虑、抑郁、睡眠障碍、精神因素、心理压力、肌肉紧张等因素常可诱发。

一、紧张性头痛门诊患者全病程管理

1. 疼痛门诊人员

（1）疼痛门诊主任医师。

（2）经疼痛诊疗技术专业化培训的主治医师。

（3）经疼痛管理培训的护理人员。

2. 疼痛诊室配置

疼痛诊室相对固定，配置有头痛诊疗检查设备与工具（如听诊器、血压计、阅片灯等）。

3. 医院具有头痛相关检查、检验设备与技术

4. 诊断标准

患者遵医嘱完善检查、检验，经过专业医师诊断后符合紧张性头痛的相关诊断标准，根据国际疾病分类第三版（ICD-3）的紧张性头痛诊断标准如表4-3。

表4-3 紧张性偏头痛ICD-3诊断标准

一、偶发性紧张性头痛(infrequent episodic tension-type headache)

(1)符合(2)～(4)特征的至少10次发作；平均每月发作＜1天；每年发作＜12天。

(2)头痛持续30min至7天。

(3)至少有下列中的2项头痛特征：①双侧头痛；②性质为压迫感或紧箍样(非搏动样)；③轻或中度头痛；④日常活动(如步行或上楼梯)不会加重头痛。

(4)符合下列2项：①无恶心和呕吐；②无畏光、畏声，或仅有其一。

(5)不能归因于ICHD-3的其他诊断。

根据触诊颅周肌肉是否有压痛可分为伴颅周压痛的偶发性紧张性头痛、不伴颅周压痛的偶发性紧张性头痛两类。

二、频发性紧张性头痛(frequent episodic tension type headache)

(1)符合(2)～(4)特征的至少10次发作；平均每月发作≥1天且＜15天，至少3个月以上；每年发作≥12天且＜180天。

续表

(2)头痛持续30min至7天。 (3)至少有下列中的2项头痛特征:①双侧头痛;②性质为压迫感或紧箍样(非搏动样);③轻或中度头痛;④日常活动(如步行或上楼梯)不会加重头痛。 (4)符合下列2项:①无恶心和呕吐;②无畏光、畏声,或仅有其一。 (5)不能归因于ICHD-3的其他诊断。 根据触诊颅周肌肉是否有压痛可分为伴颅周压痛的频发性紧张性头痛、不伴颅周压痛的频发性紧张性头痛两类。 三、慢性紧张性头痛(chronic tension-type headache) (1)符合(2)～(4)特征;平均每月发作≥15天,3个月以上;每年发作≥180天。 (2)头痛持续数小时或数天或持续不断。 (3)至少有下列中的2项头痛特征:①双侧头痛;②性质为压迫感或紧箍样(非搏动样);③轻或中度头痛;④日常活动(如步行或上楼梯)不会加重头痛。 (4)符合下列2项:①无畏光、畏声及轻度恶心症状,或仅有其一;②无中-重度恶心和呕吐。 (5)不能归因于其他疾病。 根据触诊颅周肌肉是否有压痛可分为伴颅周压痛的慢性紧张性头痛、不伴颅周压痛的慢性紧张性头痛两类。 四、很可能的紧张性头痛 1. 很可能的偶发性紧张性头痛 (1)偶发性紧张性头痛诊断标准中(2)～(4)特征仅一项不满足。 (2)发作不符合无先兆偏头痛诊断标准。 (3)不能归因于其他疾病。 2. 很可能的频发性紧张性头痛 (1)频发性紧张性头痛诊断标准中(2)～(4)特征仅一项不满足。 (2)发作不符合无先兆偏头痛诊断标准。 (3)不能归因于其他疾病。 3. 很可能的慢性紧张性头痛 (1)头痛平均每月发作≥15天,3个月以上;每年发作≥180天,且符合慢性紧张性头痛诊断标准的(2)、(3)项。 (2)无畏光、畏声及轻度恶心症状,或仅有其一。 (3)不能归因于ICHD-3的其他诊断,但药物过量者符合药物过量性头痛任一亚型的诊断标准

5. 宣教

由门诊医师/护士讲解偏头痛全病程管理意义及目的，个案管理师介绍全病程管理服务内容，患者自愿加入，并自主选择合适的全病程管理方案。

6. 签署协议

患者或家属签署《患者院后健康管理告知书》，收案者填写《智医在线健康管理服务收案登记表》并拍照上传电子版，收案者指导患者或家属使用“智医在线”平台。

7. 收案管理

① 医生在该门诊结束后评估患者病情，依据全病程服务内容，制订照护

计划。

② 个案管理师在 HCCM 系统提取个案门诊记录，将患者资料整理成文档。

③ 个案管理师将每周需复诊个案名单问诊结果提交给医生，医生根据每位个案院后复诊计划进行具体复诊内容规划。

④ 专病团队与个案管理师根据所在医疗机构的相关预约规则进行复诊预约与检查项目告知。

⑤ 门诊复诊：医师依据随访资料更新复诊计划并同步个案管理师，个案管理师为患者安排下一次复诊。

⑥ 平台线上咨询——专家团队咨询。

患者在公众号发起线上专家团队咨询申请→个案管理师收集患者咨询申请及相关检查资料→专病团队登录 V5 智能客服完成线上咨询回复（包含语音、图文咨询模式等）→线上个案管理师将该次咨询材料汇总保存。

⑦ 个案管理师通过平台定期推送相关管理通知或健康科普知识，如：复诊通知、随访通知、科普推文、线上科普直播通知、满意度调查等。

8. 结案管理

管理周期结束、个案死亡、个案要求结案、个案失联（三个月内连续追踪三次未得到回复）符合结案条件。所有结案个案须于 HCCM 系统照护计划点击“结案”，并将病患管理状态修改为“已结案”，完善相关记录和个案电子档案。

二、紧张性头痛住院患者全病程管理

（一）院前管理

1. 院前准备环节

患者由门诊/急诊开具住院证，由病友服务中心下设的院前准备中心通知入院，由病友服务中心增设志愿者服务部门，为患者提供门/急诊导诊、诊间协助、检验检查指导、化验报告查询、便民设施使用等帮助。

2. 个案管理师准备

（1）访视患者，收集患者健康资料和病史，评估患者身体、情绪、认知、心理和社会支持状态，掌握患者健康需求。

（2）介绍医院环境，包括门诊、急诊、住院部分布，各检查室、电梯、餐饮中心所在位置等。

（3）介绍疫情常态化防控要求。

（4）协助患者办理入院。

3. 患者准备

（1）准备身份证、口罩、纸质版核酸检测结果。

（2）准备住院期间日常用品，包括衣物、毛巾、牙刷、纸巾、拖鞋、晾衣架等，避免住院期间单独外出或外宿。

（3）入院当日至门诊全病程管理窗口凭身份证领取转住院申请表，至住院部办理入院登记手续。

（二）院中管理

参见偏头痛住院患者全病程管理路径。

（三）院后管理——居家随访

参见偏头痛住院患者全病程管理路径。

（四）结案管理

参见偏头痛住院患者全病程管理路径。

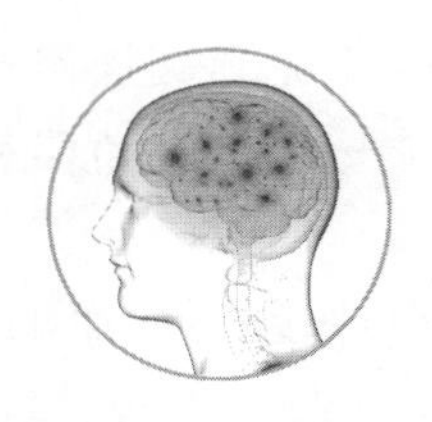

·第五章·
脑血管疾病

第一节　脑血管疾病的危险因素及其健康管理

一、脑血管疾病的危险因素

脑血管疾病的危险因素分为不可干预因素和可干预因素。

1. 不可干预因素

（1）年龄　脑血管疾病的发病率、患病率和病死率均与年龄呈正相关。55岁以后发病率明显增加，年龄每增加10岁，脑卒中发生率约增加1倍。

（2）性别　男性脑卒中的发生率高于女性。

（3）遗传因素　父母双方的脑卒中史均增加子女脑卒中风险（2～4倍）。

2. 可干预因素

（1）高血压　是脑血管疾病最重要的、独立的危险因素。收缩压和舒张压的升高都与脑卒中的发病风险正相关，并呈线形关系。研究表明收缩压＞160mmHg和（或）舒张压＞95mmHg脑卒中相对风险约为血压正常者的4倍。

（2）吸烟　可以影响全身血管和血液系统，如加速血管硬化、升高血浆纤维蛋白原水平、促使血小板聚集、降低高密度脂蛋白水平等。尼古丁还可刺激交感神经促使血管收缩、血压升高。吸烟可增加缺血性脑卒中发生风险2倍，增加出血性脑卒中发生风险2～4倍。

（3）糖尿病　是缺血性脑卒中的独立危险因素，但不是出血性脑卒中的危险因素。糖尿病使缺血性脑卒中的患病风险增加3.6倍。

（4）心房纤颤　使缺血性脑卒中风险显著增加，且随年龄增加而增加。有资料显示其脑卒中风险增加3～4倍。

(5) 其他心脏病　如心肌梗死、心脏瓣膜修补术后、扩张型心肌病、心脏病的围手术期、心导管和血管内治疗、心脏起搏器和射频消融等均增加栓塞性脑卒中的发生率。

(6) 高脂血症　研究表明血胆固醇每增加 1mmol/L，使缺血性脑卒中风险升高 25%。低密度脂蛋白与缺血性脑卒中研究较少，无一致结论。然而高密度脂蛋白每增加 1mmol/L，缺血性脑卒中风险降低 47%。

(7) 无症状性颈动脉狭窄　无症状性颈动脉狭窄脑卒中发生率为每年 1%～3.4%，长期随访研究显示无症状性颈动脉狭窄（50%～99%）10 年脑卒中发病率为 9.3%，15 年脑卒中发病率为 16.6%。

(8) 镰状细胞贫血基因异常的纯合子患者 20 岁前脑卒中累计发病率超过 11%，且大部分在儿童期发病。

(9) 绝经后雌激素替代治疗　研究显示雌激素加孕激素替代治疗明显增加缺血性脑卒中的风险。

(10) 膳食和营养　每天增加摄入蔬菜和水果，脑卒中相对危险度减少。每日维生素 C、维生素 E 及类胡萝卜素摄入量与脑卒中的风险无显著相关性。低钠、高钾摄入可降低脑卒中风险，可能与降低血压有关。

(11) 运动和锻炼　相关结果表明：高强度积极锻炼与低强度积极锻炼比较，可降低脑卒中及死亡风险 27%；中等强度积极锻炼较消极锻炼可降低脑卒中及死亡风险 20%；高强度及中等强度的积极锻炼（与低强度积极锻炼相比）对于预防缺血性脑卒中和出血性脑卒中同等有效。

(12) 肥胖和体脂分布　肥胖患者易患高血压、糖尿病及高脂血症，因此增加了脑卒中的发病风险。

(13) 其他　包括代谢综合征、酗酒、口服避孕药，以及药物滥用、睡眠呼吸障碍、偏头痛、高同型半胱氨酸血症、高脂蛋白血症、高脂蛋白相关的磷脂酶 β_2 升高、高凝、炎症、感染、血流动力学异常、血黏度增高、纤维蛋白升高及血小板聚集功能亢进等。

二、脑血管病的健康管理

1. 脑血管病的一级预防

是指预防有脑卒中倾向、尚无脑卒中病史的个体发生脑卒中，即通过早期改变不健康的生活方式积极控制各种可控危险因素，达到使脑血管病不发生或推迟发生的目的。开展综合性预防措施，如健康教育以及控制危险因素，根据危险因素的数量、危险因素是否已造成相应的并发症、危险因素的严重程度等，进行分级干预。主要包括：

（1）高血压 防治措施包括限制食盐摄入量、减少膳食中脂肪含量、减轻体重、适当体育运动、减少饮酒量及长期坚持降压药物治疗。血压应控制在140/90mmHg以下，对高血压合并糖尿病或肾病者，血压应控制在130/80mmHg以下。

（2）吸烟 吸烟者应戒烟。提倡公共场合禁止吸烟，以减少被动吸烟。

（3）高脂血症 对无心血管事件，但血总胆固醇升高或高脂血症伴有非高密度脂蛋白升高者应积极降脂治疗；血脂正常，但已发生心血管事件或高危的高血压患者、糖尿病患者应用他汀类药物及改变生活方式治疗。

（4）糖尿病 理想水平为空腹血糖应小于5.6mmol/L，可根据情况，通过饮食控制、服用降糖药或使用胰岛素控制血糖。

（5）心房纤颤 合并有高血压和左心功能不全等脑卒中危险因素时，应使用华法林抗凝治疗，对于无其他脑卒中危险因素、年龄超过75岁的患者，仍建议华法林抗凝治疗。

（6）其他 对于有心肌梗死、颈动脉狭窄、酗酒、高同型半胱氨酸血症、肥胖等脑血管病危险因素者，应采取相应措施，进行干预和处理。

2. 脑血管病的二级预防

是指针对已发生过一次或多次脑卒中患者，寻找卒中事件病因并加以纠正，从而达到降低脑卒中复发的目的。

（1）病因预防 对于可干预的危险因素进行病因预防，基本与一级预防相同。

（2）抗血小板聚集治疗 对于发生过缺血性脑卒中患者，建议常规进行抗血小板治疗，应用阿司匹林75～150mg/天，对有胃溃疡病史、阿司匹林抵抗或不耐受患者可改用氯吡格雷75mg/天。

（3）抗凝治疗 对已明确诊断为非瓣膜病变性房颤诱发的心源性栓塞患者应使用华法林治疗。干预短暂性脑缺血发作反复TIA患者发生完全性脑卒中风险极大，所以应积极寻找并治疗TIA的病因。

第二节 短暂性脑缺血发作

短暂性脑缺血发作（Transient ischemic attack，TIA）是脑、脊髓或视网膜局灶性缺血所致的、未发生急性脑梗死的短暂性神经功能障碍。TIA与缺血性脑卒中有着密不可分的联系，大量研究显示，TIA 患者在近期有很高的脑卒中发生风险。相关分析指出，TIA 患者发病后第 2 天、第 7 天、第 30 天和第 90 天内的脑卒中发生风险分别为 3.5%、5.2%、8.0%和 9.2%，上述数据证实 TIA 是急性缺血性脑血管病之一，是缺血性脑卒中的高危信号。研究估算，全国有 2390 万 TIA 患者，意味着 TIA 已成为中国脑卒中沉重负担的重要推手。根据国内外经验，对 TIA 患者进行早期干预和治疗，能够显著降低脑卒中复发风险，也是减轻脑卒中疾病负担的最佳方法。为进一步推动国家卫生健康委脑卒中防治工程的顺利进行，需要对短暂性脑缺血发作患者进行全病程管理。

一、临床表现

1. 颈内动脉系统短暂性脑缺血发作

颈内动脉系统的 TIA 最常见的症状为单瘫、偏瘫、偏身感觉障碍、失语、单眼视力障碍等，亦可出现同向性偏盲等。

主要症状有：单眼突然出现一过性黑矇，或视力丧失，或白色闪烁，或视野缺损，或复视，持续数分钟可恢复。对侧肢体轻度偏瘫或偏身感觉异常。优势半球受损出现一过性的失语或失用或失读或失写，或同时面肌、舌肌无力。偶有同侧偏盲。其中单眼突然出现一过性黑矇是颈内动脉分支眼动脉缺血的特征性症状。短暂的精神症状和意识障碍偶亦可见。

2. 椎-基底动脉系统短暂性脑缺血发作

椎-基底动脉系统 TIA 主要表现为脑干、小脑、枕叶、颞叶及脊髓近端缺血，神经缺损症状。

主要症状有：最常见的症状是一过性眩晕、眼震、站立或行走不稳；一过性视物成双或视野缺损等；一过性吞咽困难、饮水呛咳、语言不清或声音嘶哑；一过性单肢或双侧肢体无力、感觉异常；一过性听力下降、交叉性瘫痪、轻偏瘫和双侧轻度瘫痪等。少数可有意识障碍或猝倒发作。

二、院前全病程管理路径

（一）主要诊疗工作

1. TIA 发病后 2～7 天

为脑卒中的高风险期，优化医疗资源配置，建立以 $ABCD^2$ 评分（表 5-1）分层以及影像学为基础的急诊医疗模式，尽早启动 TIA 的评估与二级预防。

表 5-1　ABCD^2 评分量表

ABCD^2 评分（总分 0～7 分）	得分/分	ABCD^2 评分（总分 0～7 分）	得分/分
A：年龄≥60 岁	1	D：症状持续时间	
B：血压≥140/90mmHg	1	≥60min	2
C：临床表现		10～59min	1
单侧肢体无力	2	D：糖尿病（需口服降血糖药物或应用胰岛素治疗）	1
有言语障碍而无肢体乏力	1	合计	7

注：ABCD^2 评分 0～3 分判定为低危人群；4～5 分为中危人群；6～7 分为高危人群。

2. 新发 TIA

按照急性缺血性脑卒中流程开始绿色通道评估，如果患者在症状发作 72h 内，并存在以下情况之一者，建议入院治疗，并纳入全病程管理路径：①ABCD^2 评分≥3 分；②ABCD^2 评分 0～2 分，但不能保证 2 天之内能在门诊完成系统检查的患者；③ABCD^2 评分 0～2 分，并有其他证据提示症状由局部缺血造成。

（二）个案管理师准备

（1）访视患者，收集患者健康资料和病史，评估患者身体、情绪、认知、心理和社会支持状态，掌握患者健康需求。

（2）介绍医院环境，包括门诊、急诊、住院部分布，各检查室、电梯、餐饮中心所在位置等。

（3）介绍疫情常态化防控要求。

（4）协助患者办理入院。

（三）患者准备

（1）准备身份证、口罩、纸质版核酸检测结果。

（2）准备住院期间日常用品，包括衣物、毛巾、牙刷、纸巾、拖鞋、晾衣架等，避免住院期间单独外出或外宿。

（3）入院当日至门诊全病程管理窗口凭身份证领取转住院申请表，至住院部办理入院登记手续。

三、院中全病程管理路径

（一）主要诊疗工作

主管医生询问患者病史，并进行专科体格检查，完成入院记录、首次病志，完善专科检查，积极治疗基础疾病，观察患者病情变化，对症治疗。

1. 检查和评估

对新发 TIA 患者进行全面的检查及评估的内容包括：

① 一般检查　评估包括心电图、全血细胞计数、凝血功能、电解质、肝肾功能、心肌酶、空腹血糖及糖化血红蛋白、同型半胱氨酸。

② 血管检查　CT 血管成像（CTA）或磁共振血管成像（MRA）、血管超声、必要时行全脑血管造影（DSA）可发现重要的颅内外血管病变。其中 DSA 是颈动脉内膜切除术（CEA）和颈动脉支架治疗（CAS）术前评估的金标准。脑病变检查，平扫＋DWI，必要时行 SWI。

③ 侧支循环代偿及脑血流储备评估　应用 DSA、脑灌注成像和/或经颅彩色多普勒超声（TCD）检查等评估侧支循环代偿及脑血流储备，对于鉴别血流动力学型 TIA 及指导治疗非常必要。

④ 易损斑块的检查　易损斑块是动脉栓子的重要来源。颈部血管超声、血管内超声、高分辨 MRI 及 TCD 微栓子监测有助于对动脉粥样硬化的易损斑块进行评价。

⑤ 心脏评估　疑为心源性栓塞，或 45 岁以下颈部和脑血管检查及血液学筛选未能明确病因者，推荐进行经胸超声心动图（Transthoracic echocardiography，TTE）和/或经食管超声心动图（Transesophageal echocardiography，TEE）检查，可能发现心脏附壁血栓、房间隔的异常（房室壁瘤、卵圆孔未闭、房间隔缺损）、二尖瓣赘生物以及主动脉弓粥样硬化等多栓子来源。

⑥ 根据病史做其他相关检查。

2. 短暂性脑缺血发作的治疗原则

① 积极控制危险因素，如高血压、脂代谢异常、糖代谢异常和糖尿病、吸烟、睡眠呼吸暂停综合征、高同型半胱氨酸血症。

② 口服抗栓药物治疗，对于非心源性 TIA 患者，建议给予口服抗血小板药物而非抗凝药物预防脑卒中复发及其他心血管事件的发生，阿司匹林（50～325mg/天）或氯吡格雷（75mg/天）单药治疗均可以作为首选抗血小板药物；心源性栓塞性 TIA 的抗栓治疗，推荐使用适当剂量的华法林口服抗凝治疗，预防再发的血栓栓塞事件。华法林的目标剂量是维持 INR 在 2.0～3.0。

③ 症状性大动脉粥样硬化性 TIA 的药物治疗。

④ 规范二级预防流程，提高二级预防药物的依从性。

（二）医嘱内容

1. 长期医嘱

（1）普食、低盐低脂饮食或糖尿病饮食、二级护理等常规内容。

（2）选择用药

① 抗凝药物 排除抗凝治疗禁忌证后可给予肝素加华法林，或单独口服华法林，或单独使用低分子肝素。

② 抗血小板聚集药物 阿司匹林、氯吡格雷等。

③ 必要时可给予他汀类降血脂药。

2. 临时医嘱

主要为住院后的检查项目。

（1）必须检查的项目 血常规、尿常规、粪常规、肝肾功能、电解质、血糖、同型半胱氨酸、血脂、凝血功能、抗“O”抗体、抗核抗体、ENA、类风湿因子、蛋白C、感染性疾病筛查（乙肝、丙肝、梅毒、获得性免疫缺陷综合征等）。

（2）根据具体情况可选择的检查项目 超声心动图、同型半胱氨酸、DIC全套、TCD、CTA，必要时做MRA或DSA、灌注CT或灌注MRI检查。

（三）责任护士工作内容

1. 常规护理

（1）完成入院评估及健康宣教。收集患者一般情况、主诉、现病史、既往史、个人史、家族史、过敏史，查看患者院前检查、检验结果，完善体格检查，评估患者存在或潜在的护理风险，如跌倒的风险。

（2）介绍病室环境、病房设施和设备、医院住院制度、安全制度、陪护与探视制度等。

（3）建立入院护理病历，观察患者病情变化，遵医嘱执行基础疾病药物治疗，给予二级护理。

（4）完成患者卫生处置、指导患者更换病服，落实晨、晚间护理。

2. 主要护理问题及相关措施

（1）安全护理 患者有跌倒的风险：与突发眩晕、平衡失调和一过性失明有关；指导患者发作时卧床休息，枕头不宜太高（以15°～20°为宜），以免影响头部的血液供应。仰头或头部转动时应缓慢且转动幅度不宜太大。频繁发作者避免重体力劳动，沐浴和外出应有家人陪伴，以防发生跌倒和外伤。进行散步、慢跑、踩脚踏车等适当的体育运动，以改善心脏功能，增加脑部血流量，改善脑循环。

（2）用药护理　指导患者遵医嘱正确服药，不可自行调整、更换或停用药物。告知患者所用药物的机制和不良反应。阿司匹林、氯吡格雷或奥扎格雷等抗血小板药物主要不良反应有恶心、腹痛、腹泻等消化道症状和皮疹，偶可致严重但可逆的粒细胞减少症，用药期间定期检查凝血常规。肝素等抗凝药物可致出血，用药过程中应注意观察有无出血倾向、皮肤瘀点和瘀斑、牙龈出血、大便颜色等，有消化性溃疡和严重高血压者禁用。

（3）病情观察　对频繁发作的患者，应注意观察和记录每次发作的持续时间、间隔时间和伴随症状；观察患者肢体无力或麻木等症状有无减轻或加重，有无头痛、头晕或其他脑功能受损的表现，警惕完全性缺血性脑卒中的发生。

3. 健康教育

（1）疾病预防指导　向患者和家属说明肥胖、吸烟、酗酒及不合理饮食与疾病发生的关系。指导患者选择低盐、低脂、足量蛋白质和丰富维生素饮食，如多食入谷类和鱼类、新鲜蔬菜、水果、豆类、坚果等，限制钠盐摄入量，每天不超过 6g。少摄入糖类和甜食，忌食辛辣、油炸食品，避免暴饮暴食；戒烟、限酒。告知患者心理因素与疾病的关系，指导患者了解长期精神紧张致血压增高，加重动脉硬化，不利于疾病的恢复，甚至可以诱发心脑血管事件。告知患者注意劳逸结合，保持心态平衡、情绪稳定，鼓励培养自己的兴趣爱好，多参加有益身心的社交活动。

（2）疾病知识指导　告知患者和家属本病为脑卒中的一种先兆表现或警示，未经正确治疗而任其自由发展，约 1/3 的患者在数年内会发展成为脑卒中。应评估患者和家属对疾病的认知程度，向患者和家属介绍疾病发生的基本病因、主要危险因素、早期症状和体征、及时就诊和治疗与预后的关系、防治知识、遵医嘱用药和自我护理的方法。定期门诊复查，出现肢体麻木、无力、眩晕、复视等症状及时就医。积极治疗高血压、高血脂、糖尿病、脑动脉硬化等。告知患者和家属遵医嘱用药和在医护人员指导下调整用药的意义及用药期间应观察的指征和定期复查相关项目的重要性。

（四）个案管理师工作内容

（1）参与病房查房，访视患者，收集患者资料及病史，评估其身体、情绪、认知、心理和社会支持状态，掌握患者健康需求。

（2）介绍并让患者及家属理解治疗方案，并保证患者院中用药和健康活动依从性，指导和帮助患者做好自我监测。

（3）监测并管理住院时长，组织个案管理团队会议，与医疗团队一起草拟患者出院时间和照护计划。

（4）制订出院随访计划（短期、中期、长期计划），出院复诊计划（3个月、6个月、9个月、12个月），出院照护路径（转诊/就医、远程健康管理、居家随访、居家自护），组织康复师、营养师、药师及社工制订患者居家康复计划。

（5）患者配合　配合监测生命体征，测量身高、体重；配合做好入院评估及宣教；配合医生询问病史，既往史、用药情况、专科体格检查及疾病资料收集；在护士协助与指导下自理日常生活。

四、出院标准

（1）患者病情稳定。

（2）没有需要住院治疗的并发症。

五、院后管理——居家随访

由个案管理师组织主管医生、责任护士、营养师、康复师、药师共同制订居家随访计划，见表5-2。

表5-2　患者居家随访及计划表

出院时间	随访形式	随访内容	随访计划
1～30天	电话回访	家居适应情况，疼痛评估，饮食、服药、活动与休息、心理指导、康复锻炼及效果评估，并发症护理指导	短期随访
31～90天	门诊回访	评估疾病恢复状态，了解家居康复效果	中期随访
91～365天	门诊回访	健康状态，生理、心理、社会适应能力评估及指导，并发症恢复评估	长期随访

电话随访流程：拨通电话前先了解患者基本信息，包括姓名、年龄、性别、疾病诊断、转归、出院带药基本情况、主要阳性体征等；电话接通时，使用礼貌用语，先自我介绍，再确认接电话者的身份，并说明致电目的；通话结束时，对患者及家属的配合表示感谢，等对方挂机后再挂电话。

1. 短期随访（出院后1～30天）

（1）责任护士（24～48h）　家居适应：评估患者家居环境，照护人员情况（照护人数，有无照护技能、照护意愿），家居康复情况。指导居家饮食、活动与休息、遵医嘱服药。评估患者日常生活能力。

（2）个案管理师（15～30天）　对下转患者接收转诊机构信息反馈。出院家居康复患者，电话随访，出院 15 天健康软文推送，接受问题咨询，落实患者健康教育。归集随访数据。

2. 中期随访（出院后 31～90 天）

个案管理师在患者出院 85 天提醒复诊，出院 1 个月、3 个月电话随访，健康软文、视频推送，接收问题咨询，饮食、运动、药物、心理、吞咽障碍康复、并发症护理等健康教育，随访数据归集。

3. 长期随访（出院 91～365 天）

个案管理师在患者出院 265 天、360 天提醒复诊，出院 5 个月、8 个月、11 个月电话随访，健康软文、视频推送，接收问题咨询，健康教育（饮食、运动、药物等），归集随访数据。

六、健康指导

（1）合理饮食　应了解饮食治疗的意义和具体措施。例如，高血脂的患者应低脂饮食，严禁摄入动物油，尽量食用植物油，宜选用含脂肪少的食物，避免食用含脂肪多的食物如肥肉、鸭、鹅等，禁食油炸黏腻食品。

（2）适当运动　运动可减少脂肪堆积、降低血糖，提高心肺功能，加速血液循环，促进新陈代谢，提高身体综合素质。运动方式包括散步、慢跑、打太极拳、打乒乓球、游泳、划船等。其中甩手倒退走、慢跑等运动安全简便，适合中老年人。患者在运动时要掌握好强度，循序渐进，每次 30～60min，每日 1 次。

（3）用药指导　可在医生的指导下服用肠溶阿司匹林或双嘧达莫（潘生丁）等，以改善脑循环。同时还可选用作用于血管平滑肌、增加脑流量的药物，如尼莫地平和桂利嗪（脑益嗪）等。伴有糖尿病者应积极有效控制血糖；伴有高血脂的患者除了调节饮食结构外，还应尽早使用降血脂药物。

（4）心理护理　正确认识疾病，以消除焦虑、紧张和恐惧等不良情绪，从而对治疗效果产生积极影响。

（5）经过综合治疗，患者肢体的活动功能大多能恢复，但也要经常进行肢体功能锻炼。上肢的功能锻炼可将双手撑于身后，使髋部尽可能向前挺出，并伸展整个脊柱。下肢肌力的锻炼方法可步行上下楼梯，试着用足跟蹬地；仰卧时双腿可在空中蹬自行车，或臀部抬高做桥式活动等。

（6）保持良好的生活习惯，按时作息，避免过度操劳，保持情绪稳定，调整心态，增添生活情趣；还要注意定期复查血压、血脂、血糖等。

（7）复诊免门诊床位申请

① 随访过程中患者因病情需要再入院，经医生评估需返院治疗者，由个案管理师按照免门诊住院申请流程安排住院（需提前3～7天申请）。

② 个案管理师在全病程分级诊疗系统（HCCM）填写《转住院申请表》。

③ 医生登录全病程分级诊疗系统（HCCM）查看个案资料、评估患者，符合标准的个案，在HCCM系统收案审核处点击“同意收案”并填写建议入院时间、费用、管床医生、病情轻重缓急程度。

④ 院前准备中心按照《转住院申请表》的内容根据科室收治原则电话和短信通知患者入院日期及入院前准备事项。

⑤ 患者于入院当日至门诊全病程管理窗口凭身份证领取转住院申请表，至住院部办理入院登记手续。

第三节 脑梗死

急性缺血性脑卒中（脑梗死）是最常见的脑卒中类型，占全部脑卒中的60%～80%。其中急性期的时间划分尚不统一，一般指发病后2周内，轻型1周内，重型1个月内。我国住院急性缺血性脑卒中患者发病后1个月内病死率为2.3%～3.2%，3个月时病死率9%～9.6%，致死/残疾率为34.5%～37.1%，1年病死率14.4%～15.4%，致死/残疾率33.4%～33.8%。急性缺血性脑卒中的处理应强调早期诊断、早期治疗、早期康复和早期预防再发。

急性脑卒中的诊疗是一项系统工程，需要多部门、多环节的配合协调，最终实现对脑卒中的有效救治。卫生主管部门可以发挥主导优势，统筹医疗资源分配，促进各级医疗机构建设，不同级别的医院可针对脑卒中患者实施相应的救治，如分级开展基本救治、静脉溶栓治疗和（或）血管内取栓治疗及围手术期管理等。医疗机构可以建立多学科合作的脑卒中诊治团队，根据指南制定急性脑卒中诊治预案，建立脑卒中诊治绿色通道，可以有效提高救治效率。

一、院前全病程管理路径

1. 主要诊疗工作

（1）院前脑卒中的识别　院前处理的关键是迅速识别疑似脑卒中患者并尽快送到医院，目的是尽快对合适的急性缺血性脑卒中患者进行溶栓治疗或血管内取栓治疗。若患者突然出现以下症状时应考虑脑卒中的可能：①一侧肢体（伴或不伴面部）无力或麻木；②一侧面部麻木或口角㖞斜；③说话不清或理解语言困难；④双眼向一侧凝视；⑤一侧或双眼视力丧失或模糊；⑥眩晕伴呕吐；⑦既往少见的严重头痛、呕吐；⑧意识障碍或抽搐。

（2）现场处理及运送　现场急救人员应尽快进行简要评估和必要的急救处理，主要包括：①处理气道、呼吸和循环问题；②心脏监护；③建立静脉通道；④吸氧；⑤评估有无低血糖。应避免：①非低血糖患者输含糖液体；②过度降低血压；③大量静脉输液。应迅速获取简要病史，包括：①症状开始时间，若于睡眠中起病，应以最后表现正常时间作为起病时间；②近期患病史；③既往病史；④近期用药史。应尽快将患者送至附近有条件的医院［应包括能全天进行急诊CT检查、具备溶栓和（或）血管内取栓条件］。

（3）急诊室处理　由于急性缺血性脑卒中治疗时间窗窄，及时评估病情和快速诊断至关重要，医院应建立脑卒中诊治快速通道，尽可能优先处理和收治脑卒中患者。目前多国指南倡导从急诊就诊到开始溶栓应争取在60min内完成，有条件应尽量缩短进院至溶栓治疗时间（Door-to-needle time，DNT），美国心脏协会/美国卒中协会（American Heart Association/American Stroke Association，AHA/ASA）则提出应将超过50%的静脉溶栓患者的DNT缩短至60min以内。应按诊断流程对疑似脑卒中患者进行快速诊断，尽可能在到达急诊室后60min内完成头颅CT等基本评估并开始治疗，有条件应尽量缩短DNT。

2. 个案管理师准备

参见本章第二节。

3. 患者准备

参见本章第二节。

二、院中全病程管理路径

（一）主要诊疗工作

急性期患者在住院期间需开展的诊断和综合治疗工作，应重视早期处理和其后的病因/发病机制分型及管理。

评估和诊断：包括病史和体格检查、影像学检查、实验室检查、疾病诊断和病因分型等。

1. 病史和体征

（1）病史采集　询问症状出现的时间最为重要，若于睡眠中起病，应以最后表现正常的时间作为起病时间。其他包括神经症状发生及进展特征；血管及心脏病危险因素；用药史、药物滥用、偏头痛、痫性发作、感染、创伤及妊娠史等。

（2）一般体格检查与神经系统检查　评估气道、呼吸和循环功能后，立即进行一般体格检查和神经系统检查。

（3）用卒中量表评估病情严重程度　常用量表包括：①美国国立卫生研究院卒中量表（the National Institutes of Health Stroke Scale，NIHSS）是目前国际上最常用量表；②中国脑卒中患者临床神经功能缺损程度评分量表（1995）；③斯堪的纳维亚卒中量表（Scandinavian Stroke Scale，SSS）。

2. 脑病变与血管病变检查

（1）脑病变检查

① 平扫 CT　急诊平扫 CT 可准确识别绝大多数颅内出血，并帮助鉴别非血管性病变（如脑肿瘤），是疑似脑卒中患者首选的影像学检查方法。

② 多模式 CT　灌注 CT 可区别可逆性与不可逆性缺血改变，因此可识别缺血半暗带。对指导急性脑梗死溶栓治疗及血管内取栓治疗具有一定参考价值。

③ 常规 MRI　常规 MRI（T_1 加权、T_2 加权及质子相）在识别急性小梗死灶及后循环缺血性脑卒中方面明显优于平扫 CT。可识别亚临床缺血灶，无电离辐射，不需碘对比剂。但有费用较高、检查时间稍长及患者本身的禁忌证（如有心脏起搏器、金属植入物或幽闭恐怖症）等局限。

（2）血管病变检查　颅内、外血管病变检查有助于了解卒中的发病机制及病因，指导选择治疗方法，但在起病早期，应注意避免因此类检查而延误溶栓或血管内取栓治疗时机。常用检查包括颈动脉超声、经颅多普勒（TCD）、磁共振脑血管造影（MRA）、高分辨磁共振成像（HRMRI）、CT 血管造影（CTA）和数字减影血管造影（DSA）等。颈动脉超声对发现颅外颈部血管病变，特别是狭窄和斑块很有帮助；TCD 可检查颅内血流、微栓子及监测治疗效果，但其局限性是受操作技术水平和骨窗影响较大。MRA 和 CTA 可提供有关血管闭塞或狭窄信息。以 DSA 为参考标准，MRA 发现椎动脉及颅外动脉狭窄的敏感度和特异度为 70%～100%。MRA 和 CTA 可显示颅内大血管近端闭塞或狭窄，但对远端或分支显示有一定局限。HRMRI 血管壁成像一定程度上可显示大脑中动脉、颈动脉等动脉管壁特征，可为卒中病因分型和明确发病机制提供信息。DSA 的准确性最高，仍是当前血管病变检查的金标准，但主要缺点是有创性和有一定风险。

3. 实验室检查及选择

对疑似脑卒中患者应进行常规实验室检查，以便排除类卒中或其他病因。所有患者都应做的检查：①血糖、肝肾功能和电解质；②心电图和心肌缺血标志物；③全血计数，包括血小板计数；④凝血酶原时间（PT）/国际标准化比值（INR）和活化部分凝血活酶时间（APTT）；⑤氧饱和度。

由于人群中出现血小板异常和凝血功能异常的概率低，一项单中心研究提示结合患者临床特点及病史判断没有显著出血倾向时，在征得患者知情同意后，在血液化验结果回报之前，开始静脉溶栓治疗，可以显著缩短DNT，且未降低安全性，不过在我国临床实践中一定在充分评估获益与风险后决定。

部分患者必要时可选择的检查：①毒理学筛查；②血液酒精水平检测；③妊娠试验；④动脉血气分析（若怀疑缺氧）；⑤腰椎穿刺（怀疑蛛网膜下腔出血而CT未显示或怀疑脑卒中继发于感染性疾病）；⑥脑电图（怀疑痫性发作）；⑦胸部X线检查。

4. 诊断标准

过去对缺血性脑卒中与短暂性脑缺血发作（TIA）的鉴别主要依赖症状、体征持续时间，TIA一般在短时间内很快完全恢复，而脑梗死症状多为持续性。近年来影像技术的发展促进了对脑卒中认识精确性的提高，对二者诊断的时间概念有所更新，根据国际疾病分类（第十一版）（ICD-11）对缺血性脑卒中的定义，有神经影像学显示责任缺血病灶时，无论症状/体征持续时间长短都可诊断缺血性脑卒中，但在无法得到影像学责任病灶证据时，仍以症状/体征持续超过24h为时间界限诊断缺血性脑卒中。应注意多数TIA患者症状不超过0.5～1h。

急性缺血性脑卒中诊断标准：①急性起病；②局灶神经功能缺损（一侧面部或肢体无力或麻木、语言障碍等），少数为全面神经功能缺损；③影像学出现责任病灶或症状/体征持续24h以上；④排除非血管性病因；⑤头颅CT/MRI排除脑出血。

5. 病因分型

对急性缺血性脑卒中患者进行病因/发病机制分型有助于判断预后、指导治疗和选择二级预防措施。当前国际广泛使用急性卒中Org10172治疗试验（TOAST）病因/发病机制分型，将缺血性脑卒中分为：大动脉粥样硬化型、心源性栓塞型、小动脉闭塞型、其他明确病因型和不明原因型5型。

6. 诊断流程

急性缺血性脑卒中诊断流程应包括如下5个步骤。

第一步，是否为脑卒中？排除非血管性疾病。

第二步，是否为缺血性脑卒中？进行脑CT/MRI检查排除出血性脑卒中。

第三步，脑卒中严重程度？采用神经功能评价量表评估神经功能缺损程度。

第四步，能否进行溶栓治疗？是否进行血管内机械取栓治疗？核对适应证和禁忌证。

第五步，结合病史、实验室、脑病变和血管病变等资料进行病因分型（多采用 TOAST 分型）。

7. 住院治疗

（1）呼吸与吸氧 ①必要时吸氧，应维持氧饱和度＞94％。气道功能严重障碍者应给予气道支持（气管插管或切开）及辅助呼吸。②无低氧血症的患者不需常规吸氧。

（2）心脏监测与心脏病变处理 ①脑梗死后 24h 内应常规进行心电图检查，根据病情，有条件时进行持续心电监护 24h 或以上，以便早期发现阵发性心房纤颤或严重心律失常等心脏病变；②避免或慎用增加心脏负担的药物。

（3）体温控制 ①对体温升高的患者应寻找和处理发热原因，如存在感染应给予抗感染治疗。②对体温＞38℃的患者应给予退热措施。

（4）血压控制

① 高血压：约 70％缺血性脑卒中患者急性期血压升高，原因主要包括：病前存在高血压、疼痛、恶心呕吐、焦虑、躁动等。多数患者在脑卒中后 24h 内血压自发降低。病情稳定而无颅内高压或其他严重并发症患者，24h 后血压水平基本可反映其病前水平。目前针对脑卒中后早期是否应该立即降压、降压目标值、脑卒中后何时开始恢复原用降压药及降压药物的选择等问题的研究进展不多，尚缺乏充分可靠的研究证据。对接受静脉溶栓治疗的患者，血压控制目标较为一致，但对于接受血管内治疗患者血压管理，尚无高水平临床研究。我国推荐接受血管内取栓治疗患者术前血压控制在 180/105mmHg。

② 脑卒中后低血压：脑卒中后低血压很少见，原因有主动脉夹层、血容量减少以及心排血量减少等。应积极查明原因，给予相应处理。处理措施：a. 缺血性脑卒中后 24h 内血压升高的患者应谨慎处理。应先处理紧张焦虑、疼痛、恶心呕吐及颅内压增高等情况。血压持续升高至收缩压≥200mmHg 或舒张压≥110mmHg，或伴有严重心功能不全、主动脉夹层、高血压脑病的患者，可予降压治疗，并严密观察血压变化。可选用拉贝洛尔、尼卡地平等静脉药物，建议使用微量输液泵给予降血压药，避免使用引起血压急剧下降的药物。b. 准备溶栓及桥接血管内取栓者，血压应控制在收缩压＜180mmHg、舒张压＜100mmHg。对未接受静脉溶栓而计划进行动脉内治疗的患者血压管理可参照该标准，根据血管开通情况控制术后血压水平，避免过度灌注或低灌注，具体目标有待进一步研

究。c. 脑卒中后病情稳定，若血压持续≥140/90mmHg，无禁忌证，可于起病数天后恢复使用发病前服用的降压药物或开始启动降压治疗。d. 脑卒中后低血压的患者应积极寻找和处理原因，必要时可采用扩容升压措施。可静脉输注0.9%氯化钠溶液纠正低血容量，处理可能引起心排血量减少的心脏问题。

(5) 血糖控制

① 高血糖 约40%的患者存在脑卒中后高血糖，对预后不利。目前公认应对脑卒中后高血糖进行控制，但对采用何种降血糖措施及目标血糖值仅有少数随机对照试验，目前还无最后结论。

② 低血糖 脑卒中后低血糖发生率较低，尽管缺乏对其处理的临床试验，但因低血糖直接导致脑缺血损伤和水肿加重而对预后不利，故应尽快纠正。处理措施：a. 血糖超过10mmol/L时可给予胰岛素治疗。应加强血糖监测，可将高血糖患者血糖控制在7.8～10mmol/L。b. 血糖低于3.3mmol/L时，可给予10%～20%葡萄糖口服或注射治疗。目标是达到正常血糖。

(6) 特异性治疗 包括改善脑血循环（静脉溶栓、血管内治疗、抗血小板、抗凝、降纤、扩容等方法）、他汀类药物及神经保护等。

① 改善脑血循环

a. 静脉溶栓 静脉溶栓是目前最主要恢复血流措施，药物包括重组人组织型纤溶酶原激活剂（rt-PA）、尿激酶和替奈普酶。rt-PA和尿激酶是我国目前使用的主要溶栓药，现认为有效挽救半暗带组织时间窗为4.5h内或6h内。

b. 血管内介入治疗：包括血管内机械取栓、动脉溶栓、血管成形术等。

(a) 血管内机械取栓 血管内机械取栓是近年急性缺血性脑卒中治疗最重要的进展，可显著改善急性大动脉闭塞导致的缺血性脑卒中患者预后。

(b) 动脉溶栓 动脉溶栓使溶栓药物直接到达血栓局部，理论上血管再通率应高于静脉溶栓，且出血风险降低。然而其益处可能被溶栓启动时间的延迟所抵消。目前一线的血管内治疗是血管内机械取栓治疗，而不是动脉溶栓。

(c) 血管成形术［急诊颈动脉内膜剥脱术（CEA）/颈动脉支架置入术（CAS）］ CEA或CAS治疗症状性颈动脉狭窄，有助于改善脑血流灌注，但临床安全性与有效性尚不明确。对于神经功能状态不稳定的患者（例如进展性脑卒中），急诊CEA的疗效尚不明确。AHA/ASA不推荐常规CEA治疗有重度颈动脉狭窄或闭塞的急性缺血性脑卒中患者，对经过评估、存在缺血“半暗带”（临床或脑部影像显示脑梗死核心小、缺血低灌注脑组织范围大）的患者行CEA的疗效尚未确定，应个体化决定。

处理措施：

（a）遵循静脉阿替普酶溶栓优先原则，静脉溶栓是血管再通的首选方法。如果该患者符合静脉溶栓和血管内机械取栓指征，应该先接受阿替普酶静脉溶栓治疗。

（b）对存在静脉溶栓禁忌的部分患者使用机械取栓是合理的。

（c）缩短发病到接受血管内治疗的时间，有利于显著改善预后，在治疗时间窗内应尽早实现血管再通，不应等待观察其他治疗的疗效而延误机械取栓。

（d）推荐结合发病时间、病变血管部位、病情严重程度综合评估后决定患者是否接受血管内机械取栓治疗。

（e）对发病后不同时间窗内的患者（发病后 6h 内可以完成股动脉穿刺者、距最后正常时间 6～16h）及距最后正常时间 16～24h 者，经严格临床及影像学评估后，可进行血管内机械取栓治疗。

（f）发病 6h 内由大脑中动脉闭塞导致的严重脑卒中且不适合静脉溶栓或未能接受血管内机械取栓的患者，经过严格选择后可在有条件的医院进行动脉溶栓。

（g）由后循环大动脉闭塞导致的严重脑卒中且不适合静脉溶栓或未能接受血管内机械取栓的患者，经过严格选择后可在有条件的单位进行动脉溶栓，虽目前有在发病 24h 内使用的经验，但也应尽早进行避免时间延误。

（h）对于静脉溶栓或机械取栓未能实现血管再通的大动脉闭塞患者，进行补救性动脉溶栓（发病 6h 内）可能是合理的。

（i）紧急颈动脉支架和血管成型术的获益尚未证实，应限于临床试验的环境下使用。

c. 抗血小板治疗

（a）对于不符合静脉溶栓或血管内取栓适应证且无禁忌证的缺血性脑卒中患者应在发病后尽早给予口服阿司匹林 150～300mg/天治疗。急性期后可改为预防剂量（50～300mg/天）。

（b）溶栓治疗者，阿司匹林等抗血小板药物应在溶栓 24h 后开始使用，如果患者存在其他特殊情况（如合并疾病），在评估获益大于风险后可以考虑在阿替普酶静脉溶栓 24h 内使用抗血小板药物。

（c）对不能耐受阿司匹林者，可考虑选用氯吡格雷等抗血小板治疗。

（d）对于未接受静脉溶栓治疗的轻型脑卒中患者（NIHSS 评分≤3 分），在发病 24h 内应尽早启动双重抗血小板治疗（阿司匹林和氯吡格雷）并维持 21 天，有益于降低发病 90 天内的脑卒中复发风险，但应密切观察出血风险。

（e）血管内机械取栓后 24h 内使用抗血小板药物替罗非班的疗效与安全性

有待进一步研究，可结合患者情况个体化评估后决策（是否联合静脉溶栓治疗等）。

（f）临床研究未证实替格瑞洛治疗轻型脑卒中优于阿司匹林，不推荐替格瑞洛代替阿司匹林用于轻型脑卒中的急性期治疗。替格瑞洛的安全性与阿司匹林相似，可考虑作为有使用阿司匹林禁忌证的替代药物。

d. 抗凝治疗

（a）对大多数急性缺血性脑卒中患者，不推荐无选择地早期进行抗凝治疗。

（b）对少数特殊急性缺血性脑卒中患者（如放置心脏机械瓣膜）是否进行抗凝治疗，需综合评估（如病灶大小、血压控制、肝肾功能等），如出血风险较小，致残性脑栓塞风险高，可在充分沟通后谨慎选择使用。

（c）特殊情况下溶栓后还需抗凝治疗患者，应在24h后使用抗凝剂。

（d）对存在同侧颈内动脉严重狭窄的缺血性脑卒中患者，使用抗凝治疗的疗效尚待进一步研究证实。

（e）凝血酶抑制剂治疗急性缺血性脑卒中的有效性尚待更多研究证实。目前这些药物只在临床研究环境中或根据具体情况个体化使用。

e. 降纤　很多研究显示缺血性脑卒中急性期血浆纤维蛋白原和血液黏滞度增高，降纤制剂可显著降低血浆纤维蛋白原，并有轻度溶栓和抑制血栓形成作用。

f. 扩容　对大多数缺血性脑卒中患者，不推荐扩容治疗。对于低血压或脑血流低灌注所致的急性脑梗死如分水岭梗死可考虑扩容治疗，但应注意可能加重脑水肿、心功能衰竭等并发症，对有严重脑水肿及心功能衰竭的患者不推荐使用扩容治疗。

g. 扩张血管　目前缺乏血管扩张剂能改善缺血性脑卒中临床预后的大样本高质量随机对照试验证据，需要开展更多临床试验。对大多数缺血性脑卒中患者，不推荐扩血管治疗。

h. 其他改善脑血循环药物　急性缺血性脑卒中的治疗目的除了恢复大血管再通外，脑侧支循环代偿程度与急性缺血性脑卒中预后密切相关，建议进一步开展临床研究寻找有利于改善脑侧支循环的药物或方法。目前国内改善脑血循环的药物主要有：丁基苯酞（主要作用机制为改善脑缺血区微循环，促进缺血区血管新生，增加缺血区脑血流）；人尿激肽原酶（改善脑动脉循环）。

② 他汀类药物治疗　观察性研究显示他汀类药物可改善急性缺血性脑卒中患者预后，但还有待开展高质量随机对照研究进一步证实。ASSORT研究显示早期（发病后7天内）启动他汀治疗与延迟（发病后21天）启动疗效并无差异，

但发病前已经使用他汀类药物的患者继续使用可改善预后。发病后应尽早对动脉粥样硬化性脑梗死患者使用他汀类药物开展二级预防，他汀类药物的种类及治疗强度需个体化决定。

③ 神经保护 理论上，神经保护药物可改善缺血性脑卒中患者预后，动物研究也显示神经保护药物可改善神经功能缺损程度。但临床上研究结论尚不一致，疗效还有待进一步证实。a. 神经保护剂的疗效与安全性尚需开展更多高质量临床试验进一步证实。b. 上述一些有随机对照试验的药物在临床实践中可根据具体情况个体化使用。

④ 其他疗法 高压氧和亚低温的疗效和安全性还需开展高质量的随机对照试验证实。

⑤ 传统医药 中成药和针刺治疗急性缺血性脑卒中的疗效尚需更多高质量随机对照试验进一步证实。建议根据具体情况结合患者意愿决定是否选用针刺或中成药治疗。

（7）急性期并发症及其他情况的预防与处理

① 脑水肿与颅内压增高 严重脑水肿和颅内压增高是急性重症缺血性脑卒中的常见并发症，是死亡的主要原因之一。

处理措施：

a. 避免和处理引起颅内压增高的因素，如头颈部过度扭曲、激动、用力、发热、癫痫、呼吸道不通畅、咳嗽、便秘等。

b. 建议对颅内压升高、卧床的脑梗死患者采用抬高头位的方式，通常抬高床头大于30°。

c. 甘露醇和高张盐水可明显减轻脑水肿、降低颅内压，减少脑疝的发生风险，可根据患者的具体情况选择药物种类、治疗剂量及给药次数。必要时也可选用甘油果糖或呋塞米。

d. 对于发病48h内、60岁以下的恶性大脑中动脉梗死伴严重颅内压增高患者，经积极药物治疗病情仍加重，尤其是意识水平降低的患者，可请脑外科会诊考虑是否行减压术，手术治疗可降低病死率，减少残疾率，提高生活自理率。60岁以上患者手术减压可降低死亡和严重残疾，但独立生活能力并未显著改善。因此应更加慎重，可根据患者年龄及患者/家属对这种可能结局的价值观来选择是否手术。对压迫脑干的大面积小脑梗死患者可请脑外科会诊协助处理。

e. 因为缺乏有效的证据及存在增加感染性并发症的潜在风险，不推荐使用糖皮质激素（常规或大剂量）治疗缺血性脑卒中引起的脑水肿和颅内压增高。

f. 不推荐在缺血性脑水肿发生时使用巴比妥类药物，应进一步研究低温治疗重度缺血性脑卒中的有效性和安全性。

② 梗死后出血性转化　脑梗死出血转化发生率为8.5%～30%，其中有症状的为1.5%～5%。心源性脑栓塞、大面积脑梗死、影像学显示占位效应、早期低密度征、年龄大于70岁、应用抗栓药物（尤其是抗凝药物）或溶栓药物等会增加出血转化的风险。研究显示无症状性出血转化的预后与无出血转化相比并无差异，目前尚缺乏对其处理的研究证据；也缺乏症状性出血转化后怎样处理和何时重新使用抗栓药物（抗凝和抗血小板）的高质量研究证据。有关处理措施可参见我国脑出血诊治指南。目前对无症状性出血转化者尚无特殊治疗建议。

处理措施：

a. 症状性出血转化：停用抗栓（抗血小板、抗凝）治疗等致出血药物。

b. 恢复开始抗凝和抗血小板治疗时机：对需要抗栓治疗的患者，可于症状性出血转化病情稳定后10天至数周后开始抗栓治疗，应权衡利弊；对于再发血栓风险相对较低或全身情况较差者，可用抗血小板药物代替华法林。

③ 癫痫　缺血性脑卒中后癫痫早期发生率为2%～33%，晚期发生率为3%～67%。目前缺乏脑卒中后预防性使用抗癫痫药物的研究证据。

处理措施：

a. 不推荐预防性应用抗癫痫药物。

b. 孤立发作一次或急性期痫性发作控制后，不建议长期使用抗癫痫药物。

c. 脑卒中后2～3个月再发的癫痫，建议按癫痫常规治疗进行长期药物治疗。

d. 脑卒中后癫痫持续状态，建议按癫痫持续状态治疗原则处理。

④ 肺炎　约5.6%脑卒中患者合并肺炎，误吸是主要原因。意识障碍、吞咽困难是导致误吸主要危险因素，其他包括呕吐、不活动等。肺炎是脑卒中患者死亡的主要原因之一，15%～25%的脑卒中患者死于细菌性肺炎。

处理措施：

a. 早期评估和处理吞咽困难和误吸问题，对意识障碍患者应特别注意预防肺炎。

b. 疑有肺炎的发热患者应根据病因给予抗感染治疗，但不推荐预防性使用。

⑤ 排尿障碍与尿路感染　排尿障碍在脑卒中早期很常见，主要包括尿失禁与尿潴留。住院期间40%～60%中重度脑卒中患者发生尿失禁，29%发生尿潴留。尿路感染主要继发于因尿失禁或尿潴留留置导尿管的患者，约5%出现败血症，与脑卒中预后不良有关。

处理措施：

a. 有排尿障碍者，应早期评估和康复治疗。

b. 尿失禁者应尽量避免留置尿管，可定时使用便盆或便壶。

c. 尿潴留者应测定膀胱残余尿，可配合物理按摩、针灸等方法促进恢复排尿功能。必要时可间歇性导尿或留置导尿。

d. 有尿路感染者根据病情决定抗感染治疗，但不推荐预防性使用。

⑥ 深静脉血栓形成和肺栓塞　深静脉血栓形成（Deep vein thrombosis，DVT）的危险因素包括静脉血流淤滞、静脉系统内皮损伤和血液高凝状态。瘫痪重、高龄及心房颤动者发生 DVT 的比例更高，症状性 DVT 发生率为 2%。DVT 最重要的并发症为肺栓塞。

处理措施：

a. 鼓励患者尽早活动、抬高下肢；尽量避免下肢（尤其是瘫痪侧）静脉输液。

b. 抗凝治疗未显著改善神经功能及降低病死率，且增加出血风险，不推荐在卧床患者中常规使用预防性抗凝治疗（皮下注射低分子肝素或普通肝素）。

c. 对于已发生 DVT 及肺栓塞高风险且无禁忌者，可给予低分子肝素或普通肝素，有抗凝禁忌者给予阿司匹林治疗。

d. 可联合加压治疗（交替式压迫装置）和药物预防 DVT，不推荐常规单独使用加压治疗；但对有抗栓禁忌的缺血性脑卒中患者，推荐单独应用加压治疗预防 DVT 和肺栓塞。

e. 对于无抗凝和溶栓禁忌的 DVT 或肺栓塞患者，首先建议肝素抗凝治疗，症状无缓解的近端 DVT 或肺栓塞患者可给予溶栓治疗。

⑦ 皮肤压力性损伤

处理措施：

a. 对有瘫痪者定期翻身，以防止皮肤受压；保持良好的皮肤卫生，保持营养充足。

b. 易出现皮肤压力性损伤患者建议使用特定的床垫、轮椅坐垫和座椅，直到恢复行动能力。

⑧ 营养不良　脑卒中后由于呕吐、吞咽困难可引起脱水及营养不良，脑卒中患者营养状况与预后密切相关。应重视脑卒中后液体及营养状况评估，可使用营养风险筛查量表（如 NRS2002）进行营养风险筛查，必要时给予补液和营养支持。提倡肠内营养支持，详细内容参见神经系统疾病肠内营养支持操作规范共识。由于约 50%的脑卒中患者入院时存在吞咽困难，3 个月时降为 15%左右，为预防脑卒中后肺炎与营养不良，应重视吞咽困难的评估与处理。

处理措施：

a. 患者开始进食前，采用饮水试验进行吞咽功能评估。

b. 发病后注意营养支持，急性期伴吞咽困难者，应在发病 7 天内接受肠内营养支持。

c. 吞咽困难短期内不能恢复者可早期放置鼻胃管进食，吞咽困难长期不能恢复者可行胃造口进食。

⑨ 脑卒中后情感障碍

处理措施：

a. 应评估患者心理状态，注意脑卒中后焦虑与抑郁症状，必要时请心理专科医师协助诊治。

b. 对有脑卒中后焦虑、抑郁症状的患者应该行相应干预治疗。

8. 医嘱内容

（1）长期医嘱

① 普食、低盐低脂饮食或糖尿病饮食、一级护理等常规内容。

② 选择用药

a. 脱水药物：甘露醇、甘油果糖、呋塞米等。

b. 降压药物：根据患者血压而定。

c. 溶栓治疗：阿替普酶、尿激酶等。

d. 抗凝治疗：低分子肝素、华法林及新型抗凝药物。

e. 抗血小板聚集治疗：可选用阿司匹林、氯吡格雷、替罗非班等。对于替罗非班，血管内介入治疗时酌情使用。

f. 防治应激性溃疡：泮托拉唑、奥美拉唑。

g. 神经保护、改善侧支循环、清除氧自由基药物：丁苯酞、依达拉奉等。

h. 纠正水、电解质紊乱药物。

i. 无感染者不需要使用抗菌药物。明确感染患者，可根据药敏试验结果调整抗菌药物。

j. 中药治疗。

③ 监测神经功能和生命体征

a. 生命体征监测。

b. 监测神经系统定位体征。

（2）临时医嘱　主要为住院后的检查项目

① 必须检查的项目　血常规、尿常规、肝肾功能、电解质、血糖、血脂、凝血功能、头颅 CT、CTA、头颅 MRI、胸片、心电图。

② 根据具体情况可选择的检查项目　心肌酶谱、双颈动脉加双椎动脉彩超、

TCD、DSA。

（二）责任护士工作内容

1. 常规护理

① 完成入院评估及健康宣教。收集患者一般情况、主诉、现病史、既往史、个人史、家族史、过敏史，查看患者院前检查、检验结果，完善体格检查，评估患者存在或潜在的护理问题，如躯体活动障碍、语言沟通障碍、吞咽障碍等。

② 介绍病室环境、病房设施和设备、医院住院制度、安全制度、陪护与探视制度等。

③ 建立入院护理病历，观察患者病情变化，遵医嘱执行基础疾病药物治疗，给予一级护理。

④ 完成患者卫生处置、指导患者更换病服，落实晨、晚间护理。

2. 主要护理问题及措施

（1）生活护理　可根据 Barthel 指数评分确定患者的日常生活活动能力，并根据自理程度给予相应的协助。卧床及瘫痪患者应保持床单位整洁、干燥、无渣屑，减少对皮肤的机械性刺激；瘫痪患者换气垫床或按摩床，抬高患肢并协助被动运动，必要时对骶尾部及足跟等部位给予减压贴保护，预防压力性损伤和下肢静脉血栓形成；帮助患者建立舒适卧位，协助定时翻身、拍背；每天全身温水擦拭 1～2 次，促进肢体血液循环，增进睡眠；患者需在床上大小便时，为其提供方便的条件、隐蔽的环境和充足的时间；指导患者学会和配合使用便器，便盆置入与取出要动作轻柔，注意勿拖拉和用力过猛，以免损伤皮肤；鼓励和帮助患者摄取充足的水分和均衡的饮食，养成定时排便的习惯，便秘者可适当运动和按摩下腹部，促进肠蠕动，预防肠胀气，保持大便通畅；注意口腔卫生，每天口腔护理 2～3 次，保持口腔清洁；提供特殊的餐具、牙刷、衣服等，方便和协助患者洗漱、进食、如厕、沐浴和穿脱衣服等，增进舒适感和满足患者基本生活需要。

（2）运动训练　运动训练应考虑患者的年龄、性别、体能、疾病性质及程度，选择合适的运动方式、持续时间、运动频度和进展速度。瘫痪患者肌力训练应从助力活动开始，鼓励主动活动，逐步训练抗阻力活动。当肌力小于 2 级时，一般选择助力活动；当肌力达到 3 级时，训练患肢独立完成全范围关节活动；肌力达到 4 级时应给予渐进抗阻训练。训练前应告知患者并帮助做好相应准备，如合适的衣着、管路的固定等。训练过程中应分步解释动作顺序与配合要求，并观察患者的一般情况，注意重要体征、皮温、颜色以及有无局部疼痛不适；同时应注意保护或辅助，并逐渐减少保护和辅助量。

(3) 安全护理　护理运动障碍的患者重点要防止坠床和跌倒，确保安全。床铺高度适中，应有保护性床栏；呼叫器和经常使用的物品应置于床头患者伸手可及处；运动场所要宽敞、明亮，无障碍阻挡，建立“无障碍通道”；走廊、厕所要装扶手，以方便患者起坐、扶行；地面要保持平整干燥，防滑，去除门槛；患者最好穿防滑软橡胶底鞋，穿棉布衣服，衣着应宽松；患者在行走时不要在其身旁擦过或在其面前穿过，同时避免突然呼唤患者，以免分散其注意力；上肢肌力下降的患者不要自行打开水或用热水瓶倒水，防止烫伤；行走不稳或步态不稳者，选用三角手杖等合适的辅助具，并有人陪伴，防止受伤。

(4) 心理护理　给患者提供有关疾病、治疗及预后的可靠信息；关心、尊重患者，多与患者交谈，鼓励患者表达自己的感受，指导克服焦躁、悲观情绪，适应患者角色的转变；避免任何不良刺激和伤害患者自尊的言行，尤其在协助患者进食、洗漱和如厕时不要流露出厌烦情绪；正确对待康复训练过程中患者所出现的诸如注意力不集中、缺乏主动性、畏难、悲观及急于求成心理等现象，鼓励患者克服困难，摆脱对照顾者的依赖心理，增强自我照顾能力与自信心；营造和谐的亲情氛围和舒适的修养环境，建立医院、家庭、社区协助支持系统。

(5) 用药护理　患者常联合应用溶栓、抗凝、脑代谢活化剂等多种药物治疗。护士应熟悉患者所用药物的药理作用、用药注意事项、不良反应和观察要点，遵医嘱正确用药。

3. 健康教育

① 疾病预防指导　对有发病危险因素或病史者，指导进食高蛋白、高维生素、低盐、低脂、低热量清淡饮食，多食新鲜蔬菜、水果、谷类、鱼类和豆类，保持能量供需平衡，戒烟、限酒；应遵医嘱规则用药，控制血压、血糖、血脂和抗血小板聚集；告知改变不良生活方式，坚持每天进行 30min 以上的慢跑、散步等运动，合理休息和娱乐。

② 疾病知识指导　告知患者和家属疾病的基本情况和主要危险因素、早期症状和及时就诊的指征；指导患者遵医嘱正确服用降压、降糖和降脂药物，定期复查。

③ 康复指导　告知患者和家属康复治疗的知识和功能锻炼的方法，帮助分析和消除不利于疾病康复的因素，落实康复计划，并与康复治疗师保持联系，以便根据康复情况及时调整康复训练方案。

④ 鼓励生活自理　鼓励患者从事力所能及的家务劳动，日常生活不过度依赖他人；告知患者和家属功能恢复需经历的过程，使患者和家属克服急于求成的

心理，做到坚持锻炼，循序渐进。

（三）个案管理师工作内容

(1) 参与病房查房，访视患者，收集患者资料及病史，评估其身体、情绪、认知、心理和社会支持状态，掌握患者健康需求。

(2) 介绍并让患者及家属理解治疗方案，并保证患者院中用药和健康活动依从性，指导和帮助患者做好自我监测。

(3) 监测并管理住院时长，组织个案管理团队会议，与医疗团队一起草拟患者出院时间和照护计划。

(4) 制订出院随访计划（短期、中期、长期计划），出院复诊计划（3个月、6个月、9个月、12个月），出院照护路径（转诊/就医、远程健康管理、居家随访、居家自护）。组织康复师、营养师、药师及社工制订患者居家康复计划。

（四）患者配合

配合监测生命体征，测量身高、体重；配合做好入院评估及宣教；配合医生询问病史，既往史、用药情况、专科体格检查及疾病资料收集；在护士协助与指导下自理日常生活。

三、出院标准

(1) 患者病情稳定。

(2) 没有需要住院治疗的并发症。

四、院后管理——居家随访

具体内容参见“短暂性脑缺血发作”相关内容。

五、健康指导

1. 心理指导

指导患者保持乐观情绪，避免情绪激动，学会自我调整心情，消除恐惧、紧张、焦虑、抑郁等不良心理，树立战胜疾病的信心。

2. 饮食指导

嘱咐患者摄入低盐、低脂、低胆固醇的食物，尽量少食如动物内脏、奶油类等食物。选择易消化，高维生素的食物。改变不良饮食习惯，每餐不宜过饱，要少食多餐，少吃辛辣、过热、过凉的食物，多食新鲜蔬菜、水果、谷类、鱼类和豆类，使能量的摄入和需要达到平衡。

3. 用药指导

口服药要按时按量服用。降压、降脂、抗血小板治疗是脑梗死防治的三大基石。要指导患者遵医嘱按时定量服用药物，勿擅自停药、减药或换药。脑梗死恢复期，注意控制血压，血压逐步控制在 140/90mmHg 以下。抗血小板药物阿司匹林要终身服用，定期复查血常规。长期使用他汀类药物需要定期检测肝酶、肌酶，如出现肝酶超过正常上限 3 倍，肌酶超过正常上限 5 倍，应停药观察。服用抗凝药要定期检查血小板及凝血功能。

4. 日常生活指导

居住环境要保持安静、整洁，空气新鲜，温度和湿度适宜，光线柔和。生活中常用物品放在患者易于拿取的地方。患者各种排泄物、分泌物要及时处理，做好皮肤的清洁护理。定时协助翻身拍背，每 2h 翻身一次，预防压力性损伤的发生。改变不良生活方式，适当运动，合理休息和娱乐，日常生活不要过于依赖家人，尽量做力所能及的家务等。患者起床、起坐或低头系鞋带等体位变换时动作宜缓慢，转头不宜过猛过急，洗澡时间不宜过长，平日外出时有人陪伴，防止跌倒。气候变化时注意保暖，防止感冒。

5. 疾病的相关知识指导

指导患者和家属了解本病的基本病因、主要危险因素和危害，告知本病的早期症状和就诊时机，掌握本病的康复治疗知识与自我护理方法，帮助分析和消除不利于疾病康复的因素，落实康复计划。指导患者每天进行康复训练，瘫痪肢体应保持良好的位置。按摩肢体，做好被动性训练，活动量逐渐增加。运动功能开始恢复时，应鼓励患者早期做肢体及躯干的功能锻炼。偏瘫康复和语言康复都需要较长的时间，致残率较高，而且容易复发。在康复过程中应经常和康复治疗医师联系，以便及时调整治疗方案。家属应关心体贴患者，给予精神上的支持和生活上的照顾，但要避免养成患者的依赖心理，鼓励和督促患者坚持锻炼，增强自我照顾的能力。

6. 检查指导

CT 检查是最常用的检查；MRI 检查可以早期显示缺血组织的大小、部位。

7. 避免复发因素

保持情绪稳定，避免生气；饮食有节，清淡忌油腻。保持大便通畅，必要时予以开塞露。当患者出现头晕、头痛、一侧肢体麻木无力、讲话吐词不清或进食呛咳、发热、外伤时，家属应及时协助就诊。

8. 复诊免门诊床位申请

参见本章第二节。

第四节　脑出血

脑出血（Cerebral hemorrhage）是指非外伤性脑实质内血管破裂引起的出血，占全部脑卒中的20%～30%，急性期病死率为30%～40%。

（一）脑出血分类

脑出血按照出血部位不同可分为以下几类。

（1）基底节区出血　最常见。

① 轻型　壳核出血量<30ml或丘脑数毫升出血，对侧偏瘫、偏身感觉障碍和同向偏盲，双眼球不能向病灶对侧同向凝视，失语，系豆纹动脉尤其是外侧支破裂所致。

② 重型　壳核出血达30～160ml或丘脑较大量出血，对侧偏瘫、偏身感觉障碍和偏盲，高热、昏迷、瞳孔改变，呕吐咖啡色样物（应激性溃疡），丘脑膝状动脉和穿通动脉破裂所致。

（2）脑桥出血　脑干出血是最常见部位。立即出现昏迷、双侧瞳孔缩小如针尖样、呕吐咖啡色胃内容物、中枢性高热、中枢性呼吸衰竭、四肢瘫痪。多于48h内死亡。

（3）小脑出血　轻者眩晕、频繁呕吐、枕部剧烈疼痛和平衡障碍但无肢体瘫痪（常见临床特点）。重者发病时或发病后12～24h出现颅内压迅速增高、昏迷、枕骨大孔疝形成而死亡（血肿压迫脑干之故）。

（4）脑室出血　轻者头痛、呕吐、脑膜刺激征，多无意识障碍及局灶症状。重者立即昏迷、频繁呕吐、瞳孔呈针尖样缩小之后散大、高热、深大呼吸、四肢松弛性瘫痪而迅速死亡。

（5）脑叶出血　顶叶出血最常见。头痛、呕吐、脑膜刺激征及血性脑脊液（出血破入蛛网膜下腔）。偏瘫、偏身感觉障碍、失语、偏盲等局灶症状和体征（出血脑叶的局灶定位症状）。

（二）脑出血的病因

（1）高血压并发细小动脉硬化　为脑出血最常见的病因。

（2）颅内动脉瘤　主要为先天性动脉瘤，少数是动脉硬化性动脉瘤。

（3）动静脉畸形　因血管壁发育异常，常较容易出血。

（4）其他　脑动脉炎、脑底异常血管网症、血液病、抗凝及溶栓治疗、淀粉样血管病、脑肿瘤细胞侵袭血管或肿瘤组织内的新生血管破裂出血。

脑出血的患者往往由于情绪激动、费劲用力时突然发病，早期病死率很高，幸存者中多数留有不同程度的运动障碍、认知障碍、言语吞咽障碍等后遗症。中老年患者在活动中或情绪激动时突然发病，迅速出现局灶性神经功能缺损症状以及头痛、呕吐等颅高压症状应考虑脑出血的可能，结合头颅CT检查，可以迅速明确诊断。

（三）脑出血诊断主要依据

（1）大多数为患者50岁以上，有较长期的高血压动脉硬化病史。

（2）体力活动或情绪激动时突然发病，有头痛、呕吐、意识障碍等症状。

（3）发病快，在几分钟或几小时内出现肢体功能障碍及颅内压增高的症状。

（4）查体有神经系统定位体征。

（5）头颅CT扫描检查可见脑内血肿呈高密度区域，对直径＞1.5cm的血肿均可精确地显示，可确定出血的部位，血肿大小，是否破入脑室，有无脑水肿和脑疝形成，确诊以头颅CT扫描见到出血病灶为准，CT对脑出血几乎100%诊断。

（6）腰穿可见血性脑脊液，目前已很少根据脑脊液诊断脑出血。

（四）脑出血常见并发症

（1）感染　肺部、泌尿系感染，与机体抵抗力下降及侵入性操作有关。

（2）应激性溃疡。

（3）压力性损伤　与长期卧床及留置各种管道有关。

（4）深静脉血栓　与偏瘫肢体有关。

（5）脑疝　与颅内压增高有关。

（五）脑出血的治疗原则

防止再出血，控制脑水肿，降低颅内压，控制血压，维持机体功能，防止并发症。脑出血全病程管理基于提升患者治疗的便捷度、急性期帮助患者快速答疑解惑和住院申请、同时减少治疗费用、促进患者提升依从性和自我照护能力，从而达到恢复身心健康、降低复发率、减少并发症的发生、提高患者生活质量等目标不断完善全病程管理内容，形成以下规范化管理路径。

一、院前全病程管理路径

1. 主要诊疗工作

患者由门诊/急诊开具住院证，由病友服务中心下设的院前准备中心通知入院，由病友服务中心增设志愿者服务部门，为患者提供门/急诊导诊、诊间协助、检验检查指导、化验报告查询、便民设施使用等帮助。

2. 个案管理师准备

参见本章第二节。

3. 患者准备

参见本章第二节。

二、院中全病程管理路径

（一）主要诊疗工作

1. 了解患者基础情况

评估患者一般情况、主诉、现病史、既往史、个人史、家族史、过敏史，查看患者院前检查、检验结果，完善体格检查。

2. 了解相关功能评定

了解患者 ADL、压力性损伤、跌倒、深静脉血栓、疼痛、吞咽功能评定。

3. 完善实验室检查

① 头颅 CT　是诊断脑出血的首选检查。

② 头颅 MRI　对检出脑干、小脑的出血灶和监测脑出血的演进过程优于 CT。

③ 数字减影脑血管造影（DSA）　能显示出脑血管的位置、形态及分布。

④ 其他　血常规、血生化、心电图等。

4. 医嘱内容

（1）对已确诊的脑出血患者提供规范化治疗；主管医生询问患者病史及进行专科体格检查（表 5-3 美国国立卫生研究院卒中量表 NIHSS 评分），完成入院记录、首次病志。完善专科检查。积极治疗基础疾病，监测并管理血压，观察患者病情变化。对症治疗，合理使用脱水药。

表 5-3　美国国立卫生研究院卒中量表（NIHSS）

患者：________性别：____年龄：______住院号：________诊断：____________

项目	评分标准	得分/分
1a. 意识水平： 即使不能全面评价（如气管插管、语言障碍、气管创伤及绷带包扎等），检查者也必须选择1个反应。只在患者对有害刺激无反应时（不是反射）才能记录3分	0　清醒，反应灵敏 1　嗜睡，轻微刺激能唤醒，可回答问题，执行指令 2　昏睡或反应迟钝，需反复刺激、强烈或疼痛刺激才有非刻板的反应 3　昏迷，仅有反射性活动或自发性反应或完全无反应、软瘫、无反射	
1b. 意识水平提问： 月份、年龄。仅对初次回答评分。失语和昏迷者不能理解问题记2分，因气管插管、气管创伤、严重构音障碍、语言障碍或其他任何原因不能完成者（非失语所致）记1分。可书面回答	0　两项均正确 1　一项正确 2　两项均不正确	
1c. 意识水平指令： 睁闭眼；非瘫痪侧握拳松开。仅对最初反应评分，有明确努力但未完成的也给分。若对指令无反应，用动作示意，然后记录评分。对创伤、截肢或其他生理缺陷者，应予适当的指令	0　两项均正确 1　一项正确 2　两项均不正确	
2. 凝视： 只测试水平眼球运动。对随意或反射性眼球运动记分。若眼球偏斜能被随意或反射性活动纠正，记1分。若为孤立的周围性眼肌麻痹记1分。对失语者，凝视是可以测试的。对眼球创伤、绷带包扎、盲人或有其他视力、视野障碍者，由检查者选择一种反射性运动来测试，确定眼球的联系，然后从一侧向另一侧运动，偶尔能发现部分性凝视麻痹	0　正常 1　部分凝视麻痹（单眼或双眼凝视异常，但无强迫凝视或完全凝视麻痹） 2　强迫凝视或完全凝视麻痹（不能被头眼反射克服）	
3. 视野： 若能看到侧面的手指，记录正常，若单眼盲或眼球摘除，检查另一只眼。明确的非对称盲（包括象限盲），记1分。若全盲（任何原因）记3分。若濒临死亡记1分，结果用于回答问题11	0　无视野缺损 1　部分偏盲 2　完全偏盲 3　双侧偏盲（包括皮质盲）	
4. 面瘫：	0　正常 1　轻微（微笑时鼻唇沟变平、不对称） 2　部分（下面部完全或几乎完全瘫痪） 3　完全（单或双侧瘫痪，上下面部缺乏运动）	

续表

项目	评分标准	得分/分
5、6. 上下肢运动： 置肢体于合适的位置：坐位时上肢平举90°，仰卧时上抬45°，掌心向下，下肢卧位抬高30°，若上肢在10s内，下肢在5s内下落，记1～4分。对失语者用语言或动作鼓励，不用有害刺激。依次检查每个肢体，从非瘫痪侧上肢开始	上肢： 0 无下落，置肢体于90°(或45°)坚持10s 1 能抬起但不能坚持10s，下落时不撞击床或其他支持物 2 试图抵抗重力，但不能维持坐位90°或仰位45° 3 不能抵抗重力，肢体快速下落 4 无运动 9 截肢或关节融合，解释： 5a左上肢；5b右上肢	
	下肢： 0 无下落，于要求位置坚持5s 1 5s末下落，不撞击床 2 5s内下落到床上，可部分抵抗重力 3 立即下落到床上，不能抵抗重力 4 无运动 9 截肢或关节融合，解释： 6a左下肢；6b右下肢	
7. 肢体共济失调： 目的是发现一侧小脑病变。检查时睁眼，若有视力障碍，应确保检查在无视野缺损中进行。进行双侧指鼻试验、跟膝胫试验，共济失调与无力明显不呈比例时记分。若患者不能理解或肢体瘫痪不记分。盲人用伸展的上肢摸鼻。若为截肢或关节融合记9分，并解释	0 无共济失调 1 一个肢体有 2 两个肢体有，共济失调在：右上肢1=有，2=无 9 截肢或关节融合，解释：左上肢1=有，2=无 9 截肢或关节融合，解释：右上肢1=有，2=无 9 截肢或关节融合，解释：左下肢1=有，2=无 9 截肢或关节融合，解释：右下肢1=有，2=无	
8. 感觉： 检查对针刺的感觉和表情，或意识障碍及失语者对有害刺激的躲避。只对与脑卒中有关的感觉缺失评分。偏身感觉丧失者需要精确检查，应测试身体多处[上肢(不包括手)、下肢、躯干、面部]确定有无偏身感觉缺失。严重或完全的感觉缺失记2分。昏睡或失语者记1或0分。脑干卒中双侧感觉缺失记2分。无反应或四肢瘫痪者记2分。昏迷患者(1a=3)记2分	0 正常 1 轻-中度感觉障碍(患者感觉针刺不尖锐或迟钝，或针刺感缺失但有触觉) 2 重度-完全感觉缺失(面、上肢、下肢无触觉)	
9. 语言： 命名、阅读测试。若视觉缺损干扰测试，可让患者识别放在手上的物品，重复和发音。气管插管者手写回答。昏迷者记3分。给恍惚或不合作者选择一个记分，但3分仅给不能说话且不能执行任何指令者	0 正常 1 轻-中度失语：流利程度和理解能力部分下降，但表达无明显受限 2 严重失语，交流是通过患者破碎的语言表达，听者须推理、询问、猜测，交流困难 3 不能说话或者完全失语，无言语或听力理解能力	

续表

项目	评分标准	得分/分
10. 构音障碍： 读或重复表上的单词。若有严重的失语，评估自发语言时发音的清晰度。若因气管插管或其他物理障碍不能讲话，记 9 分。同时注明原因。不要告诉患者为什么做测试	0 正常 1 轻-中度，至少有些发音不清，虽有困难但能被理解 2 言语不清，不能被理解，但无失语或与失语不成比例，或失音 9 气管插管或其他物理障碍，解释：	
11. 忽视： 若患者严重视觉缺失影响双侧视觉的同时检查，皮肤刺激正常，记为正常。若失语，但确实表现为对双侧的注意，记分正常。视空间忽视或疾病失认也可认为是异常的证据	0 正常 1 视、触、听、空间觉或个人的忽视；或对一种感觉的双侧同时刺激忽视 2 严重的偏侧忽视或一种以上的偏侧忽视；不认识自己的手；只能对一侧空间定位	
检查者：	总分	

(2) 对于治疗效果欠佳、症状恶化或难以管理的患者，继续完善或复查相关检查、检验，积极对症支持治疗，密切监测生命体征变化；必要时行疑难病例讨论确定最佳治疗方案，记录会诊意见。医患沟通，交代病情。监测并管理血压；控制体温，可考虑低温治疗、冰帽、冰毯；气道管理，防止误吸，必要时经鼻插管及机械通气；防止感染、应激性溃疡等并发症；早期脑疝积极考虑脑血肿穿刺术、侧脑室穿刺引流术、腰穿脑脊液置换、手术治疗。

(3) 动态评估诊疗效果，调整或完善诊疗措施。

① 长期医嘱 神经内科疾病护理常规，低盐低脂饮食，监测生命体征，安静卧床，基础疾病用药（脱水药、扩容补液、护脑药、护胃药等）。

② 临时医嘱 血常规、尿常规、粪便常规、肝肾功能、电解质、血糖血脂、心肌酶、凝血常规，感染性疾病筛查，头颅 CT、胸片、心电图，根据病情选择：头颅 MRI、CTA、MRA 或 DSA，骨髓穿刺、血型鉴定，必要时请神经外科会诊。

（二）责任护士工作内容

1. 基础工作

责任护士热情接待，自我介绍、介绍病室环境，病房设施和设备，医院住院制度、安全制度、陪护与探视制度等。建立入院护理病历，按照医嘱执行一级护理，观察患者病情变化，遵医嘱执行基础疾病药物治疗。完成患者卫生处置、指导患者更换病服。落实晨、晚间护理，患者安全管理，心理护理。

2. 入院常规评估工作

完善基本信息、主诉、现病史、既往史、体温单、入院评估单、特别护理记录单、ADL、压力性损伤、跌倒、深静脉血栓、疼痛、吞咽功能评定等。

3. 健康教育

① 脑出血可能会因为过度劳累、饮酒、作息不规律、用力过猛、情绪激动引起血压升高而诱发，通过住院期间健康教育，提高患者对于脑出血及其常见诱发因素的正确认识。② 告知患者积极控制高血压，坚持服药，劳逸结合，戒烟忌酒，养成良好的生活习惯。避免诱因，保持情绪稳定。康复指导，肢体锻炼。遵医嘱按时服药，定期复查。

4. 饮食干预

①给予高热量、高维生素、清淡易消化饮食，按时按量鼻饲保证各种营养物质的充分和均衡供给。②吞咽困难、昏迷患者予以鼻饲流质，4～5次/天，每次200～300ml，如牛奶、豆浆、蒸蛋或混合匀浆等。③尚能进食者予以易消化的流质或半流质，喂食不宜过多过急，抬高床头；病情平稳后予以普食，但要限制钠盐的摄入，每日食盐摄入量应在2～5g，多食富含纤维的食物，如芹菜等以促进肠蠕动，防止大便干燥，观察大便的颜色、性状及量，保持大便通畅。④每天保证充足的水量。⑤定时回抽胃液，观察有无胃潴留、上消化道出血等情况。⑥保持口腔清洁。防止误吸引起肺部感染。⑦养成规律的饮食习惯，避免食用巧克力、含咖啡因饮食、酒精类饮料、腌熏的肉类等刺激性食物。

5. 康复锻炼

急性期协助患者取良肢位，协助关节被动运动。病情稳定即可进行康复锻炼，越早疗效越好。康复训练最好专人陪护，不要随意更改训练，定期复查，在康复师指导下开展工作。康复期辅以针灸、理疗、按摩，防止肌肉萎缩和关节挛缩，促进知觉恢复。

6. 预防深静脉血栓发生

应使用深静脉血栓风险评估表进行动态评估，对于中高危风险且四肢血管彩超未见血栓形成的患者，督促患者卧床时进行主动、被动活动，多喝水，可预防性使用弹力袜、气压治疗等物理预防措施。

7. 用药护理

使用甘露醇等脱水降颅压药物前应先检查有无结晶体，如果有，要解冻后才能使用，使用时应在15～30min滴完，避免药物外渗，以防造成组织坏死。必要时加压静脉滴入。在静滴甘露醇后必须注意观察尿量，定期检查肾功能。肾功能不好的患者慎用。降压药要严格遵医嘱服用，不可骤停或自行更换，服药过程中如出现不适及时告知医生处理。

8. 心理护理

向患者及家属做好解释宣教和安慰工作，创造安静舒适环境保证患者休息。

（三）个案管理师工作内容

1. 筛选患者

对确诊或疑似脑出血的患者纳入个案。

2. 评估

评估患者对自己健康状况的了解情况；基本需求（教育、工作、经济状况）的评估，住宿安排；子女/依赖者，社会支持；医药信息；心理健康状况；遵医行为；生活自理能力；疾病基本信息，预防教育信息。

3. 制订服务计划

个案管理师根据对患者的各项评估结果制订相应的服务计划。例如，根据患者的受教育程度提供相应的健康宣教内容和患者所能接受的宣教方式；根据患者的经济状况，提供相应的社会援助，如家境困难者，可联系病友服务中心为其进行爱心筹款；了解患者目前的主要照护者和依赖者情况，为患者目前的生理心理情况进行有效沟通，为患者提供相应的生活和情感支持；为患者安排陪护工，积极配合完成医生开具的各项检查等。总之，个案管理师根据不同患者的各种需求制订相应的服务计划。

4. 执行服务计划

5. 服务协调、监察及倡导

个案管理师通过定期个案讨论会、电话联系，与其他服务提供者之间持续协作。

6. 个案重检及成效评估

个案管理师和患者通过有系统的跟进计划，以决定服务计划是否有效及何时需要调整；应定期回顾服务计划，看患者情况是否有改变，决定计划的调整，是否及时有效地适应计划的目标，如果没有则要查找原因。此外，个案管理服务整个过程中，需贯彻监测患者的满意度。

7. 个案结束

疾病转归。

（四）患者配合

患者积极配合监测生命体征，测量身高、体重，做入院评估及宣教；配合医生询问病史，既往史、用药情况、专科体格检查及疾病资料收集；在护士协助与指导下自理日常生活。既往基础疾病者，遵医嘱用药，普通饮食或遵医嘱补充营养制剂，急性期绝对卧床 2～3 周，抬高床头 15°～30°，以减轻脑水肿。保持环境安静、安全，避免各种刺激，各项治疗护理集中进行。

三、出院标准

脑出血患者的出院标准为清醒，无发热、头痛、头晕等症状且生命体征较平稳。若脑出血患者短期内尚未苏醒，此类患者可在生命体征平稳、肺部炎症消退且无发热症状时出院进行康复治疗。上级医师查房评估患者，开具出院医嘱，完成出院记录。向患者及家属交代出院后注意事项，复诊时间地点及项目。开具出院诊断证明书，签署出院告知书，打印病历首页，完成出院病历书写。责任护士向患者宣教出院带药服用方法及注意事项。合理饮食营养及吞咽康复指导，防止误吸。完成患者出院满意度调查，指导患者办理出院手续，复诊与就医指导。个案管理师组织康复师、营养师、药师及社工制订患者居家康复计划。脑出血患者出院后要注意护理，家属要积极配合。护理工作包括翻身、拍背、鼻饲等行为。家属需要积极地帮助患者进行肢体活动，以防止静脉血栓形成。家属还要提供富含营养的食物给予患者食用。

四、院后管理——居家随访

1. 短期随访（出院后 1 个月）

由个案管理师组织主管医生、责任护士、营养师、康复师、药师共同制订居家随访及计划。以电话随访为主，了解患者出院后的治疗效果、病情变化和恢复情况，给予必要的服药指导、营养指导、康复训练指导，包括在日常生活中的注意事项以及何时回院复诊、病情变化后的处置意见等专业技术性指导。个案管理师在短信或者微信上推送健康宣教内容、接收问题咨询、提醒按时复诊，归集随访数据。责任护士评估患者的家居环境、照护者情况、家居康复情况、遵医行为、生活自理能力，指导患者严格按医嘱服药，指导居家饮食、功能活动与休息，指导患者进行吞咽、肢体功能训练、皮肤及管道护理等，给予异常情况（如出现头痛加剧、呕吐、意识障碍加深等情况）的就医指导。

2. 中期随访（出院后1~3个月）

以门诊随访为主，个案管理师在短信或者微信上推送健康宣教内容（饮食、运动、药物、心理、吞咽功能康复、肢体功能康复锻炼）、接收问题咨询、提醒按时复诊，归集随访数据。医生评估神经功能恢复状态、了解家居康复效果、门诊复查血常规、肝肾功能、电解质、血糖血脂、心肌酶、凝血常规、头颅CT、监测血压等。

3. 长期随访（出院后3~12个月）

以门诊随访为主，个案管理师在短信或者微信上推送健康宣教内容（饮食、运动、药物、心理、吞咽功能康复、肢体功能康复锻炼）、接收问题咨询、提醒按时复诊，归集随访数据（表5-4）。医生评估患者的健康状态、神经功能恢复状态，生理、心理、社会适应能力、并发症恢复情况、门诊复查血常规、肝肾功能、电解质、血糖血脂、心肌酶、凝血常规，复查头颅CT，监测血压，注意疾病转归。

表5-4 脑出血患者随访记录表

姓名： 性别： 年龄： ID号：

出院时间： 住址： 联系人： 关系： 电话：

随访日期					
随访方式		1. 门诊 2. 家庭 3. 电话	1. 门诊 2. 家庭 3. 电话	1. 门诊 2. 家庭 3. 电话	1. 门诊 2. 家庭 3. 电话
症状	1. 无症状 2. 头痛头晕 3. 恶心呕吐 4. 偏瘫失语 5. 癫痫发作 6. 四肢麻木抖动 7. 肢体疼痛 8. 反应迟钝				
体征	体重/kg				
	脉搏				
	血压/mmHg				
	空腹血糖/(mmol/L)				
生活方式	日吸烟量/支				
	日饮酒量/两				
	运动	次/周	次/周	次/周	次/周
		min/次	min/次	min/次	min/次
辅助检查					

续表

服药依从性		1. 规律 2. 间断 3. 不服药	1. 规律 2. 间断 3. 不服药	1. 规律 2. 间断 3. 不服药	1. 规律 2. 间断 3. 不服药
药物不良反应		1. 无 2. 有__	1 无 2. 有__	1. 无 2. 有__	1. 无 2. 有__
用药情况	药物名称				
	用法				
	药物名称				
	用法				
	药物名称				
	用法				
下次随访日期					
随访者签名					

五、健康指导

（1）合理饮食　以清淡为宜，多进食低脂、低盐、低胆固醇、富含维生素的食物和蔬菜水果，不宜饮咖啡、浓茶，忌辛辣油炸食品和暴饮暴食。戒烟、酒。

（2）适当运动　生活起居规律，保证睡眠充足，养成良好的生活习惯。坚持适度运动和锻炼，注意控制体重，应避免重体力劳动，注意劳逸结合。预防感冒。养成定时排便的习惯，可食用香蕉、蜂蜜，多进水。加强适度翻身，按摩腹部，减少便秘发生。患者数天未解便或排便不畅，可使用缓泻剂，诱导排便。禁忌用力屏气排便，防再次脑出血。

（3）用药指导　严格按医嘱服用，定期复查。高血压是本病常见诱因。服用降压药物要按时定量，不随意增减药量，防血压骤升骤降，加重病情。

（4）特殊照护　如带管道出院，请向护士咨询相关管道护理。

① 留置胃管的患者喂流质时先回抽胃液，观察胃液的颜色和量，如发现为咖啡色胃液时要及时去医院检查。注意事项如下：

a. 每天保证喂1000ml左右流质，每次间隔2～3h，晚上8时以后就不要再喂流质了。

b. 鼻饲流质的温度在38～40℃，以不烫手背为准。

c. 喂完药物或食物后要用温开水冲净胃管内残余流质。

d. 每次喂食前都应检查胃管是否在胃内。

e. 每次流质约250ml。

f. 留置胃管患者口腔护理2～3次/日，胃管妥善固定，长期鼻饲患者定期更换。

② 留置尿管的患者要注意：

a. 定时放出尿袋里的尿液，观察并记录引流液的量、颜色，若出现血尿及时就医。注意：一次性放尿不超过1000ml，以防止虚脱和血尿。

b. 指导患者保持管道通畅，勿使牵拉扭曲受压，引流管始终保持向下，导尿管的末端及集尿袋不能高于耻骨联合。

c. 保持会阴部清洁，每天用消毒棉球清洗尿道口。定期更换引流袋及尿管。

d. 鼓励患者多饮水，以达到自行冲洗尿道预防感染，发现各种异常感觉，如烧灼、疼痛等膀胱激惹症状及时就医。

e. 勤翻身，保持床单位清洁干燥，预防压力性损伤等并发症。

f. 拔管前需夹闭导管1～2天，定时开放，以训练膀胱的功能，并告诉患者有尿意时开放尿管，去医院拔管。

（5）肢体有感觉活动障碍者，尽量避免冷热敷，以免冻伤或烫伤。沐浴时水温不宜过高，注意防跌倒。

（6）做好康复训练　康复训练过程艰苦而漫长，住院时康复科医生会将康复的基本手法教会患者及家属，鼓励患者要有信心，要循序渐进，持之以恒。

（7）及时复诊　定期门诊复查，须带上患者的门诊病例及出院记录，门诊医生将会根据患者的情况及相关检查情况来调整药物。如有病情变化，应随时到医院就诊。

（8）健康咨询　如出现剧烈头痛、呕吐、失语、肢体瘫痪和意识障碍等局灶定位和全脑症状等紧急情况，请及时就诊。

① 电话咨询　拨打神经内科病房护士站电话，可咨询主管医生及责任护士。

② 医院就诊　到当地医院或本院就诊，可咨询门诊教授、副教授及主治医生。

③ 线上咨询　通过关注智医在线，建立健康档案。

第五节　蛛网膜下腔出血

蛛网膜下腔出血（Subarachnoid hemorrhage，SAH）指脑底部或脑表面的病变血管破裂，血流入蛛网膜下腔引起的一种临床综合征，临床上将蛛网膜下腔出血分为外伤性（继发性）与非外伤性（自发性）两大类。非外伤性SAH病因主要是动脉瘤，占全部蛛网膜下腔出血病例的85%，是一种常见且致死率极高的疾病。SAH年发病率为（1～27）/10万，好发年龄在30～60岁（平均≥50

岁)，女性发病率高于男性，男女差异可能与激素水平相关。

最常见的病因为先天性脑动脉瘤破裂出血，其次为脑血管畸形，还可见于脑底异常血管网病、夹层动脉瘤、血管炎、血液病、颅内肿瘤、抗凝治疗并发症、外伤等。高危因素包括：年龄、SAH 家族史或合并相关疾病的高危人群，相关多变量模型研究发现高血压、吸烟、酗酒均为 SAH 的独立危险因素。

发病机制：①一般来说，动脉瘤的形成可能由于动脉壁先天性发育不全、后天获得性内弹力层变性，导致动脉弹性减弱，血管壁薄弱处逐渐向外膨出形成囊状血管瘤，好发于脑底动脉环（Willis 环）的分支部位。②脑血管畸形则常为先天发育不全形成畸形血管、血管壁薄弱容易破裂。当上述血管病变自发破裂或者遭遇情绪激动、重体力劳动、血压骤升等因素刺激导致破裂时，血液流入蛛网膜下腔刺激痛觉敏感部位引起头痛，同时可导致颅内容积增加、颅内压升高等一系列病理生理变化。蛛网膜下腔出血需要与其他脑血管疾病进行鉴别（表 5-5）。

表 5-5　SAH 与其他脑血管疾病的鉴别

鉴别项	脑血栓	脑栓塞	脑出血	蛛网膜下腔出血
常见病因	动脉硬化	心脏病	高血压动脉硬化	动脉瘤、血管畸形
发病缓急	较缓	最急	急	急
意识障碍	较少	较少	多见	常一过性
偏瘫	有，轻重不一	有	有	少见
脑膜刺激征	多无	多无	偶有	明显
脑脊液	清	清	血性	压力高，血性
CT	低密度影	低密度影	高密度影	高密度影

SAH 临床表现主要取决于出血量、积血部位、脑脊液循环受损程度，重者可突然昏迷甚至死亡，轻症可无任何明显症状和体征，容易延误诊断。

（1）头痛　典型表现为突然发作的剧烈头部胀痛或爆裂样疼痛，患者常在情绪激动、用力排便或体力劳动时突发剧烈头痛、短暂意识丧失，可伴有恶心、呕吐、癫痫和脑膜刺激征，临床大多数蛛网膜下腔出血患者因剧烈头痛入院。严重头痛是动脉瘤 SAH 的典型表现，动静脉畸形所导致的头痛常不明显，局部头痛往往提示破裂动脉瘤的位置；头痛一般持续数日，两周后减轻，若头痛突然加重警惕动脉瘤再次破裂。

（2）意识障碍和精神症状　多数患者无意识障碍，但可有烦躁、幻觉等症状；危重患者可出现谵妄、不同程度意识障碍，少数患者出现部分或全面性癫痫发作。

（3）脑膜刺激征阳性是最具特征性的体征，以头痛后出现颈项强直多见。

（4）并发症

① 再出血　是SAH最严重的急性并发症，出血后一个月内再出血危险性最大，两周内再发率占再发病例的54％～80％，再出血的原因多为动脉瘤破裂，多在病情稳定情况下，突然再次出现剧烈头痛、呕吐、抽搐发作、昏迷、甚至去大脑强直，复查脑脊液再次呈鲜红色。

② 脑积水　由于蛛网膜下腔和脑室血凝块堵塞脑脊液循环通路，患者容易出现急性或亚急性脑积水，轻症表现为嗜睡、痴呆、步态异常、思维缓慢、尿失禁等；重症出现头痛呕吐、意识障碍，多随着出血被吸收而好转。

③ 脑血管痉挛　是死亡和伤残的重要原因，可继发脑梗死。

④ 其他　发热、血压升高、血糖升高，存在意识障碍的患者还可能存在误吸及呼吸道阻塞。

SAH的治疗原则是：控制继续出血，防治迟发性脑血管痉挛，去除病因和防止复发。

神经内科全病程管理基于提升患者治疗的便捷度、急性期帮助患者快速答疑解惑和住院申请、同时减少治疗费用、促进患者提升依从性和自我照护能力，从而达到恢复身心健康、降低复发率、减少并发症的发生、提高患者生活质量等目标，不断完善全病程管理内容，形成以下规范化管理路径。

一、院前全病程管理路径

1. 主要诊疗工作

患者由门诊/急诊开具住院证，由病友服务中心下设的院前准备中心通知入院，由病友服务中心增设志愿者服务部门，为患者提供门/急诊导诊、诊间协助、检验检查指导、化验报告查询、便民设施使用等帮助。

2. 个案管理师准备

参见本章第二节。

3. 患者准备

参见本章第二节。

二、院中全病程管理路径

（一）主要诊疗工作

（1）评估患者一般情况、主诉、现病史、既往史、个人史、家族史、过敏史，查看患者院前检查、检验结果，完善体格检查。

（2）了解患者ADL、压力性损伤、跌倒、深静脉血栓、疼痛、吞咽功能评定。

（3）完善实验室检查　脑脊液检查是最具有诊断价值和特征性意义的检查。指南推荐怀疑SAH患者CT检查阴性应行腰椎穿刺进一步检查，常见均匀一致的血性脑脊液，压力增高，蛋白含量增加，糖和氯化物水平多正常，镜检可见大量红细胞。发病一周后脑脊液变黄，镜下可见大量皱缩红细胞，并可见吞噬了血红蛋白或含铁血黄素的巨噬细胞。其他实验室检查包括：血常规、尿常规和血糖、血脂、电解质等。

（4）神经影像学检查　CT检查，CT是诊断SAH的首选检查方法。在发病后12h内敏感度高达98％～100％，可发现蛛网膜下腔高密度影，还可通过CT初步判断颅内动脉瘤的位置、观察有无脑积水及了解出血吸收情况。

（5）数字减影脑血管造影（DSA）　DSA是明确病因、诊断颅内动脉瘤的“金标准”，可清楚判断动脉瘤的位置、大小、是否伴有血管痉挛等。DSA不能及时实行时应尽早予以CTA或MRA检查。

（二）医嘱内容

（1）对已确诊的蛛网膜下腔出血患者提供规范化治疗；主管医生询问患者病史及进行专科体格检查（包括NIHSS评分），完成入院记录、首次病志。完善专科检查。积极治疗基础疾病，监测并管理血压，观察患者病情变化。对症治疗，合理使用脱水药。

（2）对于治疗效果欠佳、症状恶化或难以管理的患者，继续完善或复查相关检查、检验，积极对症支持治疗，密切监测生命体征变化；必要时行疑难病例讨论确定最佳治疗方案，记录会诊意见。医患沟通，交代病情。监测并管理血压；控制体温，可考虑低温治疗、冰帽、冰毯；气道管理，防止误吸，必要时经鼻插管及机械通气；防止感染、应激性溃疡等并发症；早期脑疝积极考虑手术治疗。

（3）动态评估诊疗效果，调整或完善诊疗措施。

① 长期医嘱　神经内科疾病护理常规，低盐低脂饮食，监测生命体征，安静卧床，基础疾病用药（脱水药、改善脑循环、护脑药、补液营养支持、止呕护胃药等）。

② 临时医嘱　血常规、尿常规、粪常规、肝肾功能、电解质、血糖血脂、心肌酶、凝血常规，感染性疾病筛查，头颅CT、胸片、心电图，根据病情选择：头颅MRI＋DWI、CTA、MRA或DSA，骨髓穿刺、血型鉴定。

（三）责任护士工作内容

1. 基础工作

责任护士热情接待，自我介绍，介绍科室环境、病房设施和设备，医院住院制度、安全制度、陪护与探视制度等。建立入院护理病历，按照医嘱执行一级护理，观察患者病情变化，遵医嘱执行基础疾病药物治疗。完成患者卫生处置，指导患者更换病服。落实晨、晚间护理，患者安全管理，心理护理。

2. 入院常规评估工作

完善基本信息、主诉、现病史、既往史、体温单、入院评估单、特别护理记录单、ADL、压力性损伤、跌倒、深静脉血栓、疼痛、吞咽功能评定等。

3. 健康教育

（1）向患者解释绝对卧床休息的重要性：蛛网膜下腔出血复发，多见于发病后 2～3 周。绝对卧床休息可以避免再出血，一般需要卧床 4～6 周，包括床上大小便。患者症状好转、出血吸收后可遵医嘱逐渐抬高床头、床上坐起和适当活动等。

（2）介绍腰穿的目的及注意事项

① 目的

a. 可观察脑脊液的变化，是诊断、治疗的依据之一。

b. 放出血性脑脊液，可减轻对脑膜的刺激并降低颅内压减轻头痛。

c. 预防血液的有形成分阻塞脑脊液循环通路，引起颅内压增高。

② 注意事项　腰穿操作前的准备和操作中的配合：

a. 排空大小便。

b. 卧位：患者靠床沿侧卧于硬板床上，腰部紧靠床边，双手抱膝，双膝向胸部弯曲，头向胸前弯曲抱成球形，但脊柱与床面要保持垂直，以增大腰椎间隙有利于穿刺。

c. 穿刺后患者有时会出现头痛、呕吐或眩晕，可能为低颅压所致，给予多饮水或静脉滴注生理盐水等处理；腰穿过程中可能会出现局部疼痛或下肢麻木等，通常操作完毕即可恢复。腰穿后去枕平卧 4～6h，以防出现低颅压综合征。

（3）告知患者及家属保持大便通畅的重要性及方法

① 便秘时用力大便是蛛网膜下腔出血的常见诱发因素，所以患者要保持大便通畅，避免大便干结、突然用力。

② 注意多食水果及富含纤维素的蔬菜，如香蕉、芹菜、菠菜、韭菜、蜂蜜等，养成定时排便的习惯。

③ 下腹部从右侧向左侧做环形按摩有助于排便。

④ 必要时遵医嘱给缓泻剂。

4. 饮食干预

合理饮食，进食低盐低脂易消化且富含纤维素的食物，多食蔬菜水果，保持大便通畅，以免发生再出血。饮食避免辛辣刺激，发生应激性溃疡者应禁食。出现意识障碍及吞咽功能障碍者予以留置胃管鼻饲流质，尚能进食者予以易消化的流质或半流质，喂食不宜过多过急，抬高床头；病情平稳后予以普食，但要限制钠盐的摄入，每日食盐摄入量应在2～5g。

5. 疼痛管理

每位新住院患者在入院后8h内由护士进行首次疼痛筛查、评估，评估内容：包括疼痛程度、性质、部位、发生频率、持续时间等，护士对初筛发现4～6分的疼痛患者，在1h内报告主管医生或值班医生；对于7分以上的疼痛患者，护士应立即报告主管医生或值班医生。在护理记录单首次记录中记录疼痛评分及处理措施；若患者为意识障碍、认知障碍等无法评估时，暂时不予评估，不做疼痛相关记录。护士利用数字评分法、脸谱法或语言描述评分法评估患者疼痛等级：0分为无痛，1～3分为轻度疼痛，4～6分为中度疼痛，7～10分为重度疼痛，同时观察头痛频率、性质、程度及伴随症状。疼痛等级、评分、临床表现、处理原则及评估频率参照表5-6。

表5-6 疼痛等级、评分、临床表现、处理原则及评估频率

<table>
<tr><th>疼痛等级</th><th>评分/分</th><th colspan="2">临床表现</th><th>处理原则</th><th>评估频率</th></tr>
<tr><td>无痛</td><td>0</td><td colspan="2">无痛</td><td>继续观察</td><td>每日1次(3pm)</td></tr>
<tr><td rowspan="3">轻度疼痛</td><td rowspan="3">1～3</td><td>安静平卧不痛</td><td>1分:安静平卧时不痛，翻身咳嗽时偶有疼痛</td><td rowspan="3">尽早采取非药物镇痛方法或遵医嘱使用镇痛药±辅助药</td><td rowspan="3">每日1次(3pm)</td></tr>
<tr><td>翻身、咳嗽</td><td>2分:咳嗽疼痛，深呼吸不痛</td></tr>
<tr><td>深呼吸时疼痛</td><td>3分:安静平卧不痛，咳嗽深呼吸痛</td></tr>
<tr><td rowspan="3">中度疼痛</td><td rowspan="3">4～6</td><td>安静平卧时痛</td><td>4分:安静平卧时间断疼痛(开始影响生活质量)</td><td rowspan="3">积极采取非药物镇痛方法并遵医嘱使用镇痛药±辅助药</td><td rowspan="3">每8h 1次</td></tr>
<tr><td rowspan="2">影响睡眠</td><td>5分:安静平卧持续疼痛</td></tr>
<tr><td>6分:安静平卧疼痛较重</td></tr>
</table>

续表

疼痛等级	评分/分	临床表现		处理原则	评估频率
重度疼痛	7～10	辗转不安	7分:疼痛较重。不安,疲乏,无法入睡	尽可能采取非药物镇痛方法并遵医嘱使用阿片类镇痛药±辅助药	每8h 1次
		无法入睡	8分:持续疼痛难忍,全身大汗		
		全身大汗	9分:剧烈疼痛无法忍受		
		无法忍受	10分:最疼痛,生不如死		

药物镇痛：非阿片类药物（阿司匹林、对乙酰氨基酚、非甾体类抗炎药等）、阿片类药物（吗啡、芬太尼、哌替啶、盐酸布桂嗪、曲马多、羟考酮、可待因等）、辅助药（类固醇激素、抗惊厥药物、抗抑郁药物、局部麻醉药等）。

非药物镇痛：松弛疗法、自我暗示法、情感支持疗法、音乐疗法、冷热敷、按摩、取舒适体位等。

6. 预防深静脉血栓发生

深静脉血栓形成及肺栓塞是SAH尤其是有意识障碍的危重患者的常见并发症，应使用深静脉血栓风险评估表进行动态评估，对于中高危风险且四肢血管彩超未见血栓形成的患者，督促患者卧床时进行主动、被动活动，多喝水，抬高下肢，可预防性使用弹力袜、气压治疗等物理预防措施。

7. 用药护理

保持静脉通路通畅妥善固定，避免药物外渗；根据医嘱准确用药，实时观察药物疗效及不良反应；使用甘露醇降颅压时应30min内快速静脉滴注完毕，必要时记录24h尿量；使用氨基己酸过程中观察有无肝肾功能损害及血栓形成；尼莫地平口服用法为40～60mg，每天4～6次，持续三周，必要时静脉用药，静脉泵入尼莫地平时应控制速度，由于尼莫地平活性成分容易被聚氯乙烯（PVC）吸收，所以输注时仅允许使用聚乙烯（PE）输液管，且尼莫地平对光不稳定，因此使用时应避光输注。

8. 心理护理

向患者及家属介绍疾病发生、发展的病因及诱因，增加患者战胜疾病的信心，积极配合治疗；对于疼痛不耐受的患者主动给予更多心理疏导，解除其烦躁、紧张、焦虑、抑郁等不良情绪。

（四）个案管理师工作内容

筛选患者，对确诊或疑似蛛网膜下腔出血的患者纳入个案。余参见脑出血院中全病程管理路径之个案管理师工作内容。

（五）患者配合

患者积极配合监测生命体征，测量身高、体重，入院评估及宣教；配合医生询问病史，既往史、用药情况、专科体格检查及疾病资料收集；在护士协助与指导下自理日常生活。既往基础疾病者，遵医嘱用药，普通饮食或遵医嘱补充营养制剂，急性期绝对卧床 4～6 周，抬高床头 15°～30°。

三、出院标准

1. 蛛网膜下腔出血患者的出院标准

① 复查头颅 CT 提示蛛网膜下腔内的出血完全吸收，CT 上已经看不到高密度影。

② 进行体格检查：颈部软，克氏征和布氏征阴性，脑膜刺激征完全转阴后才可以考虑出院。

③ 完善血管造影检查，如果发现有脑内的血管畸形或者动脉瘤，要给予介入治疗，行动脉瘤栓塞或者开颅行动脉瘤夹闭术，手术后患者病情稳定才可以考虑出院。如果是先天性动脉瘤或者各种继发性的动脉瘤和血管畸形，会导致患者二次出血、三次出血的概率增加，而如果发生再出血，患者死亡率会大大增加，必须针对病因进行处理。

2. 蛛网膜下腔出血患者出院后注意护理

① 调整好心态，日常生活中控制好高血压；合理安排饮食结构，减缓脑动脉硬化；避免劳累、情绪激动等诱因。

② 凡日常生活中出现突发头痛、恶心、呕吐及一过性意识障碍者应及时到医院就诊。

③ 已经确诊为蛛网膜下腔出血者要在医生的安排下及时行脑血管造影，明确动脉瘤诊断，早期治疗，达到彻底根治颅内定时炸弹，不再发生再出血而危及生命。

④ 有些患者，发生蛛网膜下腔出血后随着治疗头痛好转，出血吸收，自认为疾病已痊愈，拒绝进一步行脑血管造影，结果再出血而失去手术时机。家属要积极配合劝导。

四、院后管理——居家随访

1. 短期随访（出院后 1 个月）

由个案管理师组织主管医生、责任护士、营养师、康复师、药师共同制订居家随访及计划。随访内容：患者的家居适应情况，疼痛评估，饮食、服药、活动与休息、心理指导，康复锻炼及效果评估，并发症护理指导。个案管理师在短信或者微信上推送健康宣教内容、接收问题咨询、提醒按时复诊，归集随访数据。责任护士评估患者的家居环境、照护者情况、头痛情况、遵医行为、生活自理能力，指导患者严格按医嘱服药，指导居家饮食、功能活动与休息，指导患者进行吞咽、肢体功能训练、皮肤及管道护理等，给予异常情况（如出现头痛加剧、呕吐、意识障碍加深等情况）的就医指导。

2. 中期随访（出院后1~3个月）

由个案管理师组织主管医生、责任护士、营养师、康复师、药师共同制订居家随访及计划。随访内容：患者目前的症状、体征、用药情况、康复锻炼情况、门诊复查、辅助检查结果。个案管理师在短信或者微信上推送健康宣教内容（饮食、运动、药物、心理、吞咽功能康复、肢体功能康复锻炼、疼痛护理)、接收问题咨询、提醒按时复诊，归集随访数据。医生评估神经功能恢复状态，了解家居康复效果，门诊复查血常规、肝肾功能、电解质、血糖血脂、心肌酶、凝血常规、头颅 CT，监测血压等。

3. 长期随访（出院后3~12个月）

由个案管理师组织主管医生、责任护士、营养师、康复师、药师共同制订居家随访及计划。随访内容：患者目前的症状、体征、用药情况、康复锻炼情况、门诊复查、辅助检查结果、疾病转归、生理、心理、社会适应能力评估及指导、并发症恢复评估。个案管理师在短信或者微信上推送健康宣教内容（饮食、运动、药物、心理、吞咽功能康复、肢体功能康复锻炼、疼痛护理)、接收问题咨询、提醒按时复诊，归集随访数据（表 5-7)。

表 5-7 蛛网膜下腔出血患者随访记录表

姓名： 性别： 年龄： ID 号：

出院时间： 住址： 联系人： 关系： 电话：

随访日期					
随访方式		1. 门诊 2. 家庭 3. 电话	1. 门诊 2. 家庭 3. 电话	1. 门诊 2. 家庭 3. 电话	1. 门诊 2. 家庭 3. 电话
症状	1. 无症状 2. 头痛头晕 3. 恶心呕吐 4. 偏瘫失语 5. 癫痫发作 6. 四肢麻木抖动 7. 肢体疼痛 8. 反应迟钝				

续表

体征	体重/kg				
	脉搏				
	血压/mmHg				
	空腹血糖/(mmol/L)				
生活方式	日吸烟量/支				
	日饮酒量/两				
	运动	次/周	次/周	次/周	次/周
		min/次	min/次	min/次	min/次
辅助检查					
服药依从性		1. 规律 2. 间断 3. 不服药	1. 规律 2. 间断 3. 不服药	1. 规律 2. 间断 3. 不服药	1. 规律 2. 间断 3. 不服药
药物不良反应		1. 无 2. 有__	1. 无 2. 有__	1. 无 2. 有__	1. 无 2. 有__
用药情况	药物名称				
	用法				
	药物名称				
	用法				
	药物名称				
	用法				
下次随访日期					
随访者签名					

五、健康指导

（1）用药指导　严格按医嘱服用，定期复查。

（2）特殊照护　若患者头痛，可采用非药物镇痛，如松弛疗法、自我暗示法、情感支持疗法、音乐疗法、冷热敷、按摩、取舒适体位等，必要时遵医嘱服用镇痛药。

（3）健康咨询　如出现头痛、呕吐、视乳头水肿、颈项强直，还有一些定位症状，如蛛网膜下腔出血如果出现在运动区可以导致肢体偏瘫，如果出现在额叶患者可以出现精神障碍。患者蛛网膜下腔出血所在的部位，可以引起相应的局灶定位体征。若发现这些情况，请及时就诊。

① 电话咨询　拨打神经内科病房护士站电话，可咨询主管医生及责任护士。

② 医院就诊　到当地医院或本院就诊，可咨询门诊教授、副教授及主治医生。

③ 线上咨询　通过关注智医在线，建立健康档案。

合理饮食、适当运动、及时复诊内容参考本章第四节脑出血的健康指导。

第六节 血管性认知障碍

智能障碍是一组临床综合征，可有记忆、认知（概括、计算、判断等）、语言、视空间功能和人格等至少三项受损。智能障碍可分为两大类：先天性智能障碍（如精神发育迟滞）和获得性智能障碍（痴呆）。且痴呆是最常见的获得性进行性认知功能障碍。痴呆是一种获得性进行性认知障碍综合征，影响意识内容而非意识水平。智能障碍包括记忆、语言、视空间功能不同程度受损，人格异常和认知（概括、计算、判断、综合和解决问题）能力降低，常伴行为和情感异常，患者日常生活、社交和工作能力明显减退。痴呆从病因上来分主要分为两大类：变性病和非变性病。前者以阿尔茨海默病为最常见。后者以血管性痴呆为常见。本节主要介绍血管性痴呆的全病程管理。

血管性痴呆是脑血管疾病导致的认知功能障碍临床综合征，是痴呆第三位常见的病因，仅次于 Alzheimer 病和路易体痴呆，我国血管性痴呆所占比例较高，患病率仅次于 Alzheimer 病。

老年痴呆的患者临床表现主要为记忆障碍、认知障碍以及伴随的心境、行为等障碍。早期老年痴呆病患者的临床症状表现不明显，仅会表现为沉默少语，或者不愿意与其他人沟通交流等，随着疾病持续发展，后期患者的临床症状表现越来越严重，导致患者缺乏基本伦理道德观念。老年痴呆病属于人体大脑持续性退行性病变，随着年龄增长，老年痴呆病发生率也随着增加。

（1）记忆障碍　遗忘及记忆力逐渐减退是老年痴呆最突出的症状之一，表现为一些小事不能记住，刚刚做过的事情或说过的话不记得，熟悉的人名记不起来，词汇减少等。

（2）认知障碍　认知障碍是老年痴呆特征性的临床表现，患者反应迟钝，语言功能障碍，学习、工作、社交能力逐渐下降；随着病程的进展，患者的计算力、定向力和视空间能力出现障碍，常算错账、付错钱，穿外套时手伸不进衣袖，外出时迷路不能回家等。

（3）情感障碍和人格衰退情感障碍　是老年痴呆患者就诊的常见原因，常表现为抑郁、情感淡漠、焦躁不安、欣快兴奋；部分患者出现妄想、幻觉，甚至攻击倾向；多数患者有失眠和夜间谵妄。

一、院前全病程管理路径（入院前准备 1~2 天）

1. 主要诊疗工作

常规工作：门诊预约挂号，入院前采集用药史、既往史、现病史，头颅CT、MRI 或者 MRA 检查时间预约，完成三大常规、凝血功能、肝肾功能检查、腹部 B 超、心电图及胸部 X 线片检查。

诊疗重点：完成床位预约，办理预住院手续。根据疫情特点和医院要求，完成核酸检测和在院前准备中心登记。

2. 个案管理师工作

收集患者个案，采集患者用药史、既往史、现病史。协助患者办理床位预约及预住院手续。

3. 患者及家属配合

痴呆患者看病一定要有熟悉患者情况的家属陪同一起。配合院前完成必要检查，预约床位，办理预住院手续，到医院医保科备案，便于后期医保报销。

二、院中全病程管理路径

1. 主要诊疗工作

常规工作：主管医生询问患者病史及进行专科体格检查，完成入院记录、首次病志。完善专科检查。积极治疗基础疾病，观察患者病情变化。对症治疗。

重点诊疗：

（1）实验室检查血、尿常规以及血生化检查。

（2）脑电图检查。

（3）必要时脑脊液检查。

（4）影像学检查，如 CT 检查，头颅 MRI 检查，MRA 检查。

（5）神经心理学检查　常用的评定量表有 Hachinski 缺血指数量表、CDR（Clinical Dementia Rating，临床痴呆分级量表）、蒙特利尔认知评估量表（Montreal Cognitive Assessment，MoCA）、简易精神状态评价量表（Mini-mental State Examination，MMSE）、日常生活能力评定量表（Activities of Daily Living，ADL）。通过评估患者，了解患者处于痴呆的哪一期。常用的早期筛查工具有 AD8 早期筛查问卷，画钟测验，简易精神状态评价量表。以下是蒙特利尔认知评估量表（表 5-8）。

表 5-8 蒙特利尔认知评估量表（MoCA）

姓名：__________

蒙特利尔认知评估量表(MoCA)　　教育年限：__________　　年龄：__________

性别：__________　　日期：__________

项目	内容	得分/分
视空间/执行功能	戊 End　甲　5　乙　2　1 Begin　丁　4　3　丙 [ ] 复制立方体 [ ] 画钟(11点10分)(3分)　[ ] 轮廓　[ ] 数字　[ ] 指针	__/5
命名	[ ]　[ ]　[ ]	__/3
记忆	阅读名词清单，必须重复阅读。读2次，在5min后回忆一次	没有分数
注意力	现在我阅读一组数字(1个/s)　顺背 [ ] 21854　倒背 [ ] 742	__/2
	现在我阅读一组字母，每当读到A时请用手敲打一下。错2个或更多得0分。 [ ] FBACMNAAJKLBAFAKDEAAAJAMOFAAB	__/1
	现在请您从100减去7，然后从所得的数目再减去7，共计算五次。连减：4或5个正确得3分，2或3个正确得2分，1个正确得1分，0个正确得0分。 [ ]93　[ ]86　[ ]79　[ ]72　[ ]65	__/3
语言	现在我说一句话，请清楚地重复一遍，这句话是： “我只知道今天李明是帮过忙的人”。[ ] “当狗在房间里的时候，猫总是藏在沙发下。”[ ]	__/2
	流畅性/固定开头词语“请您尽量多地说出以“发”字开头的词语或俗语，如“发财”，我给您1min时间，您说得越多越好，越快越好，尽量不要重复。”　[ ]______ (N≥11个词)	__/1
抽象能力	请说出它们的相似性。　例如：香蕉---橘子[ ]　火车---自行车[ ]　手表---尺	__/2

记忆：

	脸面	天鹅绒	教堂	雏菊	红色
第1次					
第2次					

延迟回忆：

		面孔	天鹅绒	教堂	雏菊	红色		
	没有提示	[ ]	[ ]	[ ]	[ ]	[ ]	只在没有提示的情况下给分	__/5
选项	类别提示							
	多选提示							

定向力	[ ]星期	[ ]月份	[ ]年	[ ]日	[ ]地方	[ ]城市	__/6

正常≥26/30

总分　__/30

教育年限≤12年加1分

（6）基因检测　有明确家族史的患者可进行基因检测，突变的发现有助于确诊和疾病的提前预防。

2. 重点医嘱

① 长期医嘱　普食、糖尿病或低盐低脂饮食，二级护理，基础疾病药物治疗。

② 临时医嘱　60岁以上患者及高危人群，进行血脂、血液黏稠度、下肢深静脉、颈动脉B超、视力、视野、肺功能、心脏彩超等检查。控制高血压，改善脑循环，促进脑代谢，加强脑保护。

3. 责任护士工作

常规护理：完成入院评估及健康宣教。评估患者基本信息、主诉、现病史、既往史；存在或潜在的护理风险（跌倒、压力性损伤、深静脉血栓、误吸、走失及气道）评估。介绍病室环境、病房设施和设备，医院住院制度、安全制度、陪护与探视制度等。建立入院护理病历，按照医嘱执行二级护理，观察患者病情变化，遵医嘱执行基础疾病药物治疗。完成患者卫生处置、指导患者更换病服。落实晨、晚间护理，患者安全管理，心理护理。

护理重点：完成ADL评估、疼痛评估、跌倒评估、压力性损伤风险评估、深静脉血栓风险评估、吞咽功能评估、营养风险筛查、导管风险评估，并根据评估结果制定个体化的护理措施。测量身高、体重，了解患者食欲、饮食习惯，有无消化系统疾病病史等。指导患者戒烟酒，训练深呼吸、咳嗽、床上排便。肺功能异常者，指导进行爬楼梯、吹气球等肺功能锻炼，呼吸道抗生素、祛痰药、平喘类药物雾化治疗。

（1）护理评估

① 健康史　评估患者既往身体健康状态，了解有无脑卒中病史；询问患者服药情况，了解既往用药史；询问患者的工种、职业，了解有无重金属接触史；询问患者的饮食习惯，有无酗酒、吸烟等嗜好；询问患者亲属中是否有人患病，了解患者家族史。

② 身体状况　评估患者有无智能减退、记忆力下降，是否反应迟钝，出现计算力、定向力和视空间能力障碍。

③ 辅助检查　评估患者脑脊液检查、脑电图检查是否正常，影像学检查中头颅CT和MRI检查是否显示脑萎缩、脑室扩大等。

④ 心理-社会状况　评估患者有无情感障碍和人格衰退。了解患者的精神状态，是否有抑郁、焦躁不安等情绪，有无失眠、夜间谵妄或攻击倾向。

（2）主要护理问题

① 生活自理障碍　与脑血管病导致的患者运动功能下降、定向障碍等认知

功能下降有关。

② 语言沟通障碍　与大脑语言中枢病变或发音器官的神经肌肉受损有关。

③ 情感障碍　与震颤等身体形象改变和语言障碍、生活依赖他人有关。

④ 潜在并发症　肺部感染、压力性损伤。

（3）护理措施

① 一般护理　定时对患者床单、被褥进行更换。同时对患者口腔、鼻腔等进行清理。需要对患者受压部位进行按摩，避免出现压力性损伤。

② 饮食护理　给予易消化、营养丰富且患者喜欢的食品。进食时尽量保持环境安静，以免患者分心造成呛咳、窒息；患者不能自行进食时，喂饭速度不宜过快，应给予患者足够的咀嚼时间；若患者拒绝进食，不要勉强或强行喂食，可设法转移其注意力，使其平静后再缓慢进食；必要时可酌情鼻饲流质，并按鼻饲患者护理。

③ 生活护理　对有记忆障碍的患者，应耐心倾听和解释患者的疑问，多与患者交流，鼓励患者多说话，并借助卡片、图片等，帮助患者记忆。同时，可通过指导患者背诵简单诗句、数字等方式，对其记忆能力进行提高；对有语言障碍的患者，应注意交谈内容要正面、直接、简单、说话声音温和、语速缓慢，一次只说一件事，必要时可借用手势或图片文字等其他有效方式；对有精神、智能障碍的患者，应注意患者的安全，防止自伤和伤人。当患者有被害妄想时，不要与患者争论，可先转移其注意力，安慰患者使其保持情绪稳定，然后再进行解释。注意尽量按患者过去的生活习惯安排生活，尽可能多做日常生活自理能力的训练（如自行穿衣、洗漱、修饰、如厕、淋浴等），并注意做好患者防跌倒、防烫伤、防走失等意外发生。以下是患者走失的防范及处理。

患者走失的防范及处理

（一）防范措施

1. 做好入院告知　对新入院患者及家属详细介绍入院须知，住院期间不允许外出。

2. 入院前高危筛查　对所有的新入院患者进行高危走失的评估并针对高危患者进行防走失的健康教育。

3. 加强巡视和交接班　对高危走失的患者严格进行班班交接及巡视（如记忆力障碍、认知功能障碍、无陪护者、幼儿以及老年患者等），加强与患者及家属防走失重要性的沟通。

4. 及时了解患者病情及心理变化　对于精神、心理、智能障碍患者，及时与医生沟通了解患者的治疗方案和病情进展情况，实行家属 24h 陪伴。

5. 做好防走失的预防工作　对于高危走失患者确保患者穿病服，佩戴好手腕带，并在手腕带上注明科室及家属的电话号码，在患者的病服口袋内写好患者具体情况及联系方式的纸条，以防万一。

(二) 处理措施

1. 发现患者走失，及时寻找。了解患者走失前状况、有无异常表现，查看患者物件（留言、信件等），寻找有帮助价值的线索。

2. 确认患者走失，立即报告主管医师、病室主任、护士长、护理部及保卫办（晚夜班报告总值班）等，与家属尽快联系，共同寻找。

3. 分析患者走失原因，进行相关处理。

(三) 注意事项

1. 医生在医嘱中开出“三防”后护士应班班交接，若家属与患者外出，应告知医护人员。

2. 家属须24h陪同患者：患者无论是外出检查、治疗，上厕所，或是吃饭，均需有人陪同。

3. 稳定患者情绪，避免刺激因素。

4. 予以7岁以下、60岁以上及神志不清的患者佩戴手腕牌。（手腕牌正面注明患者所在病区、床号、姓名、性别、年龄，背面写好患者家属的联系电话）

5. 为防止患者走失，可在患者的脖子上或衣服口袋内放置可识别患者身份、联系患者家属的信息。（如：在患者口袋内放置小纸条，纸条上注明患者的身份、居住地址及家属的联系电话）

6. 患者在住院期间穿好病服。

7. 教患者识别自身身份：如，教会患者自己的姓名、家人的联系电话、现在所在的住所、病区及床位等。

8. 若患者走失，应及时联系本病区医护人员，并拨打医院保卫科电话寻求帮助。

9. 居家的患者建议给老人身上佩戴监护人的联系方式，被丢时可以让其他人识别老人的住址，帮忙找回。

10. 使用当前技术比较成熟的定位器产品，可以通过APP定位老人的具体位置。

④ 用药护理　告知家属药物作用、用法与用药注意事项。有焦虑、激越、

失眠症状时，服用短效苯二氮䓬类药，如阿普唑仑、奥沙西泮、劳拉西泮和三唑仑，注意剂量要小且不宜长期应用，不可以让患者单独拿药，必须在医务人员或家属的陪伴下，监督其按量按时服药。

⑤ 心理护理　关心爱护患者，指导家属用合适的方法与患者沟通，给予家庭社会系统的支持，使患者避免焦虑、抑郁、绝望等不良心理，保持平和安静心态，减少情绪变化，树立信心，积极配合治疗，争取达到最佳康复水平。

4. 个案管理师工作

采集患者信息，评估患者对疾病认知情况、情绪和心理状况及社会支持能力，了解医保、商业保险等医疗费用支付方式，患者安全宣教及心理指导。

5. 患者配合

配合监测生命体征，测量身高、体重，做入院评估及宣教；配合医生询问病史，既往史、用药情况、专科体格检查及疾病资料收集；在护士协助与指导下自理日常生活。既往基础疾病者，遵医嘱用药，普通饮食或遵医嘱补充营养制剂，正常活动。配合康复师进行康复训练。可采用线下认知训练配合线上康复平台，加入脑电、电（磁）刺激等技术设备，根据神经心理评估报告制定个性化的认知康复训练。以下是线上和线下的认知训练内容。

线上训练即利用互联网线上认知训练系统或平台设置的游戏对患者进行认知、语言和情绪方面的训练。此种方法更适合院外。

线下训练即利用益智游戏对记忆力、注意力、定向力进行训练。

（1）记忆力训练　从视觉、听觉等方面进行。如反复向患者讲述一些日常生活的基本知识，带领患者认读识字卡片、几何图形或各种动物和水果卡片等。还可借助经过挑选的、患者熟悉的、内容丰富的图片或音乐材料让患者进行辨识与回忆，如通过照片回忆生命历程、通过音乐回忆生活事件等。

（2）注意力训练　从反应时长、注意的稳定性、注意的选择性、注意转移和分配进行。可以用简单的棋牌类游戏；指导患者阅读各种有趣的画报、图书；动手操作类游戏，如钓鱼游戏等。

（3）定向力训练　从时间的定向、对人物的定向、对地点的定向进行。如在门诊诊室粘贴易懂、醒目的标志，训练患者认识生活中常见的标识牌；与患者接触时，反复讲一些生活的基本知识或反复提及工作人员姓名，要求患者尽力记住这些内容；借助小黑板等向患者讲述日期、时间等内容，逐渐使患者形成时间概念。

三、出院标准

血管性痴呆标准住院日 10～12 天。

出院标准：患者主要症状改善；无需住院处理的并发症和（或）合并症；各项检查结果平稳住院 10～12 天（出院日）。

1. 主要诊疗

常规工作：上级医师查房：评估患者。开具出院医嘱，完成出院记录。向患者及家属交代出院后注意事项、复诊时间地点及项目。开具出院诊断证明书，签署出院告知书，打印病历首页，完成出院病历书写。

2. 重点医嘱

出院医嘱：出院带药及用药指导，促进神经康复药物，康复训练、复诊指导。

3. 责任护士工作

常规护理：出院带药服用方法及注意事项宣教。合理饮食营养及吞咽康复指导，防止误吸。完成患者出院满意度调查，指导患者办理出院手续，复诊与就医指导。

护理重点：出院指导及家居康复指导。

4. 个案管理师工作

签署健康管理知情同意书，出院照护评估（交通、照护需求），制订出院随访计划（短期、中期、长期计划），出院复诊计划（3 个月、6 个月、9 个月、12 个月），出院照护路径（转诊/就医、远程健康管理、居家随访、居家自护）。组织康复师、营养师、药师及社工制订患者居家康复计划。

5. 患者配合

配合出院告知谈话，出院签字、取出院带药，出院宣教及办理出院手续，了解复查程序。填写出院满意度调查表。

四、院后管理——居家随访

由个案管理师组织主管医生、责任护士、营养师、康复师、药师共同制订居家随访及计划，见表 5-2。

1. 短期随访（出院后 1～30 天）

（1）责任护士（24～48h） 家居适应：评估患者家居环境，照护人员情况（照护人数，有无照护技能、照护意愿），家居康复情况。指导居家饮食、活动与休息、遵医嘱服药。指导患者进行吞咽、肢体功能训练，给予心理安慰及异常情况就医指导。评估患者日常生活能力。

（2）个案管理师（15～30天） 对下转患者接收转诊机构信息反馈。出院家居康复患者，电话随访，出院15天健康软文推送，接收问题咨询，落实并发症护理、吞咽、肢体功能康复锻炼健康教育。归集随访数据。

2. 中期随访（出院后31~90天）

（1）个案管理师 出院85天提醒复诊，出院1个月、3个月电话随访，健康软文、视频推送，接收问题咨询，饮食、运动、药物、心理、吞咽障碍康复、并发症护理等健康教育，随访数据归集。

（2）医师 常规检查：颅脑MRI平扫＋增强，神经功能评估（面神经功能：常态、闭眼、示齿、鼓腮、吹口哨、皱额、皱眉、笑容，有无眼干、少泪或多泪；小脑功能：认知功能评估，心理评估。

重点诊疗：分析患者检查报告，评估神经功能恢复状态、指导后期治疗。了解家居康复情况。调查患者健康状况，完成患者认知功能和心理状态评估。接收疾病问题咨询，指导并发症康复治疗及训练。

3. 长期随访（出院91~365天）

（1）个案管理师 出院265天、360天提醒复诊，出院5个月、8个月、11个月电话随访、健康软文、视频推送，接收问题咨询，健康教育（饮食、运动、药物等），归集随访数据。

（2）医生 常规检查：颅脑MRI平扫＋增强，神经功能评价（面神经功能：常态、闭眼、示齿、鼓腮、吹口哨、皱额、皱眉、笑容，有无眼干、少泪或多泪；认知功能与心理评估。

重点诊疗：分析患者检查报告，了解患者手术效果、了解家居康复效果。调查患者健康状况及出院后生活质量，完成患者心理状态评估。指导促进神经功能康复药物使用，复诊（3个月、6个月、12个月各一次）接收疾病问题咨询，指导康复治疗及训练。

五、家居康复指引

1. 合理饮食

（1）普通饮食 进食高热量、高蛋白（鱼、肉、鸡蛋、牛奶、豆奶等）、富含纤维素（韭菜、芹菜等）、维生素（新鲜蔬菜、水果）、营养丰富饮食。每天饮水约2500ml，不宜饮用含糖饮料如可乐、雪碧等。忌食高脂肪、辛辣刺激食物，戒烟酒。避免食用过硬、不易咬碎或易致误咽的食物。

(2) 糖尿病饮食 每天主食250g左右，粗细搭配，全谷物、杂豆类应占主食摄入量的1/3。每天鸡蛋1个，300g液体奶或者相当量乳制品，100g左右瘦肉、鱼虾贝及禽类和适量豆制品。每日蔬菜500g左右，深色蔬菜占1/2以上，绿叶菜不少于50g。少油少盐，成人每天烹调油用量在25～30g（2～3汤匙），食盐用量不超过6g。先吃蔬菜再吃瘦肉，最后吃主食。

(3) 胃管鼻饲流质参考食谱 见表5-9。

表5-9 胃管鼻饲流质参考食谱

流质频次	清流质	普通流质	普通浓流质
第一次	冲米粉(米粉10g,白糖10g)	牛乳加糖(牛乳200ml,白糖25g)	鸡蛋薄面糊(面粉15g,鸡蛋50g,豆油5g,盐1g)
第二次	青菜汁(菜汁200g,食盐1g)	冲米粉加糖(大米粉15g,白糖25g)	牛乳冲藕粉(牛乳200ml,藕粉25g,白糖15g)
第三次	冲藕粉(藕粉10g,白糖10g)	蒸蛋羹(鸡蛋50g,豆油5g,盐1g)	猪肝糊(猪肝25g,面粉10g,盐1g)
第四次	青菜汁(菜汁200g,食盐1g)	豆浆加糖(豆浆250ml,白糖25g)	牛乳冲麦乳精(牛乳200ml,麦乳精30g,白糖15g)
第五次	鸡蛋白水(鸡蛋白20g,白糖10g)	猪肝泥(猪肝30g,豆油5g,盐1g)	鸡蛋薄面糊(面粉15g,鸡蛋50g,豆油5g,盐1g)
第六次	冲米粉(米粉10g,食盐1g)	冲藕粉(藕粉15g,白糖25g)	冲藕粉(藕粉25g,白糖20g)
总能量	265kcal	855kcal	1149.9kcal

(4) 经口进食注意事项 进食前，深呼吸、咳嗽，将呼吸道痰液排除。进食时，取坐位或半坐位，选择不易出现误咽的果冻样或糊状食物，吞咽与空吞咽交互进行，速度缓慢，吞咽时头偏向一侧（左/右），不要用吸管饮水，不要说话。进食后，静坐30min再躺下或活动，漱口，清除聚集在口腔左右两边的食物残渣，保持口腔清洁。

(5) 保持大便通畅 早晨喝一杯白开水，食用黑芝麻、核桃仁、香蕉、蜂蜜等润肠食物、番泻叶少量沸水浸泡茶饮，可有效地预防便秘。必要时，肛门注入开塞露，每次1～2支缓解便秘。

2. 适当运动

尽早自理日常生活、维持日常活动量，注意劳逸结合，避免重体力劳动，提取重物。在家属陪同下外出，防止摔伤。家居环境地面清洁、干燥，房间内光线充足，房间内无障碍物，避免碰撞；患者裤腿不要盖过足背，穿防滑鞋，防止跌倒；平衡能力障碍者，循序渐进地进行平衡功能训练，从坐位→站立平衡→行走训练。出现头晕、恶心、出冷汗、眼前发黑等症状，立即卧床休息，避免意外情况发生。

3. 正确服药

出院后一定要遵医嘱按时服药。到目前为止，药物治疗不能完全治愈痴呆或逆转病程的发展。特别是像阿尔兹海默病类型的痴呆。但是，持续的药物治疗可以让部分患者在某种程度上改善认知、行为和功能症状，延缓病情发展，改善生活质量，同时减轻照护负担。目前治疗痴呆的药物主要分成三大类，第一类是针对痴呆症状治疗的药物，第二类是针对病因的治疗药物，第三类是专门针对精神行为症状的精神药物。对于血管性痴呆，导致血管性痴呆的病因可能是心脑血管病，那么通过药物治疗这些病因，可能会某种程度地改善认知状况。由于90%左右的痴呆患者会出现行为和情绪的问题，所以常常需要服用抗精神病药物。这类药物一定要严格遵守医嘱，尽可能地用小剂量的药物，这一类药物起效往往需要一段时间，因此，服用精神药物需要多观察几周，切忌盲目增加药量。用药过程中密切观察药物的副作用。

4. 特殊照护

（1）心理疏导　家属帮助患者解除疾病引起的思想顾虑和悲观情绪；劝慰患者面对现实，正确对待疾病；耐心听取患者的诉说，鼓励患者恢复日常活动与社会交往。

（2）吞咽训练　吞咽功能康复操：第一节，吞咽肌群按摩（按摩患侧面部、按摩患侧颈部、手指敲击唇周、牙刷刺激面部）；第二节，吞咽肌群运动（吹口哨、鼓腮、吹吸管、放松下颌发音）；第三节，舌肌运动（舌部水平运动、舌部侧方运动、舌部前伸运动、舌部后缩运动）；第四节，头部运动（左旋转运动、右旋转运动、低头运动、后仰运动），每节2个8拍，共8个8拍。

（3）眼睑保护　眼睑闭合不全时，用眼罩保护患侧眼球或用蝶形胶布将上、下眼睑黏合在一起。白天按时用氯霉素眼药水滴眼，睡前予以四环素或金霉素眼膏涂于上、下眼睑之间，保护角膜。减少用眼和户外活动，外出时戴墨镜保护，防止暴露性角膜炎。

（4）面瘫护理　对照镜子观察自己完成皱眉、上抬前额、闭眼、露齿、鼓腮、吹哨等动作，看双侧颜面是否对称，进行自我按摩，表情动作训练。勿用冷水洗脸，避免面部直接吹风，可用生姜末局部敷贴（30min）或温湿毛巾热敷面瘫侧（2～3次/天），温度要＜50℃。加强口腔护理，保持口腔清洁，随时清除口角分泌物，防止口腔感染。配合物理和药物治疗，以促进神经功能恢复。

（5）为痴呆老人设计和安排活动　创造一个友好的人文生活环境，鼓励痴呆老人参与力所能及的活动，能够有效地延缓认知能力的衰退，尽可能地维持老人的生活与社交能力，改善老人的情绪和行为问题，增加生活乐趣，维持老人的自尊和自信，提高老人的满足感和成就感，让他们能享受快乐安宁的晚年生活。活动类型可以是老人感兴趣的活动，力所能及的家务活动，身体锻炼活动，如可以根据老人的体力，每天安排 30min 左右的舒缓运动。也可以是社交活动。还可以做一些认知训练活动。还要安排一些生活功能训练。对于出现生活功能障碍的患者一定不要直接采取替代式的护理方式，这样可能会加速老人的能力衰退，老人的自尊心也会受到伤害。因此，家庭成员要根据老人的情况开发一些生活功能训练的方法。比如，某位老人已经无法握稳饭勺，可以把老人的手搭在护理人员的手上喂食，虽然老人不是自己进食，但同时他也能感受进食的感觉。再比如，老人穿衣服的时候经常扣错纽扣，家人可以在一旁提示，确保老人把纽扣扣在正确的位置，然后赞美老人的努力。

（6）精神症状的照护　痴呆老人的行为和精神症状会表现得多样化，如重复、错认、妄想、猜疑、幻觉、游荡、情感淡漠、激越、攻击、脱抑制行为等。家人在老人出现行为和精神症状时要保持冷静，并理解老人的行为是他们特有的表达方式，要尽可能去洞察老人行为背后所隐藏的感受，并给予老人恰当的照顾和支持。在老人出现行为和精神症状后要及时咨询医务人员，必要时复诊。因为某些行为和精神症状是因为老人的身体不适所引起的，需要医护人员的及时评估和干预，某些比较严重的行为和精神症状则需要精神科医师的介入。

（7）照顾痴呆患者是一个漫长需要耐心、爱心的过程，为照顾者提供专业的照顾技巧和情感支持也是非常重要的。

5. 及时复诊

（1）复诊时间　每 3 月复查一次（分别为 3 个月、6 个月、9 个月、12 个月）。

（2）复诊地点　神经内科门诊或预约本医疗组医生（电话咨询）。

（3）复诊要求　携带影像学资料、出院记录及出院诊断书、门诊病历。

6. 健康咨询

（1）电话咨询　拨打神经内科病房护士站电话，可咨询主管医生及责任护士。

（2）医院就诊　到当地医院或本院就诊，可咨询门诊教授、副教授及主治医生。

（3）线上咨询　通过关注智医在线，建立健康档案，进行线上咨询。

第七节　颅内静脉系统血栓形成

颅内静脉血栓形成（CVT）是指由各种病因引起的颅内静脉或静脉窦血栓形成，使血液回流受阻或脑脊液循环障碍，导致颅内高压和局灶脑损害为特征的一类脑血管病，常伴有脑脊液吸收障碍，导致颅内压增高和局灶脑损害。颅内静脉系统由脑静脉与静脉窦组成（表 5-10），病变可见于脑内浅静脉、深静脉或静脉窦。

表 5-10　颅内静脉系统

<table>
<tr><td rowspan="6">颅内静脉系统</td><td rowspan="4">脑静脉</td><td rowspan="3">浅静脉</td><td>大脑皮质大部分血流→大脑上静脉</td><td rowspan="4">深、浅静脉经乙状窦由颈内静脉出颅</td></tr>
<tr><td>大脑外侧沟附近血流→大脑中静脉</td></tr>
<tr><td>大脑半球外侧面下部 & 底部血流→大脑下静脉</td></tr>
<tr><td>深静脉</td><td>主要是大脑大静脉（Galen 静脉）</td></tr>
<tr><td colspan="2" rowspan="2">静脉窦</td><td>上矢状窦、直窦、下矢状窦→</td><td>窦汇</td></tr>
<tr><td>横窦、乙状窦、海绵窦→</td><td>颈内静脉</td></tr>
</table>

脑静脉窦内血流方向见图 5-1。

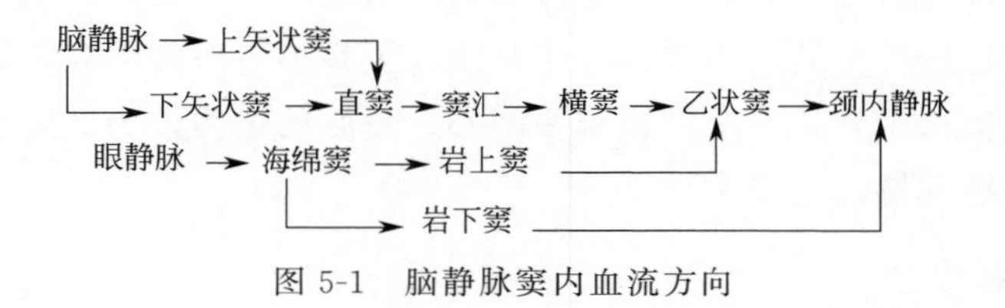

图 5-1　脑静脉窦内血流方向

一、病因病理

颅内静脉系统血栓与其解剖结构有关，解剖变异多、血流慢、容量大，静脉壁薄、不与动脉伴行，易受到颅内压变化和局部占位病变的影响，从而易形成血栓。病因或危险因素主要包括感染性和非感染性两大类，感染性常继发于头面部、耳部或其他部位的化脓性感染及非特异性炎症；非感染性指血液高凝状态、结缔组织疾病、颅内压过低、自身免疫系统疾病、恶性肿瘤、妊娠期和产褥期、机械性促进因素［颅脑创伤（TBI）、腰椎穿刺脑脊液检查、神经外科手术等］、药物因素［服用避孕药、激素替代治疗、静脉注射免疫球蛋白（IVIG）等。2019 版《中国颅内静脉血栓形成诊断和治疗指南》中强调了颅内静脉血栓形成以年轻、女性多见，一般都不具备“传统的”脑血管病危险因素（例如：吸烟、饮酒、高血压、糖尿病、高脂血症等)，其主要危险因素除产褥期和长期口服避孕药外，还包括我国近年来较突出的卵巢过度刺激干预、人工流产术等。

二、临床表现与诊断要点

（一）临床表现

由于脑静脉与静脉窦之间、静脉窦与静脉窦之间以及静脉窦与颅外静脉之间在解剖上相互沟通吻合，因此临床表现常与血栓累及范围、侧支循环条件等因素密切相关，静脉血栓形成的临床症状可以因为血栓形成部位、累及范围、起病缓急而出现众多变化，导致其临床表现复杂多样，不具有特征性。主要表现为：

（1）头痛　头痛为CVT的常见症状。静脉或静脉窦血栓可直接引起小血管和毛细血管高压状态，也可以通过减少脑脊液的吸收来增高颅内压，甚至引起血管壁的破裂导致脑实质出血引起头痛；部分患者入院时即存在意识障碍无法进行疼通评估。

（2）局灶性脑损害　表现为中枢性运动障碍、感觉缺失、失语或偏盲。

（3）癫痫发作　部分性或全身性癫痫发作有时可作为CVT唯一表现。

（4）其他表现　包括硬脑膜动-静脉瘘、视乳头水肿、视物模糊、精神改变、复视、意识障碍或昏迷等，还可表现出眩晕、失语、构音障碍、畏光、颈部疼痛、耳鸣等少见症状。

（二）诊断要点

（1）影像学检查

① CT结合CT静脉成像（CTV）检查　可明确诊断静脉窦血栓形成，观察动静脉病变以及脑组织结构改变，为疑似颅内静脉系统血栓形成的首选检查方法。

② MRI结合MR静脉成像（MRV）　可直接显示血栓及继发脑损害，较CT更为敏感和准确。

③ 数字减影血管造影术（DSA）　DSA仍是明确诊断的“金标准”，但由于其操作不当易导致颅内高压的风险，故不作为常规和首选检查方法。

（2）其他检查　D-二聚体水平升高诊断颅内静脉系统血栓形成的敏感度和特异度分别为94.1%和97.5%，可以作为辅助诊断的重要指标之一。

（3）危险筛查因素　包括慢性炎症性疾病、肾病综合征等；实验室指标包括血常规、凝血功能试验、蛋白S和蛋白C、抗凝血酶Ⅲ等。

三、院前全病程管理路径

（一）院前准备环节

主要诊疗：门诊预约挂号，入院前采集用药史、过敏史、既往史、现病史，完善头颅 CT、MRI，完成三大常规、凝血功能、肝肾功能检查、D-二聚体等检查。

患者由门诊/急诊开具住院证，由病友服务中心下设的院前准备中心通知入院，由病友服务中心增设志愿者服务部门，为患者提供门/急诊导诊、诊间协助、检验检查指导、化验报告查询、便民设施使用等帮助。根据疫情特点和医院要求，完成核酸检测和在院前准备中心登记。完成床位预约，办理预住院手续。

（二）个案管理师准备

(1) 访视患者，收集患者健康资料和病史，评估患者身体、情绪、认知、心理和社会支持状态，掌握患者健康需求。

(2) 讲解颅内静脉血栓形成住院患者全病程管理意义及目的，个案管理师介绍全病程管理服务内容，患者自愿加入，并自主选择合适的全病程管理方案。

(3) 介绍医院环境，包括门诊、急诊、住院部分布，各检查室、电梯、餐饮中心所在位置等。

(4) 介绍疫情常态化防控要求。

(5) 协助患者办理入院。

(6) 患者或家属签署《患者院后健康管理告知书》，收案者填写《智医在线健康管理服务收案登记表》并拍照上传电子版，收案者指导患者或家属使用“智医在线”平台。

（三）患者准备

(1) 准备身份证、口罩、纸质版核酸检测结果。

(2) 准备住院期间日常用品，包括衣物、毛巾、牙刷、纸巾、拖鞋、晾衣架等，避免住院期间单独外出或外宿。

(3) 入院当日至门诊全病程管理窗口凭身份证领取转住院申请表，至住院部办理入院登记手续。

四、院中全病程管理路径

（一）主要诊疗工作

1. 患者基础情况

评估患者一般情况、主诉、现病史、既往史、个人史、家族史、过敏史，查看患者院前检查、检验结果，完善体格检查。

2. 病因治疗

感染性颅内静脉系统血栓形成应予及时、足量、足疗程的抗生素治疗，原发性且未化脓性病灶必要时可行外科手术彻底清除感染来源；非感染性治疗应在治疗原发病的基础上积极纠正脱水，降低血液黏稠度，改善血液循环。对口服避孕药相关CVT的治疗推荐：建议立即停用此类药物，并且以后都不要应用此类药物。此外对于有CVT病史的女性，应告知妊娠期有静脉血栓形成和流产风险。

3. 抗凝治疗

抗凝是针对CVT的主要治疗手段，可防止血栓扩散、促进血栓溶解，积极预防深静脉血栓以及肺栓塞的形成，无禁忌证的患者应尽早开展抗凝治疗。可用药物包括：低分子肝素（急性期）、华法林（急性期后），以及达比加群、利伐沙班、阿哌沙班、依度沙班等新型抗凝药。对于无抗凝禁忌的CVT应及早接受抗凝治疗，急性期使用低分子肝素，剂量为90～100IU/kg，每日2次皮下注射；或使用普通肝素，初始治疗应使部分凝血活酶时间延长1.5～2.5倍。疗程可持续1～4周，低分子肝素的安全性和有效性略优于普通肝素。伴发于CVT的少量颅内出血和颅内压增高并不是抗凝治疗的绝对禁忌；此外，对于有可迅速控制危险因素的CVT，如妊娠、口服激素类避孕药物，抗凝治疗可在3个月内；对于危险因素不明或轻度遗传性血栓形成倾向的CVT，口服抗凝治疗应持续6～12个月；对于发作2次以上或有严重遗传性血栓形成倾向的CVT，可考虑长期抗凝治疗。新型口服抗凝药达比加群的疗效和安全性与华法林类似，但比华法林使用方便。对头面部感染相关CVT，抗凝治疗的疗效尚不明确，但有增加颅内出血的风险；对于妊娠合并CVT患者，建议全妊娠期使用低分子肝素钠进行治疗。

4. 血管内治疗

包括溶栓治疗、血管内机械取栓治疗、球囊扩张成形术和血管内支架植入治疗等，新版指南建议总体上慎用血管内治疗（局部溶栓、机械取栓、血管内支架或两种、两种以上方式联用）。在足量抗凝治疗无效且无严重颅内出血的重症患者，可在严密监护下慎重实施局部溶栓治疗。对于已有颅内出血或其他方法治疗无效的急性、亚急性CVT患者，在有神经介入条件的医院，经导管机械取栓术是可供选择的治疗方法。对慢性血栓导致的静脉窦狭窄和颅内高压患者，有条件的医院可严格选择病例，考虑行狭窄部位静脉窦内支架术，但长期疗效和安全性仍需进一步评估。血管内治疗后的抗栓方案依治疗措施和患者病情进行个体化选择。

5. 颅内压增高处理

对颅内高压者，可采用甘露醇、甘油果糖、呋塞米、白蛋白等药物脱水降压治疗；但应防止过度脱水导致血液浓缩等因素加重CVT病情，除非基础疾病治疗需要，常规使用糖皮质激素治疗CVT并无益处，CT/MRI未发现脑实质病变的CVT患者更应避免使用糖皮质激素。对严重颅内高压或出现早期脑疝者，应该紧急处理，必要时可行去骨瓣手术减压或脑脊液分流治疗。

6. CVT相关预防要点

积极治疗病因和控制相关因素、对于复发性CVT伴有严重血栓形成倾向的患者，可考虑长期口服抗凝药物；有CVT病史的妊娠期女性，可在权衡利弊后，考虑全妊娠期采用低分子肝素抗凝治疗。对首次癫痫发作的CVT患者，应尽早使用抗癫痫药物控制发作，对无痫性发作患者，不推荐预防性使用抗癫痫药物。

（二）责任护士工作内容

（1）责任护士热情接待，自我介绍、介绍科室环境。

（2）入院常规评估工作　测量体温、心率/脉搏、呼吸、血压、体重等，完善基本信息、首次护理记录单、体温单、入院评估单、特别护理记录单、疼痛评估等；签署住院须知，宣教内容包括：疫情防控要求、探视制度、腕带的作用、医生/护士查房时间、检查预约要点，消防安全等。

（3）密切观察病情变化，及时监测各项凝血功能指标。

（4）一般护理　鼓励患者多活动、多饮水，改变血液高凝状态，女性患者应停止口服避孕药物减少诱因。对于长期服用抗凝药物的患者应及时修剪指甲，避免抓挠皮肤；存在肢体无力需要卧床的患者翻身活动时、转运过程中应避免磕碰；正常活动患者应穿着长短适宜的裤子、防滑的鞋子，尤其在行走、沐浴过程中应预防跌倒发生，注意休息，避免重体力活动，避免情绪波动，保证睡眠，保持大便通畅。

（5）用药护理　指导患者规律服用抗凝药，避免多服或漏服；用药后观察患者有无皮肤黏膜出血、消化道出血、牙龈出血、眼底及颅内出血等，指导定期复查凝血功能、肝肾功能及大小便常规，一旦发生出血倾向应及时告知医生，积极对症处理。

（6）饮食护理　选择清淡饮食，进食低盐、低脂、易消化且富含纤维素的食物，多食蔬菜水果，保持大便通畅；忌辛辣刺激食物、忌烟酒，避免服用坚硬、影响吞咽及消化的食物：如刺较多的鱼类、坚果类，避免造成消化道黏膜损伤出血。

（7）介入围术期护理

① 术前应做好患者心理疏导，术前准备包括清洁腹股沟穿刺区域、根据医嘱予以术前导尿、协助患者更换清洁病号服、佩戴手腕带、建立静脉通路备用，遵医嘱准备术前、术中药物。

② 术后护理

a. 严密观察患者神志、瞳孔、生命体征、肢体活动状态、言语功能、穿刺点周围敷料及皮肤状况、足背动脉搏动等。

b. 积极预防术后深静脉血栓发生：观察穿刺处肢体远端皮肤颜色、温度、足背动脉搏动等情况，了解患者有无肢体活动及感觉障碍，对比双侧腿围；鼓励患者麻醉复苏后多饮水，同时加强健侧肢体功能锻炼、指导患者穿刺侧肢体足背伸屈运动，促进静脉回流；必要时使用弹力袜、气压治疗等物理预防。

（8）癫痫发作护理（部分性或全身性癫痫发作有时可作为CVT唯一表现）：保持室内光线柔和，避免强光刺激；保持呼吸道通畅，床头备开口器、舌钳、包有纱布的压舌板，预防发作时舌咬伤；癫痫发作时，切不可过度按压肢体，防止发生骨折，遵医嘱使用镇静药等药物。

（三）个案管理师工作内容

（1）向个案及家属介绍个案管理小组组成结构及多学科协作个案管理团队，建立信任关系。

（2）参与病房查房，访视患者，收集患者资料及病史，评估其身体、情绪、认知、心理和社会支持状态，掌握患者健康需求，对个案进行系统评估，拟定院中照护计划。

（3）介绍并让患者及家属理解治疗方案、照护计划，各阶段的短期及长期治疗目标，使其了解检查过程、病情进展情况、治疗目标、用药情况及疾病预后情况。

（4）做好个案或家属与其他医疗团队间的沟通桥梁，注重人文关怀与心理疏导。

（5）监测并管理住院时长，组织个案管理团队会议，与医疗团队一起草拟患者出院时间和院后照护计划。

（6）动态评价个案管理效果，及时修改或完善照护计划。

（四）患者配合

（1）当医务人员介绍环境、住院须知、检查注意事项、病情观察要点、并发症预防等重要事项时应注意倾听、仔细阅读。行走前确认地面干燥，注意潮湿地面的警示标志。根据自身状况，使用走廊扶手、助步器等，并找人陪同，保障安全，独自行走时，感到不适、不能移动时请原地坐下或靠墙，并呼叫他人帮助。

（2）患者应积极与个案管理师进行沟通，明确自己需要解决的问题，同时，患者应注意观察病情变化，对于诊疗效果及时客观反馈，为进一步诊疗工作与诊疗效果评价提供参考。

（3）造影术后恢复期间，一定要注意观察下肢皮肤温度、颜色改变及肿胀、疼痛等症状，发现异常及时报告医务人员；及早识别静脉血栓并及时报告，以便及早干预。

五、院后管理——居家随访

1. 出院转诊

医生在“病案首页”点击转院选项→护士填写需求评估表→个案管理师填写转诊目的→选择转诊机构→转诊机构完成系统收案、做好转诊收治准备→患者转院、完成转诊流程。

2. 居家随访

颅内静脉系统血栓形成的监测和随访内容包括：

（1）患者基本信息、诱发因素、诊断、急性期治疗、预防性治疗及阶段性随访计划。

（2）定期监测患者并发症的控制和规范化药物服用情况。

（3）存在CVT病史的患者再次出现持续性的严重头痛时，需重视有关CVT复发的评价，注意颅高压的可能。

（4）指导患者去除引起CVT的病因是避免复发的重要手段，如高同型半胱氨酸血症、口服避孕药物、各种急慢性感染或炎性疾病、各种血液系统疾病、肿瘤或外伤等。

（5）对于长期使用抗凝药物的患者，个案管理师在随访过程中注意询问用药时有无出现皮下出血点、瘀斑、黑粪、血尿、牙龈出血、鼻出血、眼结膜出血等症状，请及时和医生沟通，调整用量；嘱咐患者出现头痛、神志改变时警惕脑出血。

（6）根据随访结果对预防性治疗方案进行调整。

① 短期随访出院后（3个月内） 评估疼痛、眩晕等发生情况，给予饮食、服药（抗凝药）、活动与休息、心理指导，康复锻炼指导，根据患者疾病变化程度评估治疗的有效性，耐心听取患者的提问。

② 中期随访出院后（3～6个月） 回访内容包括患者的目前情况，服药（抗凝药）、锻炼、生活等情况及健康指导，定期复查提醒等。

③ 长期随访出院后（6～12个月） 当疗效不理想时，回顾诊断、治疗策略、剂量和依从性，评价治疗反应或改变治疗方案。

3. 电话随访流程

拨通电话前先了解患者基本信息，包括姓名、年龄、性别、疾病诊断、转归、出院带药基本情况、主要阳性体征等；电话接通时，使用礼貌用语，先自我介绍，再确认接电话者的身份，并说明致电目的；通话结束时，对患者及家属的配合表示感谢，等对方挂机后再挂电话。

4. 院后健康指导

（1）一般指导 饮食上应选择易消化、低盐、低脂食物；注意休息，避免重体力活动，避免情绪波动，保证睡眠，保持大便通畅，避免身体各部位被尖硬物碰撞，选择柔软性好的牙刷，刷牙等动作宜轻柔，体位改变时，动作慢，防止体位性低血压导致跌倒。

（2）适当运动 适当的运动干预指导方案能正确引导患者参与身体活动，从而改善身体功能，促进疾病康复。

（3）用药指导 CVT患者需长期抗凝治疗，定期随访。告知药物注意事项和不良反应，严格遵医嘱服药，不可随意增减药量、更换药物，服药期间戒烟酒，注意观察有无血尿、便血、牙出血、鼻出血等现象发生，如有异常，及时就诊，定期复查血常规和凝血功能。

（4）及时复诊

① 制订复诊计划，指导患者按时复诊。

② 如果复诊面诊不便患者，可通过在线门诊复诊。

③ 如果随访过程中患者因病情需要再入院，经医生评估需返院治疗者，由个案管理师按照免门诊住院申请流程安排住院（需提前3～7天申请）。

④ 个案管理师在全病程分级诊疗系统（HCCM）填写《转住院申请表》。

⑤ 医生登录全病程分级诊疗系统（HCCM）查看个案资料、评估患者，符合标准的个案，在HCCM系统收案审核处点击“同意收案”并填写建议入院时间、费用、管床医生、病情轻重缓急程度。

⑥ 入院服务中心按照《转住院申请表》的内容根据科室收治原则电话及短信通知患者入院日期及入院前准备事项。

⑦ 患者于入院当日至门诊全病程管理窗口凭身份证领取转住院申请表，至住院部办理入院登记手续。

(5) 健康咨询　CVT 总体预后较好，一半以上的患者能够痊愈，病死率不超过10%，少数有复发。预后不良的因素包括高龄、伴发颅内出血、癫痫发作、昏迷、精神障碍、脑深静脉血栓形成、颅后窝病灶、原发病灶加重或出现新发病灶、中枢神经系统感染或肿瘤等。应加强患者心理疏导，使其正确认识疾病，增强战胜疾病信心。

5. 复诊免门诊床位申请

① 随访过程中患者因病情需要再入院，经医生评估需返院治疗者，由个案管理师按照免门诊住院申请流程安排住院（需提前 3～7 天申请）。

② 个案管理师在全病程分级诊疗系统（HCCM）填写《转住院申请表》。

③ 医生登录全病程分级诊疗系统（HCCM）查看个案资料、评估患者，符合标准的个案，在 HCCM 系统收案审核处点击“同意收案”并填写建议入院时间、费用、管床医生、病情轻重缓急程度。

④ 院前准备中心按照《转住院申请表》的内容根据科室收治原则电话及短信通知患者入院日期及入院前准备事项。

⑤ 患者于入院当日至门诊全病程管理窗口凭身份证领取转住院申请表，至住院部办理入院登记手续。

6. 结案

(1) 结案条件　管理周期结束、个案死亡、个案要求结案、个案失联（三个月内连续追踪三次未得到回复）。

(2) 结案办法　所有结案个案须于 HCCM 系统照护计划点击“结案”，并将病患管理状态修改为“已结案”，完善相关记录和个案电子档案。

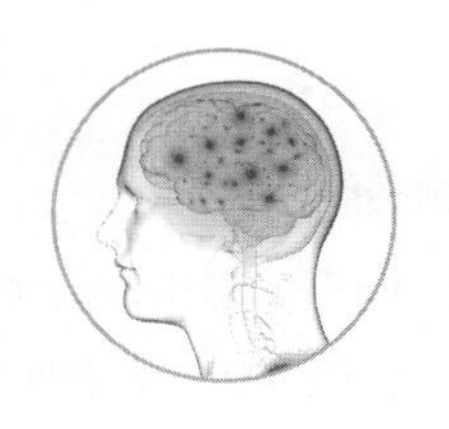

·第六章·
脑血管疾病神经介入治疗

第一节 神经介入医学

神经介入医学（Neurointerventional medicine）是“介入医学”的重要组成部分，主要治疗神经系统疾病。神经介入医学即介入神经放射学，是指利用血管内导管操作技术，在计算机控制的数字减影血管造影（Digtal subtraction angiography，DSA）系统的支持下，通过选择性造影、栓塞、扩张成形、机械清除、药物递送等具体方法，对累及人体神经系统血管的病变进行诊断和治疗，达到栓塞、溶解、扩张、成形和抗肿瘤等治疗目的的一种临床医学科学。

人体的动脉都是相通的，神经介入实际是充分利用了人体血管通路，可从大腿根部腹股沟位置穿刺股动脉，伤口只有大约一个小米粒大小，导管由此进入，建立进入脑动脉的通道，脑血管支架、扩张球囊、弹簧圈等介入材料就可以通过导管到达靶血管和靶病变，快速撑开患者狭窄闭塞的血管，或应用弹簧圈堵塞动脉瘤和出血点。

一、神经介入治疗的适应证

（1）缺血性脑血管病　颈部和颅内动脉血管狭窄、急性或慢性脑动脉闭塞等。

（2）出血性脑血管病　颅内动脉瘤，脑动静脉畸形、硬脑膜动静脉瘘、颈动脉海绵窦瘘和脊髓血管畸形等。

二、神经介入的重要性及优势

神经介入治疗不同于传统的开颅手术，具有不开颅、损伤小、患者恢复快的特点，是微创外科的方法之一。神经介入手术与传统的开放手术相比具有以下一些优点。

1. 微创手术、体表不留瘢痕

神经介入技术避免了开颅手术带来的组织创伤，术后恢复快，并发症少，所以容易被患者接受；对于从技术上既可以开颅夹闭又可行介入治疗的动脉瘤患者，推荐行血管内介入治疗，在当今已经成为一种共识。

2. 适应证广、绝对禁忌证少

神经介入手术操作创伤小、时间短，对患者而言损伤轻、痛苦小、危险低；对于那些因合并症多不能耐受开放手术或全麻的患者，是一个好的选择。由于介入手术采用血管内途径，避免了因病变部位带来的手术限制，如：高位或很低位的颈动脉狭窄，手术难以暴露，介入就可以轻松实施；颅内多发动脉瘤，介入治疗可以一次完成；脑深部或重要功能区的血管病变，如丘脑、脑干的动静脉畸形，手术常很难或无法实施，介入手术常可以完成治疗。

3. 快捷、迅速

神经介入手术在紧急情况下可以快速实施，如急性脑血栓的介入治疗。完成股动脉穿刺，并将导管插至病变血管，常可以在数分钟或十余分钟内完成，可以在最短的时间内完成血管再通，挽救脑组织。对于急性脑梗死的机械取栓治疗就是介入治疗快捷的最佳体现。其他脑血管病的介入治疗也体现了这个特点。

4. 可以与外科手术互相补充，有机结合

比如：大的脑动静脉畸形，直接手术切除创伤大、出血多、危险高，可以先部分栓塞，缩小体积，控制血流量，手术全切就更安全。颅内富血运肿瘤，术中出血不好控制，常常无法切除或不能全切，采用术前栓塞后就会大大提高治愈率和安全性。近年来，复合手术（也称杂交手术）在血管疾病的治疗中备受推崇，就是将神经介入与开放手术有机结合的结果。

第二节 缺血性脑血管病介入治疗

为提高医疗体系总体经营服务质量、改善就医条件、缓和医患矛盾等，采用“线上＋线下”的方式，为院内、院外患者进行个性化管理，链接各类资源，对

脑血管神经介入治疗患者实施院前—院中—院后全病程管理模式。个案管理师全程介入，精准对接医生及患者需求、协调多种医疗资源、减少患者治疗的片段化和重复性、提高诊疗质量、增强治疗信心、增加治疗的完整度，实现了医联体机构间的互联互通、信息共享、分级照护、适时转诊和对患者全程、精准、连续的服务。

缺血性脑血管病（Ischemic cerebrovascular disease，ICVD）主要是指由于颅内外动脉狭窄或闭塞导致的脑血管病，占所有脑血管病的80%以上。缺血性脑血管病的治疗关键在于早期诊断、早期干预。随着神经血管影像诊断技术和介入治疗技术的发展，通过介入手段恢复脑组织血运已成为预防和治疗缺血性脑血管病的重要方法之一。

缺血性脑血管病的介入诊疗包括：缺血性卒中急性期动脉溶栓、颈动脉狭窄的血管内介入治疗、颅外段椎动脉狭窄的介入治疗、颅内动脉狭窄的血管内治疗。

一、院前全病程管理路径

1. 主要诊疗工作

（1）由神经内科专科医生、护士、医技人员组成门、急诊诊疗团队。

（2）诊室相对固定，配置有相关诊疗检查设备与工具（如听诊器、血压计、阅片灯等）。

（3）医院具有缺血性脑血管病相关检查、检验设备与技术。

（4）患者遵医嘱完善检查、检验，经过专科医师诊断后符合缺血性脑血管病的相关诊断。

①缺血性脑卒中急性期动脉溶栓

a. 对于急性缺血性脑卒中患者，如满足下述条件，可采用血管内介入治疗：(a) 发病前mRS评分为0分或1分；（b）明确病因为颈内动脉或大脑中动脉M1段闭塞；（c）年龄≥18岁；（d）NIHSS评分≥6分；（e）ASPECTS评分≥6分；（f）动脉穿刺时间能够控制在发病6h内。

b. 对于大脑中动脉M1段及颈动脉闭塞而致急性缺血性脑卒中患者，如发病前mRS评分>1分、ASPECTS<6分或NIHSS评分<6分，在仔细分析获益风险后，可考虑对筛选后的患者进行动脉取栓治疗。

c. 如患者同时满足静脉溶栓与动脉取栓的要求，推荐进行静脉溶栓和动脉取栓桥接治疗模式，不推荐越过静脉溶栓直接进行血管内处理，且不应等待观察静脉溶栓的具体疗效。

d. 对于大脑前动脉、椎动脉、基底动脉及大脑中动脉 M2 段闭塞而致急性缺血性脑卒中患者，在仔细分析获益风险后，可考虑对筛选后的患者进行动脉取栓治疗。

e. 对发病 6～16h 内影像学明确为前循环大血管闭塞的急性缺血性脑卒中且符合 DAWN 或 DEFUSE-3 标准的患者，推荐血管内介入治疗。

f. 对发病 16～24h 内影像学明确为前循环大血管闭塞的急性缺血性脑卒中且符合 DAWN 标准的患者，可采用血管内介入治疗。

g. 对于同时具备颅内血管闭塞和颅外血管闭塞的串联病变的患者，进行取栓治疗可能是合理的，其具体取栓模式可根据患者病变情况个体化选择。

表 6-1 改良 Rankin 评分量表用于评价各类脑卒中患者预后状况，康复期患者功能残疾水平的疗效判定。

表 6-1 改良 Rankin 评分量表（modified Rankin scale，mRS）

症状	评分/分
完全无症状	0
尽管有症状，但无明显功能障碍，能完成所有日常职责和活动	1
轻度残疾，不能完成病前所有活动，但不需要帮助，能照顾自己的事务	2
中度残疾，要求一些帮助，但行走不需要帮助	3
重度残疾，不能独立行走，无他人帮助不能满足自身需求	4
严重残疾，不能独立行走，无他人帮助不能满足自身需求	5
死亡	6

表 6-2NIHSS 评分（见脑出血）用于评估脑卒中患者神经功能缺损程度；基线评估可以评估脑卒中严重程度，治疗后可以定期评估治疗效果；基线评估＞16 分的患者可能死亡，而＜6 分很有可能恢复良好，每增加一分，预后良好的可能性降低 17%；评分范围为 0～42 分，分数越高，神经受损越严重。

表 6-2 NIHSS 评分

0～1 分	正常或近乎正常
1～4 分	轻度卒中/小脑卒中
5～15 分	中度脑卒中
16～20 分	中-重度脑卒中
21～42 分	重度脑卒中

② 颈动脉狭窄的血管内介入治疗

a. 对症状性颈动脉狭窄 70%～99% 的患者，可考虑行颈动脉膜剥脱术（CEA）或颈动脉支架血管成形术（CAS）治疗。

b. 对症状性颈动脉狭窄50%～69%的患者，同样可考虑行CEA或CAS治疗。

c. 对于大范围脑梗死患者实施血管内干预时，可在2周后实行CEA或CAS治疗。对于TIA、小脑卒中、非致残性脑卒中，2周内行手术或血管内处理对预防卒中再发更有利。

d. 对非症状性颈动脉狭窄≥70%的患者，在充分评估患者手术的风险与获益比的情况下，且在围手术期致残或致死率能够控制在3%以下时，可以考虑行CAS或CEA治疗。

e. 行CAS治疗的患者，术前应给予氯吡格雷和阿司匹林联合治疗，术后两者联用至少3个月。

③ 颅外段椎动脉狭窄的介入治疗

a. 症状性椎动脉颅外段动脉狭窄≥50%的患者，若药物治疗无效，可考虑血管内治疗。

b. 非症状性椎动脉颅外段高度狭窄≥70%患者，若狭窄进行性加重，可考虑血管内介入治疗。

c. 非症状性椎动脉颅外段高度狭窄≥70%患者，若伴有对侧椎动脉先天发育不良或缺如，可考虑血管内介入治疗。

d. 症状性锁骨下动脉狭窄≥50%患者，若药物治疗无效，可考虑血管内治疗。

e. 行椎动脉和锁骨下动脉狭窄介入治疗的患者，应给予氯吡格雷和阿司匹林联合治疗，术后两者联用至少维持3个月。

④ 颅内动脉狭窄的血管内治疗

a. 症状性颅内动脉狭窄患者宜首先采取优化的药物治疗。

b. 药物治疗无效的患者可在完善的影像学评估及风险/效益衡量后，在有条件的医院行球囊成形和（或）支架置入治疗。

c. 非症状性颅内动脉粥样硬化性狭窄目前尚不推荐球囊成形和（或）支架置入术治疗。

患者由门诊/急诊开具住院证，由病友服务中心下设的院前准备中心通知入院（急性缺血性脑卒中溶栓患者可由急诊脑卒中绿色通道快速入院），由病友服务中心增设志愿者服务部门，为患者提供门/急诊导诊、诊间协助、检验检查指导、化验报告查询、便民设施使用等帮助。

2. 个案管理师准备

（1）访视患者，收集患者健康资料和病史，评估患者身体、情绪、认知、心理和社会支持状态，掌握患者健康需求。

（2）介绍医院环境，包括门诊、急诊、住院部分布，各检查室、电梯、餐饮中心所在位置等。

（3）介绍疫情常态化防控要求。

（4）协助患者办理入院。

3. 患者准备

（1）准备身份证、口罩、纸质版核酸检测结果。

（2）准备住院期间日常用品，包括衣物、纸巾、拖鞋、洗漱用品、晾衣架等，避免住院期间单独外出或外宿。

（3）入院当日至门诊全病程管理窗口凭身份证领取转住院申请表，至住院部办理入院登记手续。

二、院中全病程管理路径

（一）主要诊疗工作

（1）询问缺血性脑血管疾病患者一般情况、主诉、现病史、既往史、个人史、家族史、过敏史，查看院前检查、检验结果，完善体格检查。

（2）监测缺血性脑血管疾病患者生命体征，完善患者自理能力、肌力评级、跌倒/坠床风险、压力性损伤风险、血栓风险、心理状况、疼痛、吞咽功能评定等专科监测指标的评估，临床常用的评估工具有自理能力评估量表（Barthel 指数）、跌倒/风险评估表、Braden 压力性损伤评估表、Caprini 血栓评估表、疼痛评估表、导管脱落风险评估表、营养风险筛查评估表等入院评估。

（3）根据各项评估结果，进行全面的住院宣教及缺血性脑血管疾病介入治疗的健康宣教，并监测宣教效果。

（4）确定诊疗计划

① 对已确诊的缺血性脑血管病患者提供疾病对症支持规范化治疗。

② 完善缺血性脑血管病介入术前各项检查、检验，为神经介入治疗提供依据。

③ 对于治疗效果欠佳、症状加重、治疗期望过高或难以管理的患者，加强与患者沟通，继续完善或复查相关检查、检验，积极对症支持治疗，密切监测生命体征变化；必要时行疑难病例讨论确定最佳治疗方案。

（5）动态评估诊疗效果，调整或完善诊疗措施。

(二)责任护士工作内容

1. 接待及介绍

责任护士热情接待，自我介绍、介绍神经介入科医护人员、介绍医院及病室环境。

2. 完成入院常规评估工作

完善基本信息、体温单、入院评估单、特别护理记录单、疼痛评估等，根据各项评估结果予以对应的住院宣教等；加强与患者和家属沟通，鼓励患者和家属表达自己的感受和疑问，并耐心进行解释。向患者和家属介绍缺血性脑血管疾病的性质与发展，取得家属的最大配合，稳定患者的情绪。

3. 病情观察

（1）按护理级别监测生命体征、呼吸动度，动态观察病情变化，做好护理记录。

（2）观察患者有无头痛、呕吐、意识障碍、失语等一系列的不良症状，运动、感觉、协调及平衡能力如何，有无共济运动障碍，有无视觉损害，是否出现发作性症状和精神症状。

（3）观察排尿状况是否良好，是否出现尿频、尿急、尿潴留等膀胱功能障碍的症状。

（4）观察患者的饮食、睡眠、大小便情况。

（5）观察患者的心理状态，做好心理的动态评估。

4. 健康教育

（1）根据患者自理能力程度及护理级别，落实陪护，给予防跌倒/坠床宣教。

（2）根据患者的营养评估结果和既往史、BMI 等，予以疾病饮食等宣教（如低盐低脂饮食、糖尿病饮食等，饮食要营养丰富均衡、易于消化，进食要慢，防止呛咳）。

（3）根据患者既往高血压病病史、代谢性疾病病史、前期辅助检查结果等，予以监测体征、规律服药等宣教。

（4）根据患者生命体征、临床体征、神经系统病变情况，予以体位、肢体活动等宣教。

（5）根据患者诊疗计划，予以神经介入术前、术中、术后等专科宣教［如：术前准备沙袋（或盐袋）、干净衣物、中单等，术前禁食禁饮、留置导尿管、服用口服药、留置静脉治疗管道等，术中配合注意事项，术后饮食、卧床、体位、患侧肢体制动及时间、踝泵运动、防止术后并发症等宣教］。

5. 神经介入围手术期护理

（1）手术前护理

① 医院内相关的护理人员必须要及时对患者的血压、脉搏、体温等各项生命体征进行详细的检查，并进行记录。

② 注意对患者的情绪进行安抚，作为一种新型的疾病治疗措施，患者对于治疗过程了解不足，出现紧张、焦虑等情绪，需要护理人员进行耐心细致的讲解(说明脑血管造影术是经股动脉插入导管，注入造影剂以显示其分布的状态，从而了解血管有无畸形、病变等，介入手术治疗的意义等)，并介绍手术安全性高、创伤小的优势，缓解不良情绪，防止较大的情绪波动对疾病产生影响。

③ 对检查的各项过程进行完善，确定生化指标、血常规、凝血指标，并完善 CT、心电图以及血管超声各项检查。

④ 对于需要进行支架植入的患者，需要做好药物的准备工作，在术前 3 天口服阿司匹林肠溶片和氯吡格雷片。

⑤ 对于手术患者则需要在术前 1 天进行皮肤区域的备皮，并更换衣物，手术前 6h 左右，监督患者禁食、禁水，防止在手术进行过程中发生呕吐现象。

⑥ 对存在过敏史患者进行检测，防止药物使用过敏。

⑦ 根据麻醉方式确定是否需要留置尿管，指导患者术前在床上训练大小便及踝泵运动。

(2) 术中护理

① 在手术进行的过程中，做好手术的各项配合工作，备齐手术需要的物品，及时建立静脉通道，急救药品放在固定并且可以随时取到的位置，备齐阿托品、多巴胺等静脉用药，同时还需要掌握上述药物的药理作用和常规剂量，以便在需要使用时及时配合救治。

② 要密切关注患者的各项生命体征，并且及时询问患者的实时反应，做好相关的预防措施。

(3) 术后护理

① 在手术结束后，常规护理进行强化，在拔出动脉鞘之后需要对穿刺点按压 20～30min，使用弹性绷带加压 24h，使用沙袋（或盐袋）加压 6～12h，密切监测穿刺区域是否有渗血、血肿形成及局部感染等，注意观察患者足背动脉搏动的情况。与此同时，需要特别注意的是，在穿刺进行后的 12～24h，患者的下肢部位不可轻易弯曲活动，介入术 24h 内，绝对卧床休息，介入术 24h 后不可过早下床活动。

② 在术后 1h 指导患者饮水，6～8h 饮水量保持在 1000～2000ml，防止发生低血糖和体液量不足的问题，并促进对比剂及时排出体外；在术后 2h 内患者未出现恶心、呕吐等情况，可引导患者进食易消化食物，避免食用过冷、过热、过

糙等食物，以免损伤消化道黏膜。

③ 护理人员要及时与患者进行沟通，向患者讲解关于术后需要重点注意的事项，提高患者的认知程度。改善患者的负面情绪，使患者能够保持一个积极、乐观的心态，较好地缓解患者的心理压力和精神压力。

④ 必须监督患者定时定量服用相应的治疗药物，从而促进患者能够尽早康复。

⑤ 注意对术后并发症进行控制，主要包括：脑出血、脑血管痉挛、下肢动静脉血栓三种情况。

a. 出血是介入治疗的严重并发症，因此在患者返回病房需立即进行生命体征监测，定期测量血压，严密观察皮肤及黏膜情况：有无皮下出血、牙龈出血、鼻出血、注射部位有无渗血。消化道系统情况：胃出血、便血。泌尿系统：血尿。颅内出血：意识障碍加深等。神经功能缺损评定 NIHSS（意识、肌力等）异常情况，急抽血查出凝血功能，及时对出血进行预防。

b. 注意对下肢动静脉血栓形成或者斑块脱落的预防，严格按照手术的要求进行肝素的持续灌注，并注意是否存在语言不清晰、面纹变浅等问题。

c. 注意对血管迷走神经反射的及时处理，一旦发现胸闷、恶心、心率血压骤减等问题，需立即进行扩容，静脉推注阿托品和多巴胺等。

⑥ 患者术后需要长时间制动，导致情绪波动，因此应该对患者进行耐心劝导，向患者及家属讲解术后的注意事项和可能出现的并发症，加强术后的巡视工作，及时观察患者心理和病情的变化，便于发现问题之后及时处理。

6. 康复护理

（1）康复治疗应在疾病的早期，病情有所缓解时就开始。

（2）康复治疗应在专业康复指导下循序渐进地进行，康复治疗要有计划，持续有规律的康复可以帮助患者恢复肌肉的张力。

（3）治疗方式和强度要根据疾病累及的部位和严重程度而定。

（4）针对不同肢体功能障碍，可借助健侧肢体帮助患者肢体进行康复活动，开始时强度宜小，逐步加大运动量。

（5）通过关节功能训练、肌力训练、缓解肌痉挛、共济失调的步态训练，采取主动和被动运动的方法来改善运动功能。

7. 出院前准备

（1）告知患者出院前准备、完成照护需求评估表、协助会诊、电话回访、院后健康管理告知书、全病程健康管理服务收案登记等。

（2）加强宣教提高患者对脑卒中的急救意识，使其了解超早期治疗的重要性和必要性，发病后立即就诊，力争在3～6h治疗时间窗内溶栓治疗。常用卒中早期快速识别方法如下。

① 中风“1-2-0”三步识别法　“1”是指“看到1张脸（口角歪）”，“2”是指“查两只胳膊（一侧不能抬）”，“0”是指“聆（零）听语言（说话不清楚、大舌头）”。若发现异常，应立刻拨打急救电话120。

② FAST快速评估　“F”（Face）脸部：让患者微笑一下，如果微笑时面部不对称，提示患者面瘫。“A”（Arm）手臂：让患者双手平举，如果10s内一侧肢体下落，提示肢体瘫痪。“S”（Speech）语言：让患者说一句较长的话，如果不理解、说话有困难或者找不到词，提示语言障碍。“T”（Time）时间：上述症状为疑似脑卒中，请立即拨打120。

③ BEFAST快速识别　在FAST基础上增加了平衡障碍和视力障碍，以免遗漏后循环梗死的患者。“B”——Balance是指平衡：平衡或协调能力丧失，突然出现行走不稳。“E”——Eyes是指眼睛：突发的视力变化，视物困难；“F”“A”“S”“T”同上。

（3）出院指导

① 服药指导　遵医嘱按时按剂量服用降压、降脂、降糖、抗血小板、抗凝等药物，切勿私自停药或者增减药物剂量，注意观察药物的不良反应。

② 复诊指导　出院后定时复查，如有不适，及时就诊。

③ 运动指导　积极告知患者出院后应进行科学的康复训练，6个月内避免从事剧烈活动，可适当从事健身运动，如散步等。

④ 生活方式指导　戒烟限酒、控制体重、规律作息、避免熬夜等，积极控制疾病高危诱发因素。

⑤ 心理指导　保持积极、乐观、平静的心态，避免过激的情绪。

⑥ 饮食指导　指导患者进行健康饮食，低盐低脂饮食等，避免辛辣、刺激的食物，避免进食不易消化的食物引起便秘。

（三）个案管理师工作内容

1. 专职个案管理师工作职责

（1）分片区推进医院各临床科室开展全病程管理各项工作，包括个案管理、双向转诊、远程健康管理、居家随访等。

（2）协助专科个案管理师开展个案管理工作，定期参与临床查房，通过理论授课和临床带教对兼职个案管理师进行个案管理专业培训指导，熟悉使用个案管理系统。

（3）协助及指导临床科室熟悉转诊流程，开展双向转诊工作，督促转诊落实。

（4）拓展全病程远程健康管理工作，负责对意向科室予以全病程管理项目介绍及远程健康管理方案设计与实施（单病种远程健康管理可行性评估、服务内容设计、物料设计、操作培训、具体实施、流程梳理、成本核算、个案管理师专项培训及院后管理效果评价服务）。

（5）协同医务部、护理部、临床科室共同完善各专科单病种医护患一体化临床路径和单病种个案管理作业指导书。

（6）收集临床各科室全病程管理相关数据，每月工作总结汇报，提供持续改进措施。

2. 专科个案管理师工作职责

（1）参与及推进神经介入科开展全病程管理各项工作，包括个案管理、双向转诊、远程健康管理、居家随访等。

（2）掌握全病程管理平台系统工具的运用。

（3）开展神经介入疾病个案管理工作。

① 参与神经介入病房查房，访视患者，收集患者健康资料和病史，评估患者身体、情绪、认知、心理和社会支持状态，掌握患者健康需求。

② 介绍并让患者及家属理解治疗方案、出院小结、院后用药方法，并保证患者用药和健康活动依从性，以减少不必要的重新入院。

③ 监测并管理住院长度，组织为患者服务的医疗团队开会，并根据医生医嘱，与医疗团队一起草拟出院时间和出院计划。

④ 为患者提供合适的院后照护资源或保证患者出院后转诊到适合的医疗机构，得到有效的院后服务。

⑤ 按照出院计划追踪随访患者院后情况，执行院后健康管理服务，整理患者电子健康档案。

⑥ 熟悉转诊流程，开展双向转诊工作，评估患者需求并制订出院准备计划，完成患者出院转诊的流程。

⑦ 协助科室开展远程健康管理相关工作，协助收案，根据照护需求和出院计划完善个案管理照护计划，执行院后追踪随访，随访的内容以病种管理指标或是出院准备计划的评估与监测指标为主。完善院后电子健康档案。

⑧ 负责全病程管理项目（双向转诊、远程健康管理等）数据的记录和整理，

于全病程分级诊疗管理平台内及时完成相应记录。每月提交上月工作数据。

3. 线上个案管理师工作职责

（1）负责智医在线线上咨询与指导，如：各类非医疗咨询、复诊提醒与安排、就诊流程指导等。

（2）线上患者对话转介全病程管理团队成员，如：检验检查报告解读、治疗方案咨询、不适症状处理等转介医生；管道护理、伤口护理等转介护士；营养指导、营养方案制订等转介营养师；药物指导、药物不良反应监测等转介药师；心理咨询指导转介心理咨询师。

（3）提供患者预约诊疗服务，如：预约挂号、预约检查、预约住院、预约转诊等。

（4）推送相关管理通知或健康科普知识给患者，如：复诊通知、计划性入院通知、随访调查通知、科普推文、线上科普直播通知、满意度调查问卷等。

（5）推广全病程管理，向有需求的复诊患者精准介绍符合病种要求的全病程远程健康管理服务，意向患者转介给团队个案管理师收案。

（6）完善智医在线知识库，定期收集、整理、更新知识库内容，做好数据管理，收集、整理、分析、汇报相关数据，发送给病友服务中心（医务社工中心）及对应上线团队。

4. 全病程管理个案收案

（1）缺血性脑血管疾病神经介入术后全病程管理收案条件

① 确诊缺血性脑血管疾病行神经介入术后的患者。

② 已签署《患者院后健康管理告知书》、健康管理服务收案登记表，愿意接受长期管理的患者。

③ 重点收案对象有新诊断个案、需进行 MDT 会诊的复发、疑难、晚期脑血管疾病患者等。

（2）填写收案登记表（表 6-3）。

表 6-3 收案登记表

就诊科室		就诊医生	
患者姓名		患者性别	
患者/联系人电话		患者身份证号码	
诊断疾病		诊疗卡号	
复诊时间			

5. 复诊管理

（1）医生在个案出院前/门诊结束后评估患者病情，依据全病程服务内容，制订照护计划。

（2）个案管理师根据院后照护计划，按照复诊管理流程安排患者复诊（图6-1）。

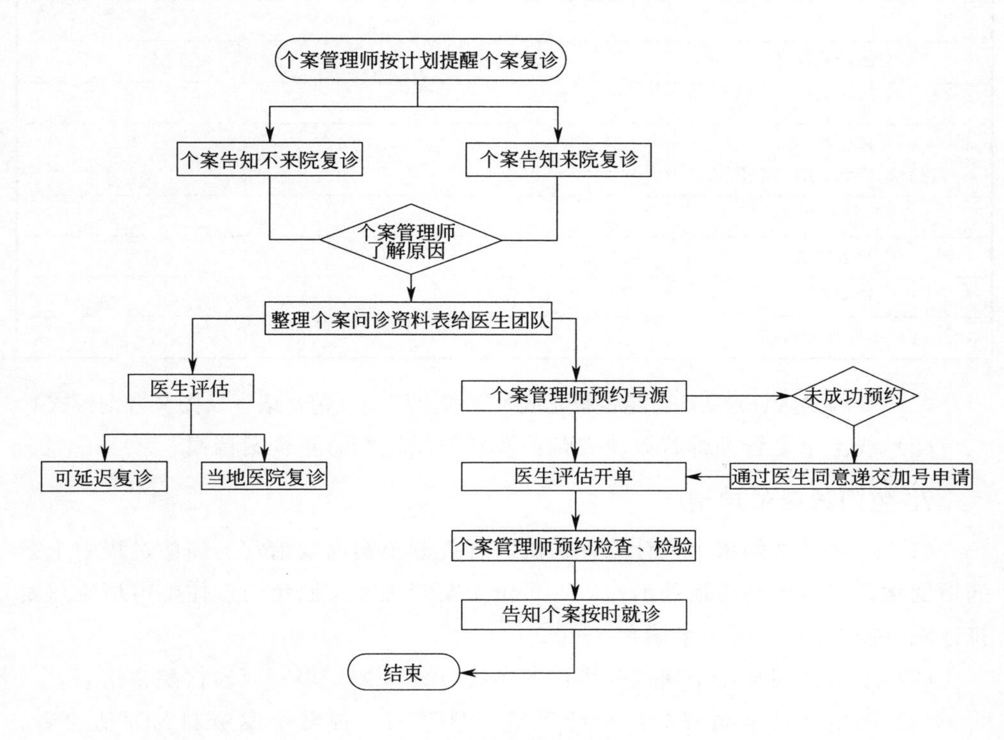

图 6-1　复诊管理流程

（3）个案管理师将每周需复诊个案名单问诊结果提交给医生，医生根据每位个案院后复诊计划进行具体复诊内容规划。

（4）专病团队与个案管理师根据所在医疗机构的相关预约规则进行复诊预约与检查项目告知。

（5）个案门诊复诊　医师依据随访资料更新复诊计划并同步个案管理师，个案管理师为患者安排下一次复诊。

6. 平台线上咨询——专家团队咨询

（1）个案在公众号发起线上专家团队咨询申请。

（2）个案管理师收集个案主诉及个案问题相关检查资料。

（3）个案管理师在 HCCM 系统提取个案出院小结/门诊记录，根据脑血管疾病介入术后患者线上问诊资料表（表 6-4）将个案资料整理成文档。

表 6-4 脑血管疾病介入术后个案线上问诊资料表

患者基本资料	姓名： 性别： 年龄：
诊断	
既往病史	
患病时长	
病情描述（病情，症状，治疗经过）	
过敏史	
检查资料	
检验资料	
想要获得的帮助	

（4）专病团队登录 V5 智能客服完成个案线上咨询（包含语音及图文咨询模式）。

（5）线上个案管理师将该次咨询的资料与结论汇总至个案档案。

7. 免门诊床位申请

（1）个案管理师依个案计划性住院时程提醒个案返院治疗。随访过程中个案病情变化经医生评估需返院治疗者，可由个案管理师按照免门诊住院申请流程安排住院（需提前 3～7 天申请）。

（2）个案管理师在全病程分级诊疗系统（HCCM）填写《转住院申请表》。

（3）医生登录全病程分级诊疗系统（HCCM）查看个案资料、评估患者，符合标准的个案，医生在 HCCM 系统中同意接受个案并填写建议入院时间、费用、病情轻重缓急程度。

（4）院前准备中心按照《转住院申请表》的内容根据科室收治原则电话或短信通知患者入院日期及入院前准备事项。

（5）患者于入院当日去门诊全病程管理窗口找个案管理师领取纸制住院证，至住院部办理入院登记手续。

8. 电话随访

（1）个案管理师依据脑血管疾病介入术后随访计划对收案个案进行电话/问卷随访。

① 病情监测和随访内容

a. 定期监测神经介入术后患者规范化药物服用情况。

b. 评估患者的疾病负担和家属的照护者负担。

c. 使用患者规范化门诊随访手册，内容应包括患者基本信息、诱发因素、诊断、门诊、住院治疗及阶段性随访计划。

d. 根据随访结果对治疗方案进行调整。

② 短期随访　出院后（3个月内）通过评估患者症状、体征、术后反应来评估治疗的有效性，耐心听取患者的提问。

③ 中期随访　出院后（3～6个月）回访的内容包括患者的目前情况，服药、锻炼、生活等情况及健康指导，定期复查提醒等。

④ 长期随访　出院后（6～12个月）当疗效不理想时，回顾诊断、治疗策略、剂量和依从性，评价治疗反应或改变治疗方案。

⑤ 电话随访流程　拨通电话前先了解患者基本信息，包括姓名、年龄、性别、疾病诊断、转归、出院带药基本情况、主要阳性体征等；电话接通时，使用礼貌用语，先自我介绍，再确认接电话者的身份，并说明致电目的；通话结束时，对患者及家属的配合表示感谢。

（2）个案管理师电话/问卷随访内容整理记录于HCCM系统。

（3）医生定期登录HCCM系统查看个案随访档案，调整随访计划。

9. 营养方案制订与营养指导

营养师根据个案情况制订个性化营养方案，保证营养充足、均衡的饮食，并定期评估与修改营养方案。

10. 脑血管疾病介入术后康复功能锻炼指导

康复科专科医生根据个案情况制订个性化康复计划，给予康复指导，并定期评估个案功能恢复情况。

11. 药品邮寄服务

患者根据需求发起“转人工”服务→线上个案管理师收集相关资料发给医生评估→医生根据患者卡号开处方→线下个案管理师取处方后拍照通过“智医在线”发送给患者扫码付费→线下个案管理师到门诊药房取药并邮寄（邮寄公司优选顺丰速运，邮费由患者到付）。

（四）结案

（1）结案条件　达成管案效果、失联（三个月内连续追踪三次未得到回复）、拒绝、死亡、其他。

（2）所有结案个案须于HCCM系统病患管理状态完成结案程序，完善相关记录和个案电子档案。

第三节　出血性脑血管病介入治疗

出血性脑血管病（Hemorrhagic cerebral vascular disease，HCVD）是指能引起蛛网膜下腔出血或脑实质出血的脑血管病，包括动脉瘤、动静脉畸形、海绵状血管瘤、颈动脉海绵窦瘘、硬脑膜动静脉瘘等，出血性脑血管病虽然在发病率上低于缺血性脑血管病，但预后差，致残率和病死率较高。

脑血管造影及介入治疗是神经介入科重要的诊疗检查手段，在蛛网膜下腔出血、脑动脉瘤、脑动静脉畸形（AVM）等疾病的诊断上与传统的药物治疗和外科治疗相比较，血管介入技术具有很多优势。

一、院前全病程管理路径

1. 主要诊疗工作

（1）由神经内科专科医生、护士、医技人员组成门、急诊诊疗团队。

（2）诊室相对固定，配置有相关诊疗检查设备与工具（如听诊器、血压计、阅片灯等）。

（3）医院具有出血性脑血管病相关检查、检验设备与技术。

（4）患者遵医嘱完善检查、检验，经过专科医师诊断后符合出血性脑血管病的相关诊断。

① 颅内动脉瘤

a. 颅内动脉瘤是颅内动脉管壁的异常膨出，是造成蛛网膜下腔出血的首位病因。

b. 临床表现　未破裂动脉瘤可无症状，较大的动脉瘤可压迫邻近的脑组织或脑神经出现相应的局灶症状，如癫痫、偏瘫、失语、动眼神经麻痹、视力视野障碍等。动脉瘤破裂前可有先兆症状，如头枕背部疼痛、眩晕、眼外肌麻痹、运动感觉障碍等。动脉瘤一旦破裂，可引起蛛网膜下腔出血，表现为突发持续性剧烈头痛、恶心、呕吐、畏光、意识障碍、脑膜刺激征、偏瘫等，严重者可导致死亡。

c. 治疗　包括显微手术切除、介入治疗，颅内动脉瘤弹簧圈栓塞术是目前首选的介入治疗方式，大多数动脉瘤都可以通过介入进行栓塞，目的在于尽早地消除再出血的危险。

② 脑血管畸形

a. 脑血管畸形是指脑血管的先天性非肿瘤性发育异常，包括动静脉畸形、海绵状血管瘤、毛细血管扩张症和静脉畸形，以动静脉畸形最为常见。

脑动静脉畸形（Arteriovenous malformation，AVM）在病变部位脑动脉和脑静脉之间缺乏毛细血管，致使动脉与静脉直接相通，形成动静脉之间的短路，导致一系列脑血流动力学的紊乱。目前病因尚不明确，可能与胚胎期血管生成的调控机制障碍有关。

b. 临床表现包括颅内出血、癫痫、头痛、局灶性神经功能障碍等。

c. 治疗 包括显微手术切除、介入治疗、放射治疗及联合治疗等。治疗方式的选择应结合病变大小、部位及结构综合考虑，单一治疗方法无法达到理想效果时，常联合应用两种或三种治疗手段。目前介入栓塞治疗可分为手术前栓塞术、放射性治疗前栓塞术、根治性栓塞术和姑息性栓塞术。

（5）患者由门诊/急诊开具住院证，由病友服务中心下设的院前准备中心通知入院（急性出血性脑卒中溶栓患者可由急诊脑卒中绿色通道快速入院），由病友服务中心增设志愿者服务部门，为患者提供门/急诊导诊、诊间协助、检验检查指导、化验报告查询、便民设施使用等帮助。

2. 个案管理师准备

参见本章第二节。

3. 患者准备

参见本章第二节。

二、院中全病程管理路径

（一）院中管理环节

（1）询问出血性脑血管疾病患者的一般情况、主诉、现病史、既往史、个人史、家族史、过敏史，查看各项院前检查、检验结果，完善体格检查。

（2）监测患者生命体征，完善患者自理能力、肌力评级、跌倒/坠床风险、压力性损伤风险、血栓风险、心理状况、疼痛、吞咽功能评定等专科监测指标的评估，临床常用的评估工具有自理能力评估量表（Barthel 指数）、跌倒/风险评估表、Braden 压力性损伤评估表、Caprini 血栓评估表、疼痛评估表、导管脱落风险评估表、营养风险筛查评估表等入院评估。

（3）根据各项评估结果，进行全面的住院宣教及出血性脑血管病介入治疗的健康宣教，并监测宣教效果。

（4）确定诊疗计划

① 对已确诊的出血性脑血管病患者提供疾病对症支持规范化治疗。

② 完善出血性脑血管病介入术前各项检查、检验，为神经介入治疗提供依据。

③ 对于治疗效果欠佳、症状加重、治疗期望过高或难以管理的患者，加强与患者沟通，继续完善或复查相关检查、检验，积极对症支持治疗，密切监测生命体征变化；必要时行疑难病例讨论确定最佳治疗方案。

（5）动态评估诊疗效果，调整或完善诊疗措施。

(二) 责任护士工作内容

1. 健康教育

（1）根据患者自理能力程度及护理级别，落实陪护，给予防跌倒/坠床宣教。嘱脑出血、蛛网膜下腔出血患者应绝对卧床休息。

（2）根据患者的营养评估结果和既往史、BMI等，予以出血性脑血管疾病、饮食等宣教（如低盐低脂饮食、糖尿病饮食等，饮食要营养丰富均衡、易于消化，进食要慢，防止呛咳）。

（3）根据患者既往高血压病病史、代谢性疾病病史、前期辅助检查结果等，予以监测体征、规律服药等宣教。

（4）根据患者生命体征、临床体征、神经系统病变情况，予以体位、肢体活动等宣教。

（5）根据患者诊疗计划，予以神经介入术前、术中、术后等专科宣教［如：术前准备沙袋（或盐袋）、干净衣物、中单等，术前禁食禁饮、留置导尿管、服用口服药、留置静脉治疗管道等，术中配合注意事项，术后饮食、卧床、体位、患侧肢体制动及时间、踝泵运动、防止术后并发症等宣教］。

余参见本章第二节。

2. 神经介入围手术期护理

（1）手术前护理

① 患者准备　严格执行查对制度，全面评估患者。核对患者腕带信息及手术方式，观察患者的神志、意识、瞳孔、生命体征变化，询问患者有无过敏史。双侧腹股沟备皮，并留置导尿。

② 一般临床检查　完善心电图、血常规、尿常规、粪常规、凝血、肝肾功能、血糖等实验室化验结果。

③ 完善影像学检查 胸部X线平片，心脏彩超：CTA、MRA、DSA。

④ 术前用药 术前给予尼莫地平泵入，以防止脑血栓痉挛，利于术中操作。

⑤ 术前健康宣教

a. 术前12h禁食，6h禁饮。

b. 向患者简述治疗的目的、手术方式、安全性能及注意事项，使患者消除思想顾虑，减轻心理负担，保持平静的心态接受治疗。

c. 讲解控制血压的重要性。定时测量血压，维持血压在正常水平或稍低于正常。防止动脉瘤破裂。

（2）术中护理

① 器械准备 无菌包、动脉鞘、泥鳅导丝、压力连接管、导引导管、Y型阀、微导丝、微导管、弹簧圈、可脱性球囊、液体栓塞剂（如醋酸纤维素聚合物）、电解脱器、血管内支架、液体加压袋、瞳孔笔及烧水壶等。

② 药品准备 动脉瘤栓塞需全身肝素化，按体重50～70IU/kg静脉注射，用氯化钠注射液稀释后应用。除血管性介入常用药外，另备氟哌啶醇、哌替啶、硫酸阿托品、东莨菪碱、尼莫地平注射液、罂粟碱、20%甘露醇等。

③ 术中卧位 协助患者取平卧位，固定好头部及四肢。宜选用患者左侧肢体建立静脉通路，便于医生操作及术中急救时使用。

④ 术中观察 严密观察生命体征变化，连接心电监护仪，保持呼吸道通畅。密切观察患者神志、心率、血压、瞳孔的变化，因为交换导丝或放入弹簧圈时可能引起动脉瘤破裂，从而导致患者心律失常、血压升高、瞳孔散大，一旦发生动脉瘤破裂，立即与手术医生配合，遵医嘱立即止血降压、及时中和肝素，按1∶1比例抽取鱼精蛋白中和肝素，减少对比剂用量，快速完成动脉瘤栓塞。必要时与外科手术医生配合进行开颅手术。如出现呼吸、心搏停止立即行心肺复苏进行抢救。

⑤ 防止术中血栓形成 在微导丝进入血管时应使用加压袋，袋中液体为肝素盐水，加压持续管腔内冲洗，避免血液凝集产生血栓形成。血管造影术期间替罗非班氯化钠可与肝素连用由静脉输注，起始推注剂量为10μg/kg，在3min内推注完毕，而后以0.15μg/（kg·min）的速度维持滴注。

⑥ 预防脑血管痉挛及迟发性脑缺血 术中血管痉挛引起脑梗死是手术的常见并发症之一。术中一旦发生，手术医生立即停止手术，遵医嘱给予罂粟碱注射液经微导管缓慢注入，必要时加用尿激酶缓慢用药即可。

（3）术后护理

① 按血管性介入术后护理常规操作。

② 预防脑水肿　遵医嘱在 20～30min 滴完 20%甘露醇 250ml。因为甘露醇不仅可脱水、降低颅内压，还可以增加脑血流量，保护脑组织。静脉滴注时避免外渗。颅内术后颅内压增高和原有高血压者应保持较高血压水平，以提高脑灌注压，满足患侧脑组织供血，一般控制在（130～150）mmHg/（80～90）mmHg，对于填塞不完全的患者，必要时采取控制性低血压治疗，控制收缩压在 150mmHg 以内、平均动脉压在 74～93mmHg，根据血压变化调整药量。

③ 扩张血容量　遵医嘱给予补液，降低血液黏稠度，防止术后血栓形成。

（4）并发症护理　颅内动脉瘤介入栓塞术常见并发症包括动脉瘤破裂出血、载瘤动脉闭塞、血管痉挛、弹簧圈移位、动脉瘤复发等；脑动静脉畸形（AVM）介入栓塞并发症包括脑出血、误栓正常动脉或脑供血动脉分布到正常脑组织的分支被栓塞，产生新的神经功能缺失、栓塞材料易位等。

① 出血　动脉瘤栓塞后再出血是血管栓塞术后最严重的并发症之一，多因血压波动、过度灌注和术中应用抗凝治疗导致凝血机制改变引起。术后严密观察病情变化，对血凝状态进行严密监测，严格控制血压，将血压控制在 130/70mmHg。

② 脑血管痉挛　是颅内动脉瘤术后常见的并发症之一，患者出现神经功能障碍，如头痛、反应迟钝、肢体功能障碍加重，均可能是脑血管痉挛的表现。应立即通知医生进行积极有效的治疗，及时应用尼莫地平、法舒地尔等药物扩张血管。

③ 血管栓塞　是颅内动脉瘤血管栓塞术后容易出现的并发症，各种原因造成脑血管痉挛、血压低、血容量低致脑灌注不足，相对高凝状态是发生血栓的主要诱因。严密监测出血、凝血时间，以凝血及纤溶系统的动态变化，观察足背动脉搏动，皮肤温度、颜色，感觉是否正常，按时按摩双下肢，防止下肢静脉血栓形成。

④ 注意对下肢动静脉血栓形成或者斑块脱落的预防。

（5）心理护理　患者术后需要长时间制动，导致情绪波动，因此应该对患者进行耐心劝导，向患者及家属讲解术后的注意事项和可能出现的并发症，加强术后的巡视工作，及时观察患者心理和病情的变化，便于发现问题之后及时处理。

3. 康复护理

具体内容参见“第二节　缺血性脑血管病介入治疗”相关内容。

4. 出院前准备

具体内容参见“第二节 缺血性脑血管病介入治疗”相关内容。

5. 出院指导

① 服药指导 遵医嘱按时按剂量服用降压、降脂、降糖等药物，切勿私自停药或者增减药物剂量，注意观察药物的不良反应。

② 复诊指导 出院后定时复查，如有不适，及时就诊。

③ 运动指导 积极告知患者出院后应进行科学的康复训练，6 个月内避免从事剧烈活动，可适当从事健身运动，如散步等。

④ 生活方式指导 戒烟限酒、控制体重、规律作息、避免熬夜等，积极控制出血性脑血管疾病的高危诱发因素。

⑤ 心理指导 保持积极、乐观、平静的心态，避免过激的情绪。

⑥ 饮食指导 指导患者进行健康饮食，低盐低脂饮食等，避免辛辣、刺激的食物，避免进食不易消化的食物引起便秘。

（三）个案管理师工作内容

1. 专职、专科、线上个案管理师工作职责

参见本章第二节。

2. 全病程管理个案收案

（1）出血性脑血管疾病神经介入术后全病程管理收案条件。

① 确诊出血性脑血管疾病行神经介入术后的患者。

② 已签署《患者院后健康管理告知书》、健康管理服务收案登记表，愿意接受长期管理的患者。

③ 重点收案对象：新诊断个案、需进行 MDT 会诊的复发、疑难、晚期脑血管疾病患者等。

（2）神经介入术后个案管理流程图见图 6-2。

3. 复诊管理、平台线上咨询——专家团队咨询、免门诊床位申请、电话随访、营养方案制订与营养指导、脑血管疾病介入术后康复功能锻炼指导药品邮寄服务

参见本章第二节。

（四）结案

参见本章第二节。

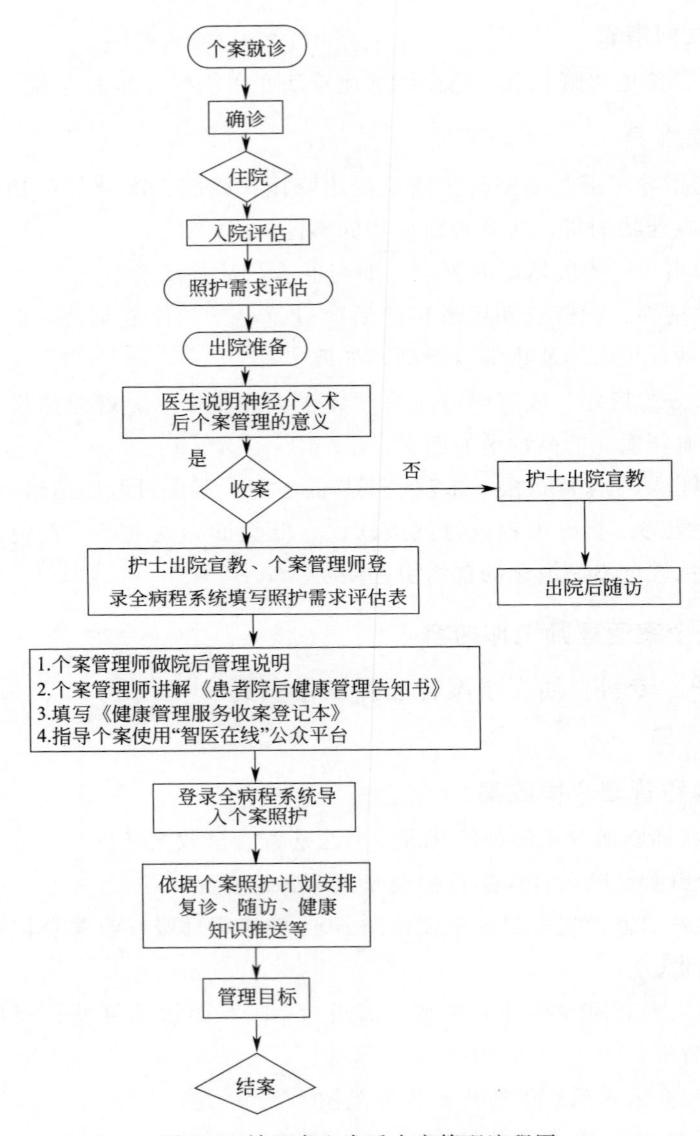

图 6-2 神经介入术后个案管理流程图

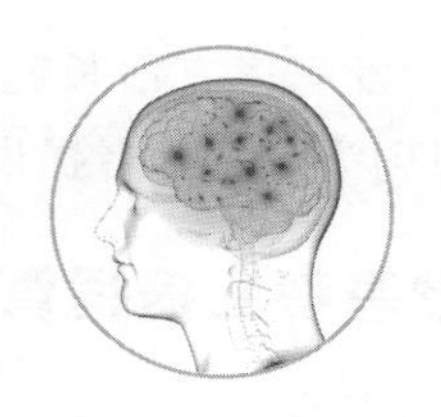

·第七章·
神经系统变性疾病

神经系统变性疾病是指遗传性或内源性原因造成的神经元变性和继发脱髓鞘病理性变化的慢性进展性疾病。变性疾病的分类一直比较混乱，很多疾病在临床或病理上出现交叠，疾病早期的病变部位和症状多样，使得分类相当错综复杂。目前常根据临床表现与病理相结合分类：①进行性痴呆综合征及伴其他神经系统损害；②姿势及运动障碍综合征；③进行性共济失调综合征；④慢性进展性肌无力和肌萎缩综合征；⑤感觉障碍性疾病；⑥进行性盲或眼肌麻痹综合征；⑦以神经性聋为特征的综合征。神经系统变性疾病常隐匿起病，病情进展缓慢，通常持续10余年或更长时间。目前尚无有效疗法，但某些疾病可长期处于稳定状态，某些症状经治疗后可缓解。

第一节　运动神经元病

运动神经元病（Motor neuron disease，MND）是一类主要累及大脑皮质、脑干、锥体束以及脊髓前角运动神经元的慢性进行性神经系统变性疾病，主要包括肌萎缩侧索硬化（Amyotrophic lateral sclerosis，ALS）、进行性肌萎缩（Progressive muscular atrophy，PMA）、进行性延髓麻痹（Progressive bulbar palsy，PBP）和原发性侧索硬化（Primary lateral sclerosis，PLS）4种临床类型。肌萎缩侧索硬化（ALS）是MND中最常见的一种形式，也是这类神经系统变性疾病中最具破坏性的一种。在神经内科门诊或三级医疗中心，运动神经元病比较常见。2019年神经系统疾病负担排名中，运动神经元疾病负担位列第四。本病呈全球性分布，年发病率为（0.4～1.76）/10万，患病率为（4～6）/10万，年病死率为2/10万。男性发病率约为女性的2倍，多数患者起病年龄大于45岁，且每隔20年发病率逐渐增加。由于发病率有增长趋势，且这一疾病会造成严重的残疾和死亡风险，人们必须意识到为此类患者提供相关护理诊治服务的重要性。

一、运动神经元病门诊患者全病程管理

1. 运动神经元病门诊人员

（1）运动神经元门诊主任医师。

（2）经过疾病诊疗技术专业化培训的主治医师。

（3）经疾病管理培训的护理人员。

2. 基础设施

疾病诊室相对固定，配置有神经变性系统诊疗检查设备与工具（如听诊器、血压计、阅片灯、叩诊锤、大头针等）。

3. 医院具有电生理相关检查、检验设备与技术

4. 诊断标准

患者遵医嘱完善检查、检验，经过专业医师诊断后符合运动神经元病的相关诊断标准。

（1）目前MND尚无特征性的生物标志物，诊断主要依据患者的临床表现和肌电图检查结果；脑脊液检查、脊柱核磁等有助于排除其他疾病，但无法确诊MND，部分学者倾向于使用ALS代指MND。ALS诊断基本条件（根据国内2012年诊断标准）：

① 病情进行性发展：通过病史、体检或电生理检查，证实临床症状或体征在一个区域内进行性发展，或从一个区域发展到其他区域。

② 临床、神经电生理或病理学检查证实有下运动神经元受累的证据。

③ 临床体检证实有上运动神经元受累的证据。

④ 排除其他疾病。

（2）ALS的诊断分级（根据国内2012年诊断标准）：

① 临床确诊ALS　通过临床或神经电生理检查，证实在4个区域中至少有3个区域存在上、下运动神经元同时受累的证据。

② 临床拟诊ALS　通过临床或神经电生理检查，证实在4个区域中至少有2个区域存在上、下运动神经元同时受累的证据。

③ 临床可能ALS　通过临床或神经电生理检查，证实仅有1个区域存在上、下运动神经元同时受累的证据，或者在2或以上区域仅有上运动神经元受累的证据。已经行影像学和实验室检查排除了其他疾病。

5. 门诊人员准备

由门诊医师/护士讲解运动神经元病全病程管理意义及目的，个案管理师介绍全病程管理服务内容，患者自愿加入，并自主选择合适的全病程管理方案。

6. 患者及家属准备

患者或家属签署《患者院后健康管理告知书》，收案者填写《智医在线健康管理服务收案登记表》并拍照上传电子版，收案者指导患者或家属使用“智医在线”平台。

7. 收案管理

① 医生在该门诊结束后评估患者病情，依据全病程服务内容，制订照护计划。

② 个案管理师在 HCCM 系统提取个案门诊记录，将患者资料整理成文档。

③ 个案管理师将每周需复诊个案名单问诊结果提交给医生，医生根据每位个案院后复诊计划进行具体复诊内容规划。

④ 专病团队与个案管理师根据所在医疗机构的相关预约规则进行复诊预约与检查项目告知。

⑤ 门诊复诊：医师依据随访资料更新复诊计划并同步个案管理师，个案管理师为患者安排下一次复诊。

⑥ 平台线上咨询——专家团队咨询。

患者在公众号发起线上专家团队咨询申请→个案管理师收集患者咨询申请及相关检查资料→专病团队登录 V5 智能客服完成线上咨询回复（包含语音、图文咨询模式等）→线上个案管理师将该次咨询材料汇总保存

⑦ 通过平台定期推送相关管理通知或健康科普知识，如：复诊通知、随访通知、科普推文、线上科普直播通知、满意度调查等。

8. 结案

管理周期结束、个案死亡、个案要求结案、个案失联（三个月内连续追踪三次未得到回复）符合结案条件。所有结案个案须于 HCCM 系统照护计划点击“结案”，并将病患管理状态修改为“已结案”，完善相关记录和个案电子档案。

二、院前全病程管理路径

1. 院前准备环节

门诊/急诊开具住院证。病友服务中心下设的院前准备中心通知入院。由病

友服务中心增设志愿者服务部门，为患者提供门/急诊导诊、诊间协助、检验检查指导、化验报告查询、便民设施使用等帮助。

2. 个案管理师准备

（1）访视患者，收集患者健康资料和病史，评估患者身体、情绪、认知、心理和社会支持状态，掌握患者健康需求。

（2）介绍医院环境，包括门诊、急诊、住院部分布，各检查室、电梯、餐饮中心所在位置等。

（3）介绍疫情常态化防控要求。

（4）协助患者办理入院。

3. 患者准备

（1）准备身份证、口罩、纸质版核酸检测结果。

（2）准备住院期间日常用品，包括衣物、毛巾、牙刷、纸巾、拖鞋、晾衣架等，避免住院期间单独外出或外宿。

（3）入院当日至门诊全病程管理窗口凭身份证领取转住院申请表，至住院部办理入院登记手续。

三、院中全病程管理路径

（一）主要诊疗工作

1. 一般评估

① 评估患者一般情况、主诉、现病史、既往史、个人史、家族史、过敏史，查看患者院前检查、检验结果，完善体格检查。

② 评估患者呼吸系统功能、血氧饱和度、吞咽能力、意识状态、营养状况等。

2. 常用评估工具

（1）呼吸功能评估　2016 年 2 月英国国家卫生与临床优化研究所发布的 ALS 指南指出，ALS 患者呼吸功能损伤的症状主要有：呼吸困难、端坐呼吸、反复肺部感染、睡眠不安等。呼吸功能损伤的体征主要有：呼吸频率增加、呼吸变浅、咳嗽无力、吸气无力、吸气时腹部矛盾运动等。在入院评估中，应将呼吸状态的评估放至首位。

（2）营养状况评估　使用《营养风险筛查表（Nutrition risk screening，NRS）2002》进行评估。包括营养状况评分（0～3 分）和疾病严重程度评分

（0～3 分），年龄＞70 岁累加 1 分。

3. 确定诊疗计划

① 对已确诊的一般运动神经元病患者提供规范化治疗；

② 对于治疗效果欠佳、症状恶化或难以管理的患者，继续完善或复查相关检查、检验，积极对症支持治疗，密切监测生命体征变化；必要时行疑难病例讨论确定最佳治疗方案。

4. 完善诊疗

动态评估诊疗效果，调整或完善诊疗措施。

5. 运动神经元病管理目标

（1）缓解呼吸困难，降低严重程度、持续时间和致残率。

（2）提高对急性治疗的反应并避免升级为急性治疗。

（3）改善功能和减少残疾。

（4）减少对耐受性差、无效或不需要的急性治疗的依赖。

（5）改善生活质量。

（6）减少心理症状。

（二）责任护士工作内容

1. 基础工作

责任护士热情接待，自我介绍、介绍科室环境。

2. 入院常规评估工作

完善基本信息、体温单、入院评估单、特别护理记录单、指尖血氧饱和度、排痰能力等。

3. 健康教育

（1）培养患者及家属的自我保健意识，生活要有规律，注意气候变化，避免过度活动及劳累、预防感冒。向患者及家属宣教运动神经元病的相关知识，让患者了解本病的发展过程，通过住院期间健康教育，提高患者对疾病的正确认识。

（2）对于出现沟通障碍的患者，指导使用卡片、图片、字母板、平板电脑等进行交流。疾病晚期，可使用各种高科技辅助沟通，如眼控设备、脑机接口等。

4. 饮食干预

积极补充营养，增强机体免疫力，制定个体化的营养支持方案，综合指导患者进行高蛋白、高脂肪、高碳水化合物的特殊结构饮食。吞咽功能正常患者，主要通过口服途径补充。进食轻微呛咳患者，选择软食、半流食，调整进食的姿势和用具。吞咽困难明显，体重明显下降的患者，尽早接受经皮胃造瘘，拒绝或无法行经皮胃造瘘者，可选择鼻胃管进食。

5. 睡眠干预

肌萎缩侧索硬化症患者普遍存在睡眠障碍，包括入睡困难、睡眠维持困难或早醒、夜间呼吸不畅或呼吸困难、夜尿症等。应缓解患者紧张情绪，改变患者睡眠认知与信念，通过改变患者的睡眠习惯与睡眠认知，从而改变患者的行为模式，改善睡眠质量。

6. 心理护理

与患者及家属建立良好的护患关系、加强沟通，帮助患者树立治疗信心，鼓励患者之间多进行积极情绪的交流，利用家属的陪伴，分散患者的注意力，消除患者的焦虑心理，减轻心理负担。

（三）个案管理师工作内容

（1）参与病房查房，访视患者，收集患者资料及病史，评估其身体、情绪、认知、心理和社会支持状态，掌握患者健康需求。

（2）介绍并让患者及家属理解治疗方案，并保证患者院中用药和健康活动的依从性。

（3）监测并管理住院时长，组织个案管理团队会议，与医疗团队一起草拟患者出院时间和照护计划。

（4）教会患者及家属做配合　家属协助患者记录呼吸功能症状、指尖氧饱和度情况能提高患者自我管理水平，使患者能够管理自己的疾病，增强个人的控制意识。

四、转院流程

医生在“病案首页”点击转院选项→护士填写需求评估表→个案管理师填写转诊目的→选择转诊机构→转诊机构完成系统收案、做好转诊收治准备→患者转院、完成转诊流程。

五、院后管理——居家随访

（1）短期随访　出院后（3个月内）通过评估临床症状、体征、吞咽能力、肺部感染等病情变化来评估治疗的有效性，耐心听取患者的提问。

（2）中期随访　出院后（3～6个月）回访的内容包括患者的症状改善和加重情况、用药安全、功能锻炼、家用呼吸机使用等情况及健康指导，定期复查提醒等。

（3）长期随访　出院后（6～36个月）当疗效不理想时，回顾诊断、治疗策略、剂量和依从性，评价治疗反应或改变治疗方案。

六、健康指导

1. 合理饮食

宜高热量、高蛋白、富含维生素、易消化的饮食。

（1）在能够正常进食时，应采用均衡饮食，主要包括以下食物。

① 禁食含谷氨酸钠的食品　鸡精、味精、罐头食品等。

② 富含β-胡萝卜素、叶黄素　深绿色蔬菜如菠菜和甘蓝，以及颜色鲜亮的食物如胡萝卜、南瓜、红薯及蛋黄等。

③ 每日饮食建议摄取量　五谷根茎类3～6碗（200g/碗）、肉类或家禽或鱼类4份（500g/份）、蔬菜类3碟（100g/碟）、油脂类2～3匙（15g/匙）、奶类1～2杯（240ml/杯）、水果类2份（100g/份）。

（2）对于咀嚼和吞咽困难的患者，应选择软食、半流食，少食多餐，对于肢体或颈部无力者，调整进食的姿势和用具。

① 观察吞咽障碍　咀嚼无力，流口水，食物"黏在"喉咙里，难以下咽，进食时咳嗽，窒息，进食时呼吸短促和疲劳，食物/液体反流。

② 使用破壁机改变食物性状或口服食物增稠剂。

③ 调整进食的姿势和用具　吞咽时下巴向胸部缩拢，关闭进入肺部的气道，防止呛咳，用吸管饮水，用勺子进食。

（3）行经皮胃造瘘术或鼻胃管进食者，应注意以下内容。

① 注食前后均注入30～50ml温清水冲洗瘘管，以保持瘘管通畅。

② 注食时或注食后30min应保持半坐位以防误吸，或床头抬高30°或45°。

③ 口服药物碾碎后溶于30～50ml清水中注入。

④ 长时间停止喂养时，至少每8h冲洗造瘘导管。

2. 功能锻炼

（1）构音障碍　鼓励患者减慢讲话速度，有规律有计划地对患者进行语言训练，例如发单音如："啊""马"，也可以做吹蜡烛动作，或吹气球。以患者感到疲倦时可停止。

（2）肢体功能锻炼　加强功能锻炼延缓肌肉萎缩、关节僵硬；每2h翻身，鼓励患者主动握拳，按摩受累肢体，活动关节，防止产生废用综合征；指导患者作深而慢有效呼吸运动，锻炼呼吸肌，保证和维持肌肉正常功能；将瘫痪患者肢体摆放于功能位。

3. 用药指导

肌萎缩侧索硬化症药物治疗包括：利鲁唑片、依达拉奉注射液。其机制分别是抑制谷氨酸对神经元的毒性损伤及清除氧化应激过程中产生的自由基，但不能根治，仅能延长生存期 3～6 个月。不良反应包括：恶心、乏力、头痛、眩晕、感觉异常、心动过速、腹泻、呕吐、疼痛等症状。出院后应严格遵医嘱服药，不可随意调节服药量，用药相关疑问可通过平台线上咨询——专家团队咨询，出现严重药物不良反应及时就诊。

4. 特殊照护

医生在该门诊结束后评估患者病情，依据全病程服务内容，制订照护计划。

5. 及时复诊

医师依据随访资料更新复诊计划并同步个案管理师，个案管理师为患者安排下一次复诊。

6. 健康咨询

患者在公众号发起线上专家团队咨询申请→个案管理师收集患者咨询申请及相关检查资料→专病团队登录 V5 智能客服完成线上咨询回复（包含语音、图文咨询模式等）→线上个案管理师将该次咨询材料汇总保存。

第二节　阿尔茨海默病

一、概述

阿尔茨海默病（Alzheimer's disease，AD）是一种起病隐袭、呈进行性发展的神经退行性疾病，临床特征主要为认知障碍、精神行为异常和社会生活功能减退。一般在 65 岁以前发病为早发型，65 岁以后发病为晚发型，有家族发病倾向被称为家族性阿尔茨海默病，无家族发病倾向被称为散发性阿尔茨海默病。

二、阿尔茨海默病门诊患者全程管理

1. 阿尔茨海默病门诊人员

（1）记忆障碍门诊主任医师。

（2）经过该疾病诊疗技术专业化培训的主治医师。

（3）经疾病管理培训的护理人员。

2. 基础设施

诊室相对固定，配置有阿尔茨海默病诊疗检查设备与工具（如听诊器、血压计、阅片灯、叩诊锤、眼底镜等）。

3. 医院具有阿尔茨海默病相关检查、检验设备与技术

4. 诊断标准

患者遵医嘱完善检查、检验，经过专业医师诊断后符合阿尔茨海默病相关诊断标准，《阿尔茨海默病诊疗规范（2020 年版）》诊断要点如下。

（1）起病隐袭，进行性加重，出现工作及日常生活功能的损害。

（2）以遗忘为主的认知损害，同时还有非遗忘领域如语言功能、视空间、执行功能等的进行性损害。

（3）出现人格、精神活动和行为的异常改变。同时，在做出阿尔茨海默病诊断前，须排除其他常见的老年期神经与精神障碍，如谵妄、老年期抑郁障碍、老年期精神病、中枢神经系统感染及炎症、血管性认知损害和变性病如路易体痴呆、额颞叶痴呆等。

5. 门诊人员准备

由门诊医师/护士讲解阿尔茨海默病全病程管理意义及目的，个案管理师介绍全病程管理服务内容，患者自愿加入，并自主选择合适的全病程管理方案。

6. 患者及家属准备

患者或家属签署《患者院后健康管理告知书》，收案者填写《智医在线健康管理服务收案登记表》并拍照上传电子版，收案者指导患者或家属使用“智医在线”平台。

7. 收案管理

具体内容参考本章“第一节　运动神经元病”相应部分。

8. 结案

参见本章第一节。

三、院前全病程管理路径

参见本章第一节。

四、院中全病程管理路径

（一）主要诊疗工作

1. 一般评估

① 评估患者一般情况、主诉、现病史、既往史、个人史、家族史、过敏史，查看患者院前检查、检验结果，完善体格检查。

② 评估患者记忆力、认知功能、精神症状、行为改变、语言能力、注意力、视觉空间能力等。

2. 常用评估工具

（1）认知测评　简易智能精神状态检测量表（MMSE）是最具影响的标准化智力状态检查工具之一，其作为认知障碍检查方法共 30 题，每项回答正确得 1 分，回答错误或者不知道得 0 分，量表总分范围为 0～30 分。

（2）视觉空间能力评估　CDT—画钟测验，要求接受测试的对象在白纸上独立画出一个钟，并且按照指示标出指定的时间。

（3）蒙特利尔认知评估量表（Montreal cognitive assessment，MOCA）

3. 确定诊疗计划

① 对已确诊的一般阿尔茨海默病患者提供规范化治疗。

② 对于治疗效果欠佳、症状恶化或难以管理的患者，继续完善或复查相关检查、检验，积极对症支持治疗，密切监测生命体征变化；必要时行疑难病例讨论确定最佳治疗方案。

4. 完善诊疗

动态评估诊疗效果，调整或完善诊疗措施。

5. 阿尔茨海默病管理目标

① 减少精神症状、认知功能和意外事件发生。

② 提高对急性治疗的反应并避免升级为急性治疗。

③ 改善功能和减少残疾。

④ 减少对耐受性差、无效或不需要的急性治疗的依赖。

⑤ 改善生活质量。

⑥ 减少患者相关痛苦和心理症状。

（二）责任护士工作内容

1. 基础工作

责任护士热情接待，自我介绍、介绍科室环境。

2. 入院常规评估工作

完善基本信息、体温单、入院评估单、特别护理记录单、生活自理能力、防走失评估等。

3. 健康教育

（1）利用多媒体或者宣传手册等方式向患者及家属进行多学科协作护理及AD相关知识讲解，加深其对认知障碍知识的普及和对相关信息的关注，提高患者家属对疾病的正确认识。

（2）住院期间穿病员服，佩戴腕带，外出时最好有人陪同或佩戴有家人联系方式的卡片。对患者家属及陪护进行安全教育，了解患者的行为能力，共同配合，从而避免意外发生。

4. 饮食干预

合理安排膳食，一日三餐定时、定量，食物温度应适宜，合理搭配维生素、蛋白质、糖类以及一些微量元素等，保证患者可以摄取较为全面的营养。食物简单，最好切成小块，以软滑的食物为主，允许患者用手拿食物，进食前需协助患者将手洗干净。尽量不使用铝制的炊具和餐具。

5. 睡眠调节

睡眠障碍可导致患者免疫力下降、调节功能减弱、神经递质分泌失调、严重的焦虑、烦躁等一系列并发症。严重影响患者的生活质量乃至威胁患者生命安全。根据病情严重程度制定日间活动量，尽量减少日间睡眠时间，促进夜间睡眠。

6. 心理护理

选择在患者精神与情绪稳定的时候沟通，注意态度要亲切、语调平稳、说话简短、有耐心、尊重患者，劝导患者保持愉悦的情绪。

7. 认知护理

利用回忆往事、实现定向和记忆再激发来训练患者的记忆、智力、注意力等认知能力。通过患者接受程度制定训练技术，反复刺激、强化、逐步增强记忆，达到训练效果。

（三）个案管理师工作内容

（1）参与病房查房，访视患者，收集AD患者资料及病史，评估其身体、情绪、认知、心理和社会支持状态，掌握患者健康需求。

（2）介绍并让AD患者及家属理解治疗方案，并保证AD患者院中用药和健康活动依从性好。

(3) 监测并管理住院时长，组织个案管理团队会议，与医疗团队一起草拟AD患者出院时间和照护计划。

五、转院流程

医生在“病案首页”点击转院选项→护士填写需求评估表→个案管理师填写转诊目的→选择转诊机构→转诊机构完成系统收案、做好转诊收治准备→患者转院、完成转诊流程。

六、院后管理——居家随访

(1) 短期随访　出院后（3个月内）通过评估患者自理能力、精神症状、认知功能等来评估治疗的有效性，耐心听取患者的提问。

(2) 中期随访　出院后（3～6个月）回访的内容包括患者的症状改善和加重情况、用药安全、康复训练（记忆、智力、注意力）等情况及健康指导、定期复查提醒等。

(3) 长期随访　出院后［6～12个月甚至更长时间（5～10年）］当疗效不理想时，回顾诊断、治疗策略、剂量和患者的依从性，评价治疗反应或改变治疗方案。

七、健康指导

1. 合理饮食

2013年美国医师医药责任协会（PCRM）发布的预防阿尔茨海默病饮食指南中建议：尽量避免摄入饱和脂肪酸和反式脂肪。饱和脂肪酸主要存在于乳制品、肉类和一些油中（椰油）。以蔬果、豆类、五谷杂粮作为主要的食谱，每日进食一定量的坚果（或种子）和维生素B_{12}。

2. 适当运动

根据患者实际情况，选择散步、慢走、健身操等适宜的运动项目，提高患者独立生活能力。

3. 用药指导

以全程陪伴、做好药物管理为主。

(1) 国内已上市用于改善认知症状的药物包括胆碱酯酶抑制剂（多奈哌齐、卡巴拉汀、加兰他敏、石杉碱甲）、*N*-甲基-D-天冬氨酸（*N*-methyl-D-aspartate，NMDA）受体拮抗剂（盐酸美金刚）、银杏叶提取物片及2019年获批的新药甘露特钠胶囊。此外，利斯的明透皮贴剂（金斯明）于2020年获批治疗轻、中度AD。常见的副作用包括腹泻、恶心、睡眠障碍等。

(2) AD患者服药依从性差，出院后家属应指导、监督其用药以防患者拒服、错服、漏服或重服药物。用药相关疑问可通过平台线上咨询——专家团队咨询，出现严重药物不良反应时及时就诊。

4. 特殊照护

针对AD患者走失、跌倒、误吸、烫伤、自伤等安全问题对家庭照顾者和患者进行指导，为防走失，提供患者随身携带有家庭地址和监护人联系方式的卡片，保证家庭环境安静、整洁，防止摔倒。制定有效的应对策略，建立相应的医疗保障系统和社会支持网络，提高患者照料质量，改善患者预后。

5. 及时复诊

医师依据随访资料更新复诊计划并同步个案管理师，个案管理师为患者安排下一次复诊。

6. 健康咨询

患者在公众号发起线上专家团队咨询申请→个案管理师收集患者咨询申请及相关检查资料→专病团队登录V5智能客服完成线上咨询回复（包含语音、图文咨询模式等）→线上个案管理师将该次咨询材料汇总保存。

第三节 路易体痴呆

一、概述

路易体痴呆（Dementia with Lewy body，DLB）是最常见的神经系统变性疾病之一，其主要的临床特点为波动性认知功能障碍、视幻觉和类似帕金森病的运动症状，患者的认知障碍常常在运动症状之前出现；主要病理特征为路易氏体（LB）广泛分布于大脑皮质及脑干。DLB是一种不可逆转的进行性加重的神经系统变性疾病，进展的速度因人而异，一般认为要快于AD的病程。DLB多发于70～85岁，在大于75岁痴呆人群中占5%，患病率（0.02～33.3）/1000人，发病率为每100000人每年3.5人。

二、路易体痴呆门诊患者全病程管理路径

1. 路易体痴呆门诊人员

(1) 记忆障碍门诊主任医师。

（2）经过路易体痴呆诊疗技术专业化培训的主治医师。

（3）经路易体痴呆管理培训的护理人员。

2. 基础设施

诊室相对固定，配置有路易体痴呆诊疗检查设备与工具（如听诊器、血压计、阅片灯、叩诊锤、眼底镜等）。

3. 医院具有路易体痴呆相关检查、检验设备与技术

4. 诊断标准

患者遵医嘱完善检查、检验，经过专业医师诊断后符合路易体痴呆相关诊断标准。

《2018 中国痴呆与认知障碍诊断指南（一）》：痴呆及其分类诊断标准，推荐使用 2005 年修订版本的 DLB 临床诊断标准诊断 DLB。包括必备特征、核心特征、提示特征、支持特征和不支持特征。快速眼动相（Rapid eye movement，REM）睡眠行为异常（REM sleep behavior disorder，RBD）、对地西泮等神经安定药物反应敏感、PET 或单光子发射计算机断层显像技术（SPECT）显示的基底神经节多巴胺转运蛋白减少被列为 DLB 临床诊断的三大提示特征。与原有诊断标准相比较，增加的诊断内容提高了诊断的敏感性（Ⅲ级证据）。

5. 门诊人员准备

由门诊医师/护士讲解路易体痴呆全病程管理意义及目的，个案管理师介绍全病程管理服务内容，患者自愿加入，并自主选择合适的全病程管理方案。

6. 患者及家属准备

患者或家属签署《患者院后健康管理告知书》，收案者填写《智医在线健康管理服务收案登记表》并拍照上传电子版，收案者指导患者或家属使用“智医在线”平台。

7. 收案管理

具体内容参考本章“第一节　运动神经元病”相应部分。

8. 结案

参见本章第一节。

三、院前全病程管理路径

参见本章第一节。

四、院中全病程管理路径

（一）主要诊疗工作

1. 一般评估

（1）评估患者一般情况、主诉、现病史、既往史、个人史、家族史、过敏史，查看患者院前检查、检验结果，完善体格检查。

（2）评估患者有无波动性认知障碍、视幻觉和自发性锥体外系功能障碍等。

2. 常用评估工具

蒙特利尔认知评估量表（Montreal cognitive assessment，MoCA）：可筛查认知功能的范围广泛，内容包含延迟回忆（5 分）、视空间功能（4 分）、执行能力（2 分）、词语抽象概括能力（2 分）、计算能力和注意力（6 分）、语言能力（5 分）、时间和地点定向力功能（6 分），总分 30 分。

3. 确定诊疗计划

① 对已确诊的一般路易体痴呆患者提供规范化治疗（安理申等）。

② 对于治疗效果欠佳、症状恶化或难以管理的患者，继续完善或复查相关检查、检验，积极对症支持治疗，密切监测生命体征变化；必要时行疑难病例讨论确定最佳治疗方案。

4. 完善诊疗

动态评估诊疗效果，调整或完善诊疗措施。

5. 路易体痴呆院中管理目标

① 减少认知障碍，降低视幻觉的严重程度、持续时间和致残率。

② 提高对急性治疗的反应并避免升级为急性治疗。

③ 改善功能和减少残疾。

④ 减少对耐受性差、无效或不需要的急性治疗的依赖。

⑤ 改善生活质量。

⑥ 减少患者身体与精神上的痛苦。

（二）责任护士工作内容

1. 基础工作

责任护士热情接待，自我介绍、介绍科室环境。

2. 入院常规评估工作

完善基本信息、体温单、入院评估单、特别护理记录单、日常生活自理能力、视幻觉、认知障碍等。

3. 健康教育

向患者及家属进行多学科协作护理及疾病相关知识讲解，加深其对认知障碍知识的普及和相关信息的关注。通过住院期间健康教育，提高患者对疾病的正确认识。

4. 饮食干预

食物多样化，均衡膳食，保证足够的营养供给，避免油腻，多饮水以降低血液黏稠度，软食，方便咀嚼，定期评估患者吞咽进食能力。加强防误吸宣教，必要时保留鼻饲。

5. 睡眠调节

为患者营建和谐、舒适、安静、安全的睡眠环境；告知患者正确时间及让其明白此段时间注意休息；同时积极配合医生用药治疗，告知患者卧床休息时服药，以免服药物时个体差异使患者于不安全情形下入睡；了解患者的睡眠习惯，集中安排治疗护理的时间，以减少对患者的打扰。

6. 心理护理

帮助患者恢复认知功能，建立良好的护患关系，耐心细致安慰患者；交流前应了解患者过去的生活习惯和喜好，交流时为帮助患者理解可夸大面部表情，配合手势等身体语言，必要时可运用触摸，如轻轻握住患者的手或挽住其胳膊等，增强其安全感，以增强交流效果。

（三）个案管理师工作内容

（1）参与病房查房，访视患者，收集路易体痴呆患者资料及病史，评估其身体、情绪、认知、心理和社会支持状态，掌握患者健康需求。

（2）介绍并让路易体痴呆患者及家属理解治疗方案，并保证路易痴呆患者院中用药和健康活动的依从性。

（3）监测并管理住院时长，组织个案管理团队会议，与医疗团队一起草拟路易体痴呆患者出院时间和照护计划。

五、转诊流程

医生在“病案首页”点击转院选项→护士填写需求评估表→个案管理师填写转诊目的→选择转诊机构→转诊机构完成系统收案、做好转诊收治准备→患者转院、完成转诊流程。

六、院后管理——居家随访

（1）短期随访 出院后（3个月内）通过评估认知、症状变化、震颤、肌强直改善情况来评估治疗的有效性，耐心听取患者的提问。

（2）中期随访 出院后（3～6个月）回访的内容包括认知、视幻觉、类似帕金森的运动症状改善和加重情况，安理申等用药安全，恢复肌力等康复训练情况及健康指导等、定期复查提醒等。

（3）长期随访 出院后（6～12个月）当疗效不理想时，回顾诊断、治疗策略、剂量和依从性，评价治疗反应或改变治疗方案。

七、院后健康指导

1. 合理饮食

提供易消化、低脂肪、充足蛋白质及富含维生素的软食或半流食；如鱼、瘦肉、蛋类、豆制品、谷类等；同时，由于卵磷脂是神经系统修复必需的重要物质，适量食用花生可延缓脑功能的衰退；此外还需多食绿色有机食品，如蒜头、西红柿、果仁等；少食油炸类、加工类、腌制类等食品。

2. 适当运动

鼓励并指导患者做一些简单的室内操、小范围适量运动、伸展双手等，以锻炼平衡帮助恢复肌力，但要注意保护患者的安全，锻炼时有医护人员或家属陪护。

3. 用药指导

安理申成分为盐酸多奈哌齐，是可逆性乙酰胆碱酯酶抑制剂，用药过程中应观察有无腹泻、肌肉痉挛、恶心、呕吐、乏力及失眠等症状。

4. 特殊照护

针对患者直立性低血压、跌倒、吞咽困难、走失等安全问题对家庭照顾者和患者进行指导，制订有效的应对策略，建立相应的医疗保障系统和社会支持网络，提高患者照料质量，改善患者预后。

5. 及时复诊

医师依据随访资料更新复诊计划并同步个案管理师，个案管理师为患者安排下一次复诊。

6. 健康咨询

患者在公众号发起线上专家团队咨询申请→个案管理师收集患者咨询申请及

相关检查资料→专病团队登录V5智能客服完成线上咨询回复（包含语音、图文咨询模式等）→线上个案管理师将该次咨询材料汇总保存。

第四节 额颞叶痴呆

一、概述

额颞叶痴呆（Frontotemporal dementia，FTD）是一组以进行性精神行为异常、执行功能障碍和语言损害为主要特征的痴呆综合征，其病理特征为选择性的额叶和（或）颞叶进行性萎缩。根据临床特点，可分为三种主要的临床亚型，分别是行为变异型额颞叶痴呆（Behavioral variant of Frontotemporaldementia，bvFTD）、进行性非流利性失语（Progressive non-fluent Aphasia，PNFA）和语义性痴呆（Semantic dementia，SD）。

额颞叶痴呆是非阿尔茨海默病型痴呆的重要原因，仅次于路易体痴呆，是神经系统变性疾病痴呆的第三常见病因，占所有痴呆的13.8%～15.7%，发病年龄多在45～65岁，是早发性痴呆的最常见病因，无性别差异。

二、额颞叶痴呆门诊患者全程管理

1. 额颞叶痴呆门诊人员

（1）记忆障碍门诊主任医师。

（2）经过该疾病诊疗技术专业化培训的主治医师。

（3）经疾病管理培训的护理人员。

2. 基础设施

诊室相对固定，配置有额颞叶痴呆诊疗检查设备与工具（如听诊器、血压计、阅片灯、叩诊锤、眼底镜等）。

3. 医院具有额颞叶痴呆相关检查、检验设备与技术

4. 诊断标准

患者遵医嘱完善检查、检验，经过专业医师诊断后符合额颞叶痴呆相关诊断标准——根据2018中国痴呆与认知障碍诊断指南（一）（专家共识）：痴呆及其分类诊断标准，推荐临床使用2011年Gomo-Tempini等对进行性非流利性失语和语义性痴呆制定的分类诊断标准。

5. 门诊人员准备

由门诊医师/护士讲解额颞叶痴呆全病程管理意义及目的，个案管理师介绍全病程管理服务内容，患者自愿加入，并自主选择合适的全病程管理方案。

6. 患者及家属准备

患者或家属签署《患者院后健康管理告知书》，收案者填写《智医在线健康管理服务收案登记表》并拍照上传电子版，收案者指导患者或家属使用“智医在线”平台。

7. 收案管理

具体内容参考本章“第一节　运动神经元病”相应部分。

8. 结案

具体内容参考本章“第一节　运动神经元病”相应部分。

三、院前全病程管理路径

具体内容参考本章“第一节　运动神经元病”相应部分。

四、院中全病程管理路径

（一）主要诊疗工作

1. 一般评估

（1）评估患者一般情况、主诉、现病史、既往史、个人史、家族史、过敏史，查看患者院前检查、检验结果，完善体格检查。

（2）评估患者情感、行为、人格、语言障碍、认知功能减退等。

2. 确定诊疗计划

① 对已确诊的一般额颞叶痴呆患者提供规范化治疗。

② 对于治疗效果欠佳、症状恶化或难以管理的患者，继续完善或复查相关检查、检验，积极对症支持治疗，密切监测生命体征变化；必要时行疑难病例讨论确定最佳治疗方案。

3. 动态评估诊疗效果，调整或完善诊疗措施。

4. 额颞叶痴呆院中管理目标

（1）减少行为异常、暴饮暴食、人格改变、持续时间和残疾。

（2）提高对急性治疗的反应并避免升级为急性治疗。

（3）改善功能和减少残疾。

（4）减少对耐受性差、无效或不需要的急性治疗的依赖。

（5）改善生活质量。

（6）减少患者身体与精神上的痛苦。

（二）责任护士工作内容

（1）责任护士热情接待，自我介绍、介绍科室环境。

（2）入院常规评估工作　完善基本信息、体温单、入院评估单、特别护理记录单、日常生活自理能力、沟通能力、人格障碍等。

（3）健康教育　向额颞叶痴呆患者及家属进行多学科协作护理及疾病相关知识讲解，通过住院期间健康教育，提高额颞叶痴呆患者对疾病的正确认识。

（4）饮食干预　少食多餐，避免暴饮暴食，进富含粗纤维的食物。

（5）睡眠调节　为患者营建和谐、舒适、安静、安全的睡眠环境；告知额颞叶痴呆患者正确时间及让其明白此段时间注意休息；同时积极配合医生用药治疗，告知额颞叶痴呆患者卧床休息时服药，以免服药物时个体差异使患者于不安全情形下入睡；了解患者的睡眠习惯，集中安排治疗护理的时间，以减少对患者的打扰。

（6）心理护理　应多与患者交谈，根据额颞叶痴呆患者的表达能力和记忆丧失的不同程度，给予相应的精神安慰和鼓励，使患者体验到安全感和亲切感。

（三）个案管理师工作内容

（1）参与病房查房，访视患者，收集额颞叶痴呆患者资料及病史，评估其身体、情绪、认知、心理和社会支持状态，掌握额颞叶痴呆患者健康需求。

（2）介绍并让患者及家属理解治疗方案，并保证额颞叶痴呆患者院中用药和健康活动依从性。

（3）监测并管理住院时长，组织个案管理团队会议，与医疗团队一起草拟额颞叶痴呆患者出院时间和照护计划。

五、转诊流程

医生在“病案首页”点击转院选项→护士填写需求评估表→个案管理师填写转诊目的→选择转诊机构→转诊机构完成系统收案、做好转诊收治准备→患者转院、完成转诊流程。

六、院后管理——居家随访

（1）短期随访　出院后（3个月内）通过评估认知功能、语言障碍、行为改变、病情变化来评估治疗的有效性，耐心听取患者的提问。

（2）中期随访　出院后（3～6个月）回访的内容包括额颞叶痴呆患者的症状改善和加重情况、用药安全、功能锻炼等情况及健康指导、定期复查提醒等。

（3）长期随访　出院后（6～12个月）当疗效不理想时，回顾诊断、治疗策略、剂量和依从性，评价治疗反应或改变治疗方案。

七、健康指导

1. 合理饮食

以高蛋白、高维生素、高热量食物为主；对食欲亢进、暴饮暴食者，适当限制食量，进食时专人照看，以免误吸。

2. 适当运动

指导患者做一些简单的室内操、小范围适量运动、伸展双手等，以锻炼平衡帮助恢复肌力，但要注意保护患者的安全，锻炼时有医护人员或家属陪护。

3. 用药指导

目前尚无任何药物批准用于治疗额颞叶痴呆。药物治疗主要针对行为、运动和认知障碍等进行对症治疗。有激越、幻觉、妄想等精神症状者，可给予适当的抗精神病药，使用中应密切关注药物不良反应。SSRI（选择性5-羟色胺再摄取抑制剂）对减轻脱抑制和贪食行为，减少重复行为可能会有所帮助。美金刚在治疗额颞叶痴呆中的作用正在研究中，而胆碱酯酶抑制剂应该避免用于变异型额颞叶痴呆患者。

4. 特殊照护

针对患者行为改变、认知障碍、暴饮暴食等安全问题对家庭照顾者和患者进行指导，制订有效的应对策略，建立相应的医疗保障系统和社会支持网络，提高患者照料质量，改善患者预后。

5. 及时复诊

医师依据随访资料更新复诊计划并同步个案管理师，个案管理师为患者安排下一次复诊。

6. 健康咨询

患者在公众号发起线上专家团队咨询申请→个案管理师收集患者咨询申请及相关检查资料→专病团队登录V5智能客服完成线上咨询回复（包含语音、图文咨询模式等)→线上个案管理师将该次咨询材料汇总保存。

第五节　多系统萎缩

一、概述

多系统萎缩（Multiple system atrophy，MSA）是一种散发的，病因不明的神经系统变性疾病，平均发病年龄为53岁，50岁以上人群患病率为3/10万人。该病主要累及锥体外系、锥体系、小脑和自主神经系统等，病情进展较快，目前仍缺乏有效的治疗手段。

二、多系统萎缩门诊患者全程管理

1. 多系统萎缩门诊人员

（1）神经变性疾病和遗传病门诊主任医师。

（2）经过多系统萎缩疾病诊疗技术专业化培训的主治医师。

（3）经疾病管理培训的护理人员。

2. 基础设施

诊室相对固定，配置有多系统萎缩诊疗检查设备与工具（如听诊器、血压计、阅片灯、叩诊锤、眼底镜等）。

3. 医院具有多系统萎缩相关检查、检验设备与技术

4. 诊断标准

患者遵医嘱完善检查、检验，经过专业医师诊断后符合多系统萎缩相关诊断标准。

5. 门诊人员准备

由门诊医师/护士讲解多系统萎缩全病程管理意义及目的，个案管理师介绍全病程管理服务内容，患者自愿加入，并自主选择合适的全病程管理方案。

6. 患者及家属准备

患者或家属签署《患者院后健康管理告知书》，收案者填写《智医在线健康管理服务收案登记表》并拍照上传电子版，收案者指导患者或家属使用“智医在线”平台。

7. 收案管理

具体内容参考本章“第一节 运动神经元病”相应部分。

8. 结案

具体内容参考本章“第一节 运动神经元病”相应部分。

三、院前全病程管理路径

具体内容参考本章“第一节 运动神经元病”相应部分。

四、院中全病程管理路径

（一）主要诊疗工作

1. 一般评估

① 评估患者一般情况、主诉、现病史、既往史、个人史、家族史、过敏史，查看患者院前检查、检验结果，完善体格检查。

② 评估患者运动迟缓、震颤、肌强直、行走不稳等。

2. 常用评估工具

统一多系统萎缩评价量表（UMSARS）：该量表可反映患者的病情严重程度及进展，由 4 部分组成：UMSARS-Ⅰ病史回顾（包括 12 个项目）、UMSARS-Ⅱ运动检查评分（包括 14 个项目）、UMSARS-Ⅲ自主神经功能检查和 UMSARS-Ⅳ整体失能等级。

3. 确定诊疗计划

① 对已确诊的一般多系统萎缩患者提供规范化治疗。

② 对于治疗效果欠佳、症状恶化或难以管理的患者，继续完善或复查相关检查、检验，积极对症支持治疗，密切监测生命体征变化；必要时行疑难病例讨论确定最佳治疗方案。

4. 动态评估诊疗效果，调整或完善诊疗措施

5. 多系统萎缩院中管理目标

（1）减少直立性低血压、肌张力障碍、排尿困难、持续时间和残疾。

（2）提高对急性治疗的反应并避免升级为急性治疗。

（3）改善功能和减少残疾。

（4）减少对耐受性差、无效或不需要的急性治疗的依赖。

（5）改善生活质量。

(6) 减少患者身体与精神上的痛苦。

(二)责任护士工作内容

1. 基础工作

责任护士热情接待，自我介绍、介绍科室环境。

2. 入院常规评估工作

完善基本信息、体温单、入院评估单、特别护理记录单、直立性低血压、营养状况、排尿障碍、肌张力增高等。

3. 健康教育

加强疾病知识的宣教，向患者及家属进行预防晕厥、直立性低血压的诱发因素宣教，指导患者避免环境温度过高、快速饱餐、饮酒、过度换气、小便过度充盈、久卧后直立、紧张刺激等。向患者介绍因低血压引发不适的防护动作，立即平卧，避免快速体位变动、久站不动，不从事导致呼吸困难的运动，不用利尿药，以免体液丢失，加重直立性低血压。通过住院期间健康教育，提高患者对疾病的正确认识，获取自身保护的卫生宣教。

4. 饮食干预

本病可累及双侧皮质脑干束，出现假性球麻痹症状，应积极预防饮水呛咳和吞咽困难导致的误吸，并进行功能锻炼指导，指导患者饮水前吸足气，吞咽时憋住气，使声带闭合，喉部封闭后再吞咽；进食时将床头抬高，用勺匙将水少量分次喂入，将饮食调成糊状送到舌根部后，再嘱患者做吞咽动作；缓慢进食，逐渐增加喂入量；吞咽困难严重时给予鼻饲饮食。

5. 睡眠干预

应特别注意观察患者睡眠时的呼吸次数，是否出现鼾声增强、喘鸣发作以及有无睡眠呼吸暂停发生，应高度警惕睡眠中的猝死，发现异常及时唤醒，并行睡眠呼吸监测。

6. 心理护理

加强与患者、家属沟通，以了解患者心理需求，同时细心讲解疾病病因、治疗、护理的相关知识。

7. 安全护理

患者常因自主神经功能障碍导致直立性低血压，应特别注意防止跌倒损伤，尤其在清晨、进食后、视物模糊时、排尿、活动时、发热、服解热药、感染后的重点时段，加强保护措施，防止头部和四肢发生外伤、骨折，特别注意患者的身后保护。

（三）个案管理师工作内容

（1）参与病房查房，访视多系统萎缩患者，收集患者资料及病史，评估其身体、情绪、认知、心理和社会支持状态，掌握患者健康需求。

（2）介绍并让多系统萎缩患者及家属理解治疗方案，并保证患者院中用药和健康活动依从性。

（3）监测并管理住院时长，组织个案管理团队会议，与医疗团队一起草拟多系统萎缩患者出院时间和照护计划。

五、转诊流程

医生在“病案首页”点击转院选项→护士填写需求评估表→个案管理师填写转诊目的→选择转诊机构→转诊机构完成系统收案、做好转诊收治准备→患者转院、完成转诊流程。

六、院后管理——居家随访

（1）短期随访　出院后（3个月内）通过评估体位性症状、肌张力、排尿障碍、吞咽功能来评估治疗的有效性，耐心听取患者的提问。

（2）中期随访　出院后（3～6个月）回访的内容包括直立性低血压、肌张力障碍、排尿困难等症状改善和加重情况，多巴胺等用药安全，康复锻炼等情况及健康指导，定期复查提醒等。

（3）长期随访　出院后（6～12个月）当疗效不理想时，回顾诊断、治疗策略、剂量和依从性，评价治疗反应或改变治疗方案。

七、健康指导

1. 合理饮食

以少量多餐为原则，避免进食过量。

① 进食咸肉、咸菜、虾米等高钠食品，钠盐的日摄入量为正常人的1.5～2倍（10～20g/天），辅以香蕉、橘子、榨菜等高钾饮食。

② 摄入高盐饮食期间，每日饮水2～2.5L，有明显水钠潴留、水肿时，减少水、钠摄入量。

③ 如饮水量过少、尿量多时，酌情增加高盐饮食。

2. 康复训练

加强患者的日常生活能力训练，指导患者进行主动运动，平时穿宽松易脱的衣服，进食、洗漱、穿脱衣服等尽量自理；在训练中要特别注意经常间断休息，以防发生过度疲劳、肌力下降。

3. 用药指导

主要以对症治疗和神经保护治疗为主。

① 目前针对帕金森症状仍推荐选用多巴胺，在用药过程中应注意给药剂量并注意避免突然撤药引起的一系列不良反应。

② 升压药　盐酸米多君，注意观察患者有无皮疹、心率是否规律，睡前 4h 内尽量不用，以免出现夜间高血压，若心率每分钟低于 60 次，应及时处理。

4. 特殊照护

针对患者直立性低血压、跌倒、排尿障碍等安全问题对家庭照顾者和患者进行指导，制订有效的应对策略，建立相应的医疗保障系统和社会支持网络，提高患者照料质量，改善患者预后。

5. 及时复诊

医师依据随访资料更新复诊计划并同步个案管理师，个案管理师为患者安排下一次复诊。

6. 健康咨询

患者在公众号上发起线上专家团队咨询申请→个案管理师收集患者咨询申请及相关检查资料→专病团队登录 V5 智能客服完成线上咨询回复（包含语音、图文咨询模式等）→线上个案管理师将该次咨询材料汇总保存。

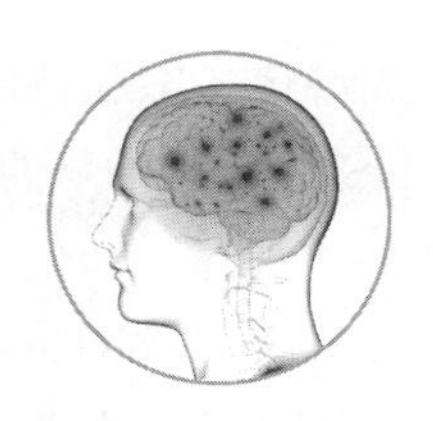

·第八章·
中枢神经系统感染性疾病的全病程管理

中枢神经系统感染性疾病是指病原微生物侵犯中枢神经系统（Central nervous system，CNS）的实质、被膜及血管等引起的急性或慢性炎症性（或非炎症性）疾病，即为中枢神经系统感染性疾病。这些病原微生物包括病毒、细菌、真菌、螺旋体、寄生虫、立克次体和朊蛋白等。

病原微生物主要通过三种途径进入中枢神经系统。①血行感染：病原体通过昆虫叮咬、动物咬伤损伤皮肤黏膜后进入血液或使用不洁注射器、输血等直接进入血流，面部感染时病原体也可经静脉逆行进入颅内，或孕妇感染的病原体经胎盘传给胎儿。②直接感染：穿透性颅外伤或邻近组织感染后病原体漫延进入颅内。③神经干逆行感染：嗜神经病毒（Neurotropic virus）如单纯疱疹病毒、狂犬病毒等首先感染皮肤、呼吸道或胃肠道黏膜，经神经末梢进入神经干，然后逆行进入颅内。

临床中依据中枢神经系统感染部位的不同可分为：①脑炎、脊髓炎或脑脊髓炎，主要侵犯脑和（或）脊髓实质；②脑膜炎、脊膜炎或脑脊膜炎，主要侵犯脑和（或）脊髓软膜；③脑膜脑炎，脑实质与脑膜合并受累。

第一节　单纯疱疹病毒性脑炎

神经系统病毒感染是指病毒进入神经系统及相关组织引起的炎性或非炎性改变。根据病原学中病毒核酸的特点，病毒可以分为 DNA 病毒和 RNA 病毒。能够引起神经系统感染的病毒很多，具有代表性的引起人类神经系统感染的病毒有：DNA 病毒中的单纯疱疹病毒、水痘-带状疱疹病毒、巨细胞病毒等；RNA 病毒中的脊髓灰质炎病毒、柯萨奇病毒等。病毒进入中枢神经系统可以引起急性脑炎和（或）脑膜炎综合征，也可形成潜伏状态和持续感染状态，造成复发性和慢性感染。单纯疱疹病毒性脑炎是CNS最常见的病毒感染性疾病，在中枢神经系统病毒感染性疾病中较有代表性。

单纯疱疹病毒性脑炎（Herpes simplex virus encephalitis，HSE）是由单纯疱疹病毒（Herpes simplex virus，HISV）感染引起的一种急性CNS感染性疾病，又称为急性坏死性脑炎。本病呈全球分布，一年四季均可发病，无明显性别差异，任何年龄均可发病。单纯疱疹病毒性脑炎（HSE）有较高的病死率和致残率，早期诊断和抗病毒治疗的启动与患者能否获得良好的预后密切相关。

一、院前全病程管理路径

1. 主要诊疗工作

神经内科门诊就诊，采集患者现病史、既往史、用药史、过敏史等。了解患者起病情况，如起病时间，该病原发感染的潜伏期为2～21天，平均6天；起病形式，大多数患者为急性起病，少数为亚急性或慢性起病。了解患者有无头痛、发热（可高达38.4～40.0℃）、肌肉酸痛、全身不适、腹痛、腹泻等感染征象。了解患者口唇、面颊及外生殖器有无疱疹，或有无与有疱疹的人员密切接触。开具住院证。

2. 个案管理师准备

访视患者，收集患者健康资料和病史，评估患者身体、情绪、认知、心理和社会支持状态，掌握患者健康需求；讲解单纯疱疹病毒性脑炎住院患者全病程管理意义及目的，个案管理师介绍全病程管理服务内容，患者自愿加入，并自主选择合适的全病程管理方案，签订全病程管理协议书。介绍医院环境，包括门诊、急诊、住院部分布，各检查室、电梯、餐饮中心所在位置等，协助患者办理入院手续。

3. 患者准备

准备住院期间日常用品，包括衣物、毛巾、牙刷、纸巾、拖鞋、晾衣架等，避免住院期间单独外出或外宿。大多数单纯疱疹病毒性脑炎患者会出现不同程度的意识障碍和精神症状，需有熟悉患者病情的家属陪同就诊。

二、院中全病程管理路径

1. 主要诊疗工作

医生收集病史并进行体查，完善相关检查，观察病情变化，积极治疗。重点检查：

① 血常规检查　可见白细胞计数轻度增高。

② 脑电图检查　常出现弥漫性高波幅慢波，以单侧或双侧颞、额区异常更明显，甚至可出现颞区的尖波与棘波。

③ 头颅 CT 检查　大约有 50%的 HSE 患者出现局灶性异常（一侧或两侧颞叶和额叶低密度灶）。

④ 头颅 MRI 检查　典型表现为在颞叶内侧、额叶眶面、岛叶皮质和扣带回出现局灶性水肿。

⑤ 脑脊液常规检查　压力正常或轻度增高，有核细胞数增多，蛋白质呈轻、中度增高，糖与氯化物正常。

⑥ 脑脊液病原学检查　包括检测 HSV 特异性 IgM、IgG 抗体和检测脑脊液中 HSV DNA。

⑦ 脑活检　是诊断单纯疱疹病毒性脑炎的"金标准"。

2. 医嘱内容

（1）抗病毒药物治疗，首选阿昔洛韦或更昔洛韦。阿昔洛韦常用剂量为 15～30mg/(kg·天)，分 3 次静脉滴注，连用 14～21 天，若病情较重，可延长治疗时间或再重复治疗一个疗程。更昔洛韦用量是 5～10mg/(kg·天)，每 12h 次，静脉滴注，治疗 14～21 天。

（2）肾上腺皮质激素　对肾上腺皮质激素治疗本病尚有争议，但肾上腺皮质激素能控制 HSE 炎症反应和减轻水肿，对病情危重、头颅 CT 见出血性坏死灶以及白细胞和红细胞明显增多者可酌情使用地塞米松或甲泼尼龙治疗。

（3）对症支持治疗　对昏迷的患者维持营养及水、电解质的平衡，保持呼吸道通畅；高热者给予物理降温，抗惊厥；颅内压增高者及时给予脱水降颅内压治疗；恢复期患者可进行理疗、针灸、运动康复治疗等。

3. 责任护士工作内容

（1）责任护士接待患者，完成入院评估及健康宣教，介绍病房环境、设备设施、住院制度等，签署《入院告知书》。收集患者一般信息，完成健康评估（既往史、过敏史、饮食习惯、睡眠情况、大小便、自理能力、肢体活动情况、管道情况、生命体征、意识状态、皮肤完整性，压力性损伤评估、跌倒/坠床评估、疼痛评估、ADL 评估、视力、听力及情绪评估），填写《入院评估单》《体温单》《护理记录单》。

（2）观察患者病情变化，针对患者护理问题，给予相应护理措施。

① 一般护理　急性期患者应卧床休息，可适当抬高床头30°～45°，即半卧位；昏迷患者应予Sims体位（半俯卧位）；有明显颅高压的患者，应抬高床头10°～15°；伴有偏瘫的患者应将瘫痪肢体保持良肢位，协助患者2h翻身一次，避免压力性损伤。有精神症状的患者起居活动时应随时有人在旁看护，协助完成日常生活的照顾。卧床时期，应注意预防深静脉血栓，可采取多喝水、踝泵运动及使用足底静脉泵等方法进行预防。

② 饮食护理　给予易消化、高蛋白、富含维生素的饮食。意识障碍的患者应在住院期间提供胃肠内营养支持（EN）。

③ 高热的护理　患者发病后体温可高达39～41℃，需密切监测体温（每4h 1次），保证患者摄取足量的液体，体温超过39℃时给予温水擦浴或冰袋物理降温，遵医嘱药物降温，观察降温效果并记录。

④ 颅内高压的护理　责任护士应清楚颅内压增高可能出现的后果，能准确判断并能采取相应的急救措施。密切观察有无颅内压增高的表现及脑疝形成的征象，遵医嘱用药，教会患者调整钠的摄入量，如低盐饮食，预防脑疝。

⑤ 异常行为的护理　关注患者的行为，注意与患者的沟通技巧，减少刺激源，移除危险物品，当患者出现暴力行为可适当约束患者，避免患者发生跌倒或坠床。

⑥ 用药护理　告知药物作用与用法，指导正确用药，注意观察药物不良反应。抗病毒药物如阿昔洛韦，不良反应有变态反应、恶心、呕吐、腹痛、下肢抽搐、舌及手足麻木感，血液尿素氮、血清肌酐值升高，肝功能异常等；免疫治疗药物用药期间监测患者的血常规、血糖变化，观察患者是否出现心悸、多汗、精神异常，用药同时需预防感冒及交叉感染。

⑦ 心理护理　护士应主动向患者家属介绍疾病的有关知识，特别是对有精神症状的患者，并能获得更多的社会支持；定时探视患者，态度和蔼，语言亲切。

4. 个案管理师工作内容

访视患者，收集患者资料，评估其身体、情绪、认知、心理和社会支持状态，掌握患者健康需求。参与查房，与医护人员一起制订健康管理方案。对患者进行健康指导，出入院手续及付费指导。密切监测个案管理效果，根据情况持续改进个案管理计划，完善个案管理档案。

5. 患者配合

患者配合医护完成病情评估及体格检查，积极参与治疗，有任何不适及时向医护人员反馈，家属应密切关注患者精神状态，出现意识改变或精神症状及时报告给医护人员。

三、出院转诊

医生确认患者需要转院并通知护士，护士评估患者情况，了解患者转诊需求并填写需求评估表，个案管理师填写转诊目的，根据患者情况选择转诊机构，通知转诊机构完成系统收案、做好转诊收治准备后，患者转院、完成转诊流程。

四、院后管理——居家随访

(1) 短期随访　出院后（3个月内）对下转患者接收转诊机构信息反馈。了解患者目前恢复情况，如意识状态、肢体活动及并发症等，落实并发症、肢体功能康复锻炼的健康教育。归集随访数据。

(2) 中期随访　出院后（3～6个月）回访的内容包括患者的目前情况，饮食、药物、心理、运动功能障碍康复，定期复查提醒等。健康软文、视频推送，指导患者进行康复训练。

(3) 长期随访　出院后（6～12个月）提醒患者复诊，进行神经功能评价，调查患者健康状况及出院后生活质量，完成患者心理状态评估。指导促进神经功能康复药物使用，复诊（3个月、6个月、12个月各一次）接收疾病问题咨询，指导康复治疗及训练。

五、健康指导

(1) 合理饮食　患者在高热时，进食半流质、易消化的食物，如粥、软面条、蒸鸡蛋等，高热控制后，应进食高蛋白食物，如牛肉、鸡蛋和鱼等。

(2) 适当运动　活动指导，如在住院期间出现的症状已基本恢复，在医嘱、休息结束后，要合理安排好作息时间，生活有规律，保持良好的心理状态。如患者出院时系有不同程度的活动障碍，根据患者情况指导患者主被动肢体活动练习及日常生活能力训练，建议患者到专业的康复机构进行康复治疗，在康复师的指导下进行肢体功能训练，配合针灸、理疗效果更佳。有精神症状者，外出活动必须有家人陪同，并佩戴注明姓名、疾病名称、家庭住址及电话号码的卡片。

(3) 用药指导　遵医嘱服药，定期随诊以指导和观察维持用药的调整。

(4) 个人卫生　指导患者学习消毒隔离知识，养成良好的个人卫生习惯，保持个人卫生。

（5）及时复诊　随访过程中患者因病情需要再入院，经医生评估需返院治疗者，由个案管理师按照免门诊住院申请流程安排住院（需提前 3～7 天申请）。

（6）健康咨询　可线上联系个案管理师和医护人员进行健康咨询。

第二节　结核性脑膜炎

细菌感染性疾病是由于各种细菌侵害神经系统所致的炎症性疾病。细菌感染是神经系统常见疾病之一，病原菌常常侵袭力强，可侵犯中枢神经系统软脑膜、脑、脊髓实质，或感染邻近的组织如静脉窦、周围神经等。本节将对细菌感染性疾病中的结核性脑膜炎进行叙述。

结核性脑膜炎（Tuberculous meningitis，TBM）是由结核杆菌引起的脑膜和脊膜的非化脓性炎症性疾病。在肺外结核中有 5%～15%的患者累及神经系统，其中又以结核性脑膜炎最为常见，约占神经系统结核的 70%。近年来，因结核杆菌的基因变异、抗结核药物研制相对滞后和 AIDS 患者的增多，国内外结核病的发病率及病死率逐渐增高。结核性脑膜炎治疗周期较长，全病程管理可以全方位为患者提供医疗、心理及社会支持服务，提高治疗的依从性，提高临床治愈率和复发率。

一、院前全病程管理路径

1. 主要诊疗工作

神经内科门诊就诊，采集病史完善检查。如存在开放性结核病，患者需立即隔离治疗，医护人员做好防护，采取消毒隔离措施。

了解患者有无结核接触史，有无结核中毒症状，如低热、盗汗、食欲减退、全身倦怠无力、精神萎靡不振等。了解患者有无发热、头痛、呕吐等颅内压增高表现，查体判断患者有无脑膜刺激征。颅内压增高在早期由于脑膜、脉络丛和室管膜炎性反应，脑脊液生成增多，蛛网膜颗粒吸收下降，形成交通性脑积水所致，颅内压多为轻、中度增高，通常持续 1～2 周，晚期蛛网膜、脉络丛粘连，呈完全或不完全性梗阻性脑积水，颅内压大多明显增高，表现头痛、呕吐和视乳头水肿，严重时出现去大脑强直发作或去皮质状态。了解患者意识状态，肢体活动情况，如早期未能及时治疗，发病 4～8 周时常出现脑实质损害症状，如精神萎靡、淡漠、谵妄或妄想、癫痫、昏睡或意识模糊、肢体瘫痪等情况。了解患者是否存在脑神经损害，颅底炎性渗出物的刺激、粘连、压迫可致脑神经损害，以动眼神经、展神经、面神经和视神经损害最常见，表现为视力减退、复视或面神经麻痹等。

2. 个案管理师准备

访视结核性脑膜炎患者，必要时做好防护，收集患者健康资料和既往史、现病史、过敏史，掌握患者健康需求，了解患者心理情况及经济状态；个案管理师介绍结核性脑膜炎全病程管理服务内容，患者自愿加入，并自主选择合适的全病程管理方案，签订全病程管理协议书。介绍医院环境，包括门诊、急诊、住院部分布，各检查室、电梯、餐饮中心所在位置等，协助患者办理入院手续。

3. 患者准备

配合完成入院前相关检查，预约床位，办理医保备案手续。准备住院期间日常用品，包括衣物、毛巾、牙刷、纸巾、拖鞋、晾衣架等，避免住院期间单独外出或外宿。

二、院中全病程管理路径

1. 主要诊疗工作

（1）完成入院常规化验，如血常规、尿常规、粪常规、肝肾功能、血清离子、血沉等检验项目。血常规检查大多正常，部分患者血沉可增高，伴有抗利尿激素异常分泌综合征的患者可出现低钠和低氯血症。

（2）结核菌素试验（PPD 皮试）　约半数患者皮肤结核菌素试验阳性。

（3）胸部 X 线片　约半数患者胸部 X 线片可见活动性或陈旧性结核感染证据。

（4）脑脊液检查　脑脊液压力增高可达 400mmH_2O 或以上，外观无色透明或微黄，静置后可有薄膜形成；淋巴细胞数显著增多，常为 $(50\sim500)\times10^6$/L；蛋白质增高，通常为 1～2g/L，糖及氯化物下降，典型脑脊液改变可高度提示诊断。脑脊液抗酸染色仅少数为阳性，脑脊液培养出结核菌可确诊，但需大量脑脊液和数周时间。

（5）CT 和 MRI　可显示基底池、皮质脑膜、脑实质多灶的强化和脑积水等。

2. 医嘱内容

（1）本病的治疗原则是早期给药、合理选药、联合用药及系统治疗。

（2）抗结核药物治疗（表 8-1）异烟肼、利福平、吡嗪酰胺或乙胺丁醇、链霉素是治疗 TBM 最有效的联合用药方案，儿童因乙胺丁醇的视神经毒性作用、孕妇因链霉素对听神经的影响而尽量不选作主要的一线抗结核药物。

表 8-1 抗结核药物

药物	儿童日用量	成人日用量	用药途径	用药时间
异烟肼	10～20mg/kg	600mg,1 次/日	静脉滴注,口服	1～2 年
利福平	10～20mg/kg	450～600mg,1 次/日	口服	6～12 个月
吡嗪酰胺	20～30mg/kg	1500mg/日或 500mg,3 次/日	口服	2～3 个月
乙胺丁醇	15～20mg/kg	750mg,1 次/日	口服	2～3 个月

（3）皮质类固醇激素　用于脑水肿引起的颅内压增高，抑制炎性反应及减轻脑水肿。成人常选用泼尼松 60mg 口服，3～4 周后逐渐减量，2～3 周内停药。

（4）药物鞘内注射　蛋白质定量明显增高、有早期椎管梗阻、肝功能异常致使部分抗结核药物停用、慢性、复发或耐药的情况下，在全身药物治疗的同时可辅以鞘内注射，异烟肼 50mg、地塞米松 5～10mg、α-糜蛋白酶 4000U、透明质酸酶 1500U，每隔 2～3 天 1 次，注药宜缓慢；症状消失后每周 2 次，体征消失后 1～2 周 1 次，直至脑脊液检查正常。脑脊液压力较高的患者慎用此法。

（5）降颅内压　颅内压增高者可选用渗透性利尿药，如 20%甘露醇、甘油果糖或甘油盐水等，同时需及时补充丢失的液体和电解质。

（6）对症及全身支持治疗　对重症及昏迷的患者至关重要，注意维持营养及水、电解质的平衡，保持呼吸道通畅。必要时可小量输血或给予静脉高营养；高热者给予物理降温，抗惊厥治疗；并需加强护理，预防压力性损伤等并发症。

3. 责任护士工作内容

（1）入院后予患者完善入院手续、基本住院宣教、床位安排、注意事项等，后按照医生的医嘱执行医嘱和护理操作，针对患者反馈的病情变化，通知医生后，按照医嘱执行处置。

（2）对患者实施动态的生命体征监测，观察神志、意识、体温、呼吸、血压、血氧饱和度及四肢运动和感知觉情况变化，尤其是有无进行性出现的肢体感觉和运动障碍以及颅内压增高等一系列的表现。

（3）每日常规消毒病房地面、桌面、床单位及空气，早晚开窗通风。

（4）用药护理　指导患者按时服药，注意观察药物的不良反应。抗结核药物需联合用药，异烟肼和利福平单独使用易产生抗药性。异烟肼主要的不良反应有末梢神经炎、肝损害等；利福平主要的不良反应有肝毒性、变态反应等；吡嗪酰胺主要的不良反应有肝损害、关节酸痛、肿胀、强直、活动受限、血尿酸增加等；乙胺丁醇主要的不良反应有视神经损害、末梢神经炎、变态反应等。

（5）饮食指导　结核性脑膜炎是一种慢性消耗性疾病，应给予高蛋白、高热量、高维生素饮食。必要时，给予肠内外营养支持。

（6）心理疏导　护理人员可通过患者言谈举止对其当前的心理状态进行合理的评估，继而为其实施针对性的心理疏导工作，针对患者在疾病不同时期以及接受护理和治疗不同时期面临的病情变化，及时予患者和家属做好解释及相应的心理疏导，如诚恳的倾听患者内心的感受和顾虑，帮助其找寻正确排解情绪的方式，也可通过播放患者感兴趣的电视、电影、音乐等多元化的方式转移其注意力，使得其始终保持正向心理，有效地避免紧张、焦虑、抑郁等发生。

（7）专业的疾病宣教　对患者及家属进行健康宣教，介绍结核性脑膜炎的临床表现，可出现的并发症、症状变化等，确保患者及家属对疾病的认识加深，可以更及时地向护理人员反馈患者的变化。

4. 个案管理师工作内容

访视患者，参与查房，与医护人员一起制定健康管理方案及出院后复诊计划。对患者进行健康指导，出入院手续及付费指导。密切监测个案管理效果，根据情况持续改进个案管理计划，完善个案管理档案。

5. 患者配合

患者配合医护完成病情评估及体格检查，积极参与治疗，有任何不适及时向医护人员反馈。

三、出院标准

（1）症状好转，包括发热、头痛、呕吐等消失，脑膜刺激征为阴性。

（2）脑脊液压力正常，白细胞、蛋白质、糖和氯化物恢复正常。

（3）复查头颅 CT 或 MRI 病灶好转。

（4）可耐受抗结核治疗，治疗后未观察到严重副作用。

四、院后管理——居家随访

（1）短期随访　出院后（3个月内）对下转患者接收转诊机构信息反馈。了解患者目前治疗情况，尤其是用药情况，有无出现药物不良反应，了解患者恢复情况，有无再次出现发热、头痛等，落实饮食、用药、消毒隔离及预防压力性损伤和深静脉血栓等健康教育。归集随访数据。

（2）中期随访　出院后（3～6个月）回访的内容包括患者的目前情况，饮食、抗结核药物、心理、运动和感知觉功能障碍康复，定期复查提醒等。健康软文、视频推送相关医学知识，提升患者用药依从性，提高患者生活质量。

（3）长期随访　出院后（6～18个月）提醒患者复诊，调查患者健康状况及出院后生活质量，完成患者神经功能、心理状态评估。指导患者继续联合用药，接收疾病问题咨询，指导康复治疗及训练。

五、健康指导

（1）合理饮食　鼓励患者进食高蛋白、易消化的食物，多吃肉、蛋、乳、豆制品及蔬菜水果，增加机体抵抗力和修复力。戒烟戒酒，不吃油炸辛辣的食物。

（2）适当运动　卧床期，在床上进行主/被动活动，预防关节畸形和肌肉萎缩，练习踝泵运动可预防深静脉血栓。可下床活动后，循序渐进，进行坐位训练、站立训练等，后期可进行有氧运动。如散步、游泳、练习太极拳等，逐渐增加活动量，增强身体素质。

（3）用药指导　强调早期、联合、适量、规律、全程化治疗的重要性，注意异烟肼、利福平、吡嗪酰胺、乙胺丁醇等药物的不良反应，防止治疗失败，产生耐药结核分枝杆菌，增加治疗的困难和费用。

（4）特殊照护　注意消毒隔离。不要随地吐痰，痰及分泌物进行焚烧或严格消毒，外出佩戴口罩，与家人分餐进食，经常开窗通风。

（5）及时复诊　按复诊计划安排患者到门诊复诊，协助患者完成复诊检验检查；随访过程中患者因病情需要再入院，经医生评估需返院治疗者，由个案管理师按照免门诊住院申请流程安排住院（需提前3～7天申请）。

（6）健康咨询　可线上联系个案管理师和医护人员进行健康咨询。

第三节 新型隐球菌脑膜炎

新型隐球菌脑膜炎（Cryptococcosis meningtis）是中枢神经系统最常见的真菌感染，由新型隐球菌感染引起，病情重，病死率高。新型隐球菌广泛分布于自然界，如水果、乳类、土壤、鸽粪和其他鸟类的粪便中，为条件致病菌，当宿主的免疫力低下时致病。本病大体可见脑膜广泛增厚和血管充血，脑组织水肿，脑回变平，脑沟和脑池可见小的肉芽肿、结节和脓肿，蛛网膜下腔内有胶样渗出物，脑室扩大。镜下早期病变可见脑膜有淋巴细胞、单核细胞浸润，在脑膜、脑池、脑室和脑实质中可见大量的隐球菌菌体，但脑实质很少有炎性反应。

一、院前全病程管理路径

1. 主要诊疗工作

神经内科门诊就诊，采集病史完善检查。

了解患者有无养鸟或鸽子的爱好，有无鸟类接触史，新型隐球菌常存在于陈旧的鸽粪中。了解患者有无免疫力低下的情况。了解患者的起病时间及症状，有无不规则发热或间歇性头痛，或发热、头痛、恶心、呕吐等症状。进行神经系统体查，是否有颈强直和凯尔尼格征等。

少数出现精神症状如烦躁不安、人格改变、记忆力衰退。大脑、小脑或脑干的较大肉芽肿引起肢体瘫痪和共济失调等局灶性体征。大多数患者出现颅内压增高症状和体征，如视乳头水肿及后期视神经萎缩，不同程度的意识障碍，脑室系统梗阻出现脑积水。由于脑底部蛛网膜下腔渗出明显，常有蛛网膜粘连而引起多数脑神经受损的症状，常累及听神经、面神经和动眼神经等。

2. 个案管理师准备

访视患者，必要时做好防护，收集患者健康资料和既往史、现病史、过敏史，掌握患者健康需求，了解患者心理情况及经济状态；个案管理师介绍新型隐球菌脑膜炎全病程管理服务内容，患者自愿加入，并自主选择合适的全病程管理方案，签订全病程管理协议书。介绍医院环境，包括门诊、急诊、住院部分布，各检查室、电梯、餐饮中心所在位置等，协助患者办理入院手续。

3. 患者准备

参见本章第二节的相关内容。

二、院中全病程管理路径

1. 主要诊疗工作

（1）完成入院常规化验，如血常规、尿常规、粪常规、肝肾功能、血清离子、血沉等检验项目。血常规白细胞总数升高或正常。

（2）脑脊液检查　压力常增高，淋巴细胞数轻度、中度增多，一般为（10～500）$\times10^6$/L，以淋巴细胞为主，蛋白质含量增高，糖含量降低。脑脊液离心沉淀后涂片做墨汁染色，检出隐球菌可确定诊断。脑脊液真菌培养亦是常用的检查方法。

（3）影像学检查　CT和MRI可帮助诊断脑积水。多数患者的胸部X线检查可有异常，可类似于结核性病灶、肺炎样改变或肺部占位性病变。

2. 医嘱内容

（1）抗真菌治疗　两性霉素B是目前药效最强的抗真菌药物，但因其不良反应多且严重，主张与5-氟胞嘧啶联合治疗，以减少其用量。成人首次用两性霉素B1～2mg/天，加入5%葡萄糖液500ml内静脉滴注，6h滴完，以后每日增加剂量2～5mg，直至1mg/(kg·天)，通常维持12周，也可经小脑延髓池、侧脑室或椎管内给药，以增加脑的局部或脑脊液中药物浓度。氟康唑耐受性好，口服吸收良好，血及脑脊液中药浓度高，对隐球菌脑膜炎有特效，每日200～400mg，每日1次口服，5～10天血药浓度可达稳态，疗程一般6～12个月。

（2）对症及全身支持治疗　颅内压增高者可用脱水剂，并注意防治脑疝；有脑积水者可行侧脑室分流减压术，并注意水电解质平衡。防治肺部感染及泌尿系统感染。

3. 责任护士工作内容

（1）患者入院后完成入院宣教，完成护理评估。

（2）急性期患者卧床休息，颅内压高时，抬高床头30°，以减轻脑水肿。

（3）对患者实施动态的生命体征监测，观察神志、意识、体温、呼吸、血压、血氧饱和度及四肢运动和感知觉情况变化，尤其是有无视力和听力障碍、运动感觉异常及颅内压增高等一系列的表现。定期监测肝肾功能。

（4）用药护理　指导患者按时按量用药，告知不要随意调节静脉用药的速度，注意观察药物不良反应。由于药物对血管伤害大且输注时间长，进行静脉输液时，尽量选择粗大血管留置静脉留置针输液，有条件的患者，建议进行 PICC 置管。两性霉素 B 副作用较大，可引起高热、寒战、血栓性静脉炎、头痛、恶心、呕吐、血压降低、低钾血症、氮质血症等，偶可出现心律失常、癫痫发作、白细胞或血小板减少等。氟康唑不良反应为恶心、腹痛、腹泻、胃肠胀气及皮疹等。

(5) 饮食护理　新型隐球菌脑膜炎病情重、病程长，应给予高热量、高蛋白、富含维生素饮食，增强患者的抵抗力，必要时进行肠内外营养。做好口腔清洁。

(6) 心理护理　主动向患者及家属进行疾病相关知识介绍，与患者多沟通，态度和蔼，注意聆听患者诉求。

4. 个案管理师工作内容

参见本章第二节相关内容。

5. 患者配合

参见本章第二节相关内容。

三、出院标准

临床症状减轻或消失，脑脊液检查隐球菌阴性。

四、院后管理——居家随访

(1) 短期随访　出院后（3 个月内）对下转患者接收转诊机构信息反馈。了解患者目前恢复情况，如意识状态、神经受损、肢体活动及并发症等，落实并发症、肢体功能康复锻炼的健康教育。归集随访数据。

(2) 中期随访　出院后（3～6 个月）回访的内容包括患者的目前情况，饮食、药物、心理、肢体功能障碍康复，定期复查提醒等。健康软文、视频推送，指导患者康复训练。

(3) 长期随访　出院后（6～12 个月）提醒患者复诊，进行神经功能评价，调查患者健康状况及出院后生活质量，完成患者心理状态评估。指导患者促进神经功能康复药物的使用，复诊（3 个月、6 个月、12 个月各一次）接收疾病问题咨询，指导康复治疗及训练。

五、健康指导

(1) 合理饮食　指导患者进行高蛋白、高热量、高维生素饮食，多吃肉、蛋、乳及蔬菜水果，烹饪方式以蒸煮为主，口味清淡。戒烟戒酒。

（2）适当运动　前期多卧床休息，可下床活动后，多散步、快走，不进行剧烈运动。

（3）用药指导　定期随诊，监测肝肾功能情况，告知医生有无出现药物不良反应，如头痛、恶心、呕吐、腹泻等，根据医嘱调整用药。

（4）特殊照护　患者出现视力下降应及时移除周围的危险物品，引导患者熟悉居住环境，防止患者跌倒。

（5）及时复诊　随访过程中患者因病情需要再入院，经医生评估需返院治疗者，由个案管理师按照免门诊住院申请流程安排住院（需提前3～7天申请）。

（6）健康咨询　可线上联系个案管理师和医护人员进行健康咨询。

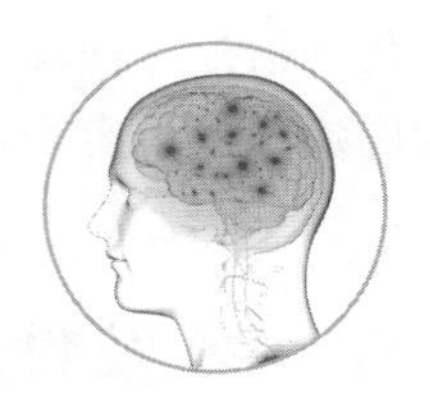

·第九章·

中枢神经系统脱髓鞘疾病的全病程管理

髓鞘（Myelin sheath）是包裹在有髓神经纤维轴突外面的脂质细胞膜，由髓鞘形成细胞的细胞膜所组成。中枢神经系统（Central nervous system，CNS）的髓鞘形成细胞是少突胶质细胞（Oligodendrocytes），周围神经系统的髓鞘形成细胞是施万细胞（Schwann cells）。髓鞘的主要生理作用是：①有利于神经冲动的快速传导；②神经轴突起绝缘作用；③对神经轴突起保护作用。

中枢神经系统脱髓鞘疾病（CNS demyelinating diseases）是一组脑和脊髓髓鞘破坏或髓鞘脱失为主要特征的疾病，脱髓鞘是其病理过程中具有特征性的表现，包括遗传性（髓鞘形成障碍性疾病）和获得性两大类。遗传性主要是由于遗传因素导致某些酶的缺乏引起的神经髓鞘磷脂代谢紊乱，统称为白质营养不良。此类疾病比较罕见，临床表现各异，多有发育迟滞、智能进行性减退、进行性瘫痪、肌张力变化、共济失调、视神经萎缩、眼球震颤、感音性耳聋及家族史等，确诊需要病理或酶学等检查。

获得性中枢神经系统脱髓鞘疾病又分为继发于其他疾病的脱髓鞘病和原发性免疫介导的炎性髓鞘病。由于疾病之间存在着组织学、影像学以及临床证候上的某些差异，构成了脱髓鞘病的一组疾病谱。除了多发性硬化（Multiple selerosis，MS）、视神经脊髓炎（Neuromyelitis optica，NMO）、同心圆性硬化（Balo病）、急性播散性脑脊髓炎（ADEM）等外，还包括临床孤立综合征（Clinical isolated syndromes，CIS）等。常见的临床症状有肢体麻木、视力下降、肢体无力、大小便障碍等。

中枢神经系统脱髓鞘疾病是一种终身疾病，急性发作后患者可部分康复，但复发频率和严重程度难以预测。患者的治疗周期长、费用高、反复入院、照护者负担大，对患者本人、家庭、社会造成严重的负担。因此全病程管理可为中枢神经系统脱髓鞘疾病患者提供系统化的治疗、护理、康复、随访方案，降低患者时间、金钱、精力等负担，对患者的疾病预后有积极的作用。

第一节　多发性硬化

多发性硬化是一种免疫介导的中枢神经系统炎性脱髓鞘性疾病。本病最常累及的部位为脑室周围、近皮质、视神经、脊髓、脑干和小脑。起病年龄大多20～40岁，男女患病比约为1∶2。以急性/亚急性起病多见，隐匿起病仅见于少数病例。绝大多数患者在临床上表现为空间多发性（Dissemination of lesions in space，DIS）和时间多发性（Dissemination of lesions in time，DIT），由于患者大脑、脑干、小脑、脊髓可同时或相继受累，故其临床症状和体征多种多样，可出现肢体无力、感觉异常、眼部症状、共济失调、发作性症状、精神症状、膀胱功能障碍等其他症状。

一、院前全病程管理路径

1. 主要诊疗工作

（1）由神经内科专科医生、护士、医技人员组成门诊诊疗团队。

（2）诊室相对固定，配置有相关诊疗检查设备与工具（如听诊器、血压计、阅片灯等）。

（3）医院具有多发性硬化相关检查、检验设备与技术。

（4）患者遵医嘱完善检查、检验，经过专科医师诊断后符合多发性硬化的相关诊断标准。

（5）多发性硬化目前国内外普遍采用的诊断标准有Poser诊断标准（表9-1）和McDonald诊断标准（表9-2）。

（6）在门诊/急诊开具住院证，由入院服务中心通知入院，入院服务中心增设志愿者咨询服务，为患者提供门/急诊导诊、诊间协助、检验检查指导、化验报告查询、便民设施使用等帮助。

2. 个案管理师准备

（1）访视患者，由个案管理师讲解多发性硬化全病程管理意义及目的，介绍多发性硬化全病程管理服务内容，患者自愿加入；同时收集患者一般健康资料、病史、家族遗传史、居住史等，评估患者症状体征、情绪、认知、心理和社会支持状态，了解和掌握患者健康需求。

表 9-1　Poser（1983 年）诊断标准

诊断分类	诊断标准(符合其中一条)
临床确诊 MS(Clinical definite MS, CDMS)	①病程中两次发作和两个分离病灶临床证据;②病程中两次发作,一处病变的临床证据和另一部位病变亚临床证据
实验室检查支持确诊 MS(Laboratory supported definite MS,LSDMS)	①病程中两次发作,一个病变临床证据,CSF OB/IgG(+);②病程中一次发作,一处病变临床证据和另一个病变亚临床证据,CSF OB/IgG(+)
临床可能 MS(Clinical probable MS, CPMS)	①病程中两次发作,一处病变临床证据;②病程中一次发作,两个不同部位病变临床证据;③病程中一次发作,一处病变临床证据和另一部位病变亚临床证据
实验室检查支持可能 MS(Laboratory-supported probable MS,LSPMS)	病程中两次发作,CSF OB/IgG(+),两次发作需累及 CNS 不同部位,须间隔至少一个月,每次发作需持续 24h

注：CSF OB/IgG(+) 表示 CSF 寡克隆区带（+）或 CSF-IgG 指数增高。

亚临床证据指无明确临床表现，但诱发电位或 MRI 等影像学证据支持的病变。

表 9-2　2010 年修订的 McDonald 诊断标准

临床表现	附加证据
2 次或 2 次以上发作 客观临床证据提示 2 个或 2 个以上 CNS 不同部位的病灶或提示 1 个病灶并有 1 次先前发作的合理证据①	无③
2 次或 2 次以上发作① 客观临床证据提示 1 个病灶	由以下 2 项证据的任何一项证实病灶的空间多发性(DIS)： ①MS 4 个 CNS 典型病灶区域(脑室周围、近皮质、幕下和脊髓)④中至少 2 个区域有≥1 个 T_2 病灶 ②等待累及 CNS 不同部位的再次临床发作
1 次发作① 客观临床证据提示 2 个或 2 个以上 CNS 不同部位的病灶	由以下 3 项证据的任何一项证实病灶的时间多发性(DIT)： ①任何时间 MRI 检查同时存在无症状的钆增强和非增强病灶 ②随访 MRI 检查有新发 T_2 病灶和(或)钆增强病灶,不管与基线 MRI 扫描的间隔时间长短 ③等待再次临床发作①
1 次发作① 客观临床证据提示 1 个病灶(临床孤立综合征)	由以下 2 项证据的任何一项证实病灶的空间多发性： ①MS 4 个 CNS 典型病灶区域(脑室周围、近皮质、幕下和脊髓)中至少 2 个区域有≥1 个 T_2 病灶 ②等待累及 CNS 不同部位的再次临床发作 由以下 3 项证据的任何一项证实病灶的时间多发性： ①任何时间 MRI 检查同时存在无症状的钆增强和非增强病灶 ②随访 MRI 检查有新发 T_2 病灶和(或)钆增强病灶,不管与基线 MRI 扫描的间隔时间长短 ③等待再次临床发作①

续表

临床表现	附加证据
提示MS神经功能障碍隐袭性进展(PP-MS)	疾病进展1年(回顾性或前瞻性确定)并具备下列3项中的任何2项： ①MS典型病灶区域(脑室周围、近皮质或幕下)有≥1个T_2病灶，以证实脑内病灶的空间多发性； ②脊髓内有≥2个T_2病灶，以证实脊髓病灶的空间多发性； ③CSF阳性结果[等电聚焦电泳证据表明有寡克隆带和(或)IgG指数增高]

① 一次发作定义为：由患者报告的或客观观察到的，在没有发热或感染的情况下发生在当前或过去，持续24h以上的一次典型的急性CNS脱髓鞘事件。发作应当有同时期的神经系统检查记录证实。在缺乏神经系统检查证据时，某些具有MS典型症状和演化特征的过去事件亦可为先前的脱髓鞘事件提供合理证据。发作性症状的报告（既往或当前）应当是至少持续24h的多次发作。在确诊MS前，需确定至少有一次发作必须由以下三种证据之一所证实：a. 神经系统检查的客观发现；b. 自诉先前有视力障碍患者的阳性视觉诱发电位（VEP）结果；c. MRI检查发现的脱髓鞘病灶与既往神经系统症状所提示的CNS脱髓鞘区域一致。

② 根据2次发作的客观临床发现所作出的临床诊断最为可靠。在缺乏客观神经系统检查所发现的证据时，证实一次既往发作的合理证据包括具有典型症状和炎性脱髓鞘事件演化特征的过去事件。但至少有1次发作必须被客观发现所支持。

③ 不需要附加证据。但基于这些标准对MS作出诊断时，仍需要影像学证据。当所进行的影像学检查或其他检查（如CSF）结果为阴性时，诊断MS需格外谨慎，需要考虑其他诊断。对MS作出诊断前必须满足：临床表现无其他更合理的解释，且必须有客观证据来支持MS的诊断。

④ 钆增强病灶不作为诊断DIS的必须条件。对有脑干或脊髓综合征的患者，其责任病灶应被排除，不予计数。

注：临床表现符合上述诊断标准且无其他更合理的解释时，可明确诊断为MS；当临床怀疑MS，但不完全满足上述诊断标准时，诊断为“可能MS”；当用其他诊断能更合理地解释临床表现时，可排除MS。

（2）介绍医院环境，包括门诊、急诊、住院部分布，各检查室、电梯、餐饮中心所在位置等。

（3）介绍医院及科室疫情常态化防控要求。

（4）协助患者办理入院。

（5）协助医保患者办理医保入院，审核医保信息，准备身份证复印件和医保复印件。

（6）协助患者分类整理好入院资料，避免资料遗失。

3. 患者准备

（1）准备身份证、口罩、纸质版核酸检测结果。

（2）准备住院期间日常用品，包括衣物、毛巾、牙刷、纸巾、拖鞋、晾衣架等，避免住院期间外出或外宿。

（3）入院当日至门诊全病程管理窗口凭身份证领取转住院申请表，至住院部办理入院登记手续。

二、院中全病程管理路径

1. 主要诊疗工作

（1）询问患者一般情况、主诉、现病史、既往史、个人史、家族史、过敏史，查看患者院前检查、检验结果，完善体格检查。

（2）监测患者生命体征，完善患者自理能力、跌倒风险、压力性损伤风险、血栓风险、心理状况、疼痛等专科监测指标的评估，临床常用的评估工具有自理能力评估表、跌倒风险评估表、Braden 压力性损伤评估表、Caprini 血栓评估表、血栓风险筛查表、NRS 疼痛评估表等。

（3）根据各项评估结果，进行全面的住院宣教及相关健康宣教，并监测宣教效果。

（4）确定诊疗计划

① 对已确诊的多发性硬化患者提供规范化治疗。

② 对于治疗效果欠佳、症状加重、治疗期望过高或难以管理的患者，加强与患者沟通，继续完善或复查相关检查、检验，积极对症支持治疗，密切监测生命体征变化；必要时行疑难病例讨论确定最佳治疗方案。

（5）动态评估诊疗效果，调整或完善诊疗措施。

（6）多发性硬化患者院中管理目标

① 急性发作期以减轻症状、神经功能缺失及残疾程度为主。

② 疾病恢复期以减少复发、减少脑和脊髓病灶数、延缓残疾累积及提高生存质量为主。

③ 减少对耐受性差、无效或不需要的急性治疗的依赖。

④ 减少用药相关不良反应。

⑤ 减少复发，缓解相关痛苦和心理症状。

⑥ 增加患者战胜疾病的信心。

⑦ 减少住院期间的安全隐患，保障住院安全。

2. 医嘱内容

（1）护理常规，根据患者病情的“轻、重、缓、急”及自理能力的评估，给予不同级别的护理。根据医嘱的护理级别，完成生命体征及病情观察。

（2）根据自理能力程度及护理级别，落实陪护。

（3）根据患者的营养评估结果和是否既往有代谢性疾病，确定饮食医嘱。

（4）根据患者既往高血压病病史、代谢性疾病病史、BMI、前期辅助检查结果等确定测血压、测血糖医嘱。

（5）根据患者生命体征、临床体征、神经系统病变情况，确定是否安置心电监护及予氧气吸入。

（6）根据患者饮食状况，确定是否需要留置鼻饲管，并完善口腔护理、鼻饲管护理、鼻饲管喂等医嘱，如若患者出现胃液送检隐血试验阳性，需暂禁食禁饮。

（7）根据患者大小便情况确定患者是否需要留置尿管，确定会阴护理、保留导尿护理医嘱。根据尿管的日常维护情况，如若患者出现尿液引流不畅、尿液性状、颜色、量的异常，需进行膀胱冲洗。

（8）根据患者静脉治疗情况，确定是否需要中心静脉置管，并完善管道的日常护理医嘱。

（9）留置各种管道的患者，需完善非计划拔管风险的评估。非计划拔管高风险的患者需完善非计划拔管风险评估医嘱，每日进行复评。

（10）根据患者的临床表现、液体输入量、肾脏功能及大小便情况，确定是否记录24h出入量或24h尿量。

（11）根据患者的依从性、各管道耐受情况、配合程度、理解程度，确定是否需要保护性约束。

（12）根据患者主诉、咳嗽咳痰情况、辅助检查情况，确定患者是否需要雾化吸入。

3. 责任护士工作内容

（1）责任护士热情接待，自我介绍、介绍主管医生、介绍科室环境。

（2）入院常规评估工作，包括完善生命体征、自理能力、跌倒风险、压力性损伤风险、血栓风险、心理状况、疼痛等专科监测指标的评估。

（3）病情观察

① 按护理级别监测生命体征、呼吸动度，动态观察病情变化，做好护理记录。

② 观察患者运动、感觉、协调及平衡能力如何，是否存在共济运动障碍，是否有视觉损害，是否出现发作性症状和精神症状。

③ 观察排尿状况是否良好，是否出现尿频、尿急、尿潴留等膀胱功能障碍

的症状。

④ 观察患者的饮食、睡眠、大小便情况。

⑤ 观察患者的心理状态，做好心理的动态评估。

（4）一般护理

① 保持病室安静、整洁，常通风。

② 注意保暖，根据季节增减衣服，防止受凉。

③ 指导患者 24h 有效留陪护，协助患者生活护理，保持患者的皮肤和床单位清洁，及时更换干净衣物。

（5）饮食护理

① 饮食要营养丰富、易于消化，进食要慢，防止呛咳。

② 护士要富有同情心和同理心，加强与患者和家属沟通，鼓励患者和家属表达自己的感受和疑问，并耐心进行解释。向患者和家属介绍疾病的性质与发展，取得家属的最大配合，稳定患者的情绪。

（6）症状护理

① 发作期应卧床休息，持续床档保护。恢复期鼓励患者主动做适当的体育锻炼，但不宜做剧烈运动。

② 患者肢体活动障碍时，确保 24h 有效留陪护，尤其在夜间、清晨等薄弱时段，要注意有效预防跌倒、坠床等不良事件的发生。

③ 患者视觉障碍、感觉障碍时，确保 24h 有效留陪护。控制好洗漱、洗澡的水温，避免烫伤。禁用热水袋，尤其注意避免持续使用低温热水袋，避免低温烫伤；注意检查感觉障碍部位有无皮肤损伤。

④ 避免诱发因素，如情绪激动、劳累、感染、创伤、应激等。

⑤ 疼痛性强直性痉挛发作时，应保持室内安静，尽量减少不必要的声响，集中完成护理操作，遵医嘱服药。

⑥ 避免热、冷和压力对皮肤的刺激，定时更换体位，预防压力性损伤的发生，每班检查皮肤的完整性。

⑦ 患者出现尿频、尿急、尿痛等尿路感染的症状和体征时，指导患者膀胱训练，每日饮水量不少于 2000ml。保持大便通畅，做好皮肤、会阴部护理。

⑧ 呼吸肌麻痹者，应做气管插管或气管切开，使用人工呼吸机并辅助通气并做相应的护理。

（7）腰椎穿刺护理

① 穿刺前向患者说明穿刺的意义及注意事项，以利配合。

② 术前消除患者紧张情绪，指导患者排空大小便。

③ 协助患者摆好体位，患者术中不可随意移动。

④ 术后脑脊液压力低于正常值的患者，去枕平卧4～6h，卧床期间可适当转动身体改变体位，但不可随意抬高头部。

⑤ 术后出现头痛且有体温升高者，应严密观察有无脑膜炎发生。

⑥ 术后患者有恶心、呕吐、头晕、头痛者，可让其平卧休息，必要时按医嘱给予镇静药、镇吐药、镇痛药。

⑦ 脑脊液压力低于正常值的患者，术后出现头痛的患者，可多饮水、延长卧床时间，必要时静脉补液。

（8）康复护理

① 康复治疗应在疾病的早期，病情有所缓解时就开始。

② 康复治疗应在专业康复指导下循序渐进地进行，康复治疗要有计划，持续有规律的康复可以帮助患者恢复肌肉的张力。

③ 治疗方式和强度要根据疾病累及的部位和严重程度确定。

④ 针对不同肢体功能障碍，可借助健侧肢体帮助患侧肢体进行康复活动，开始时强度宜小，逐步加大运动量。

⑤ 通过关节功能训练、肌力训练、缓解肌痉挛、共济失调的步态训练，采取主动和被动运动的方法来改善运动功能。

4. 个案管理师工作内容

（1）参与病房查房，访视患者，收集患者资料及病史，评估其身体、情绪、认知、心理和社会支持状态，掌握患者健康需求。

（2）介绍并让患者及家属理解治疗方案，并保证患者院中用药和健康活动依从性，指导和帮助患者做好诊疗日记。

（3）监测并管理住院时长，组织个案管理团队会议，与医疗团队一起草拟患者出院时间和照护计划。

5. 患者配合

（1）患者需配合病房的日常管理及疫情防控管理。

（2）严格遵医嘱按时按量服药，并记录不良反应。

（3）记录临床症状、体征及复发频率能提高多发性硬化患者自我管理水平，使患者能够管理自己的疾病，增强个人的控制意识。

（4）加强与医务人员的沟通，不隐瞒病史，配合诊疗计划及个案管理方案。

三、出院标准

① 患者一般情况良好，病情稳定或好转。

② 原有神经功能障碍较前好转。

③ 没有需要住院治疗的并发症。

④ 复查头颅 MRI 稳定或较治疗前明显改善。

四、院后管理——居家随访

1. 病情监测和随访内容

（1）定期监测多发性硬化患者规范化药物服用情况。

（2）评估患者的疾病负担和家属的照护者负担。

（3）使用多发性硬化患者规范化门诊随访手册，内容应包括患者基本信息、诱发因素、诊断、急性期治疗、疾病缓解期治疗及阶段性随访计划。

（4）根据随访结果对阶段性治疗方案进行调整。

2. 短期随访

出院后（3 个月内）通过评估多发性硬化患者症状、体征、发作严重程度和相关失能来评估治疗的有效性，耐心听取患者的提问。

3. 中期随访

出院后（3～6 个月）回访的内容包括患者的目前情况，服药、锻炼、生活等情况及健康指导，定期复查提醒等。

4. 长期随访

出院后（6～12 个月）当疗效不理想时，回顾诊断、治疗策略、剂量和依从性，评价治疗反应或改变治疗方案。

5. 电话随访流程

拨通电话前先了解患者基本信息，包括姓名、年龄、性别、疾病诊断、转归、出院带药基本情况、主要阳性体征等；电话接通时，使用礼貌用语，先自我介绍，再确认接电话者的身份，并说明致电目的；通话结束时，对患者及家属的配合表示感谢，等对方挂机后再挂电话。

五、健康指导

1. 合理饮食

（1）保证营养充足、均衡的饮食，少吃脂肪、油、糖、盐，多吃瘦肉、鱼类、豆制品、水果、蔬菜和含钙丰富的食物。多吃富含粗纤维的食物。精神状态好时，可增加食量，小口吃饭，细嚼慢咽，少量多餐。每日保证至少2000ml饮水量。

（2）留置管喂患者宜选用流质饮食，每次管喂前需回抽胃液和冲洗胃管，需每月至医院更换一次胃管。

2. 适当运动

多发性硬化患者应根据自身身体状况来确定日常运动的强度、类型、频率等。由于易疲劳和不耐热，运动常常受限制，克服的办法是在运动期间加入1～5min的休息，并把体力活动尽量安排在不易使体温升高的冷环境中进行。

3. 用药指导

（1）严格遵医嘱用药，糖皮质激素服用时必须按照医嘱逐渐减量至停药，不能随意增加或减少，甚至停药。

（2）糖皮质激素常见副作用有向心性肥胖、满月脸、低钾血症、骨质疏松、胃十二指肠溃疡等，患者要注意自我观察不良反应，在长期服用糖皮质激素过程中应监测血压、观察大便颜色，胃部有无不适情况，有异常应及时就医。

4. 特殊照护

（1）防误吸　进食时应注意进食的体位，能坐起来的患者要选用坐位状态下进食，不能坐起的患者应用软枕或靠枕抬高上半身，头部前屈，健侧吞咽，禁忌平躺喂食。

（2）防跌倒　提高患者对家属的重视度，注意居家有效陪护，清理家里的障碍物，保持通道宽敞通畅。为患者准备防滑拖鞋，如需选用助行器时应到专业机构进行评估测评后再在专业医师指导下使用。

（3）防烫伤　肢体麻木感觉障碍者慎用热水袋，使用时水温不宜超过50℃，并警惕低温烫伤。

（4）防压力性损伤　长期卧床者注意床垫要柔软，至少每2h翻身一次，保持受压患者皮肤清洁干燥，加强营养，对骨隆突处给予泡沫敷料预防保护，防止皮肤持续受压发生压力性损伤。

（5）防深静脉血栓　长期卧床患者应预防深静脉血栓，应适当活动肢体，戒烟戒酒，注意控制血糖，多饮水，可使用弹力袜进行预防。

5. 及时复诊

（1）制订复诊计划，指导患者按时复诊。

（2）如果复诊面诊不便患者，可通过在线门诊复诊。

（3）如果随访过程中患者因病情需要再入院，经医生评估需返院治疗者，由个案管理师按照免门诊住院申请流程安排住院（需提前3～7天申请）。

（4）个案管理师在全病程分级诊疗系统（HCCM）填写《转住院申请表》。

（5）医生登录全病程分级诊疗系统（HCCM）查看个案资料、评估患者，符合标准的个案，在HCCM系统收案审核处点击“同意收案”并填写建议入院时间、费用、管床医生、病情轻重缓急程度。

（6）入院服务中心按照《转住院申请表》的内容根据科室收治原则电话及短信通知患者入院日期及入院前准备事项。

（7）患者于入院当日至门诊全病程管理窗口凭身份证领取转住院申请表，至住院部办理入院登记手续。

6. 健康咨询

（1）女性患者在1～2年内应避免妊娠，以免诱发本病发作，已有子女者应绝育。

（2）避免外伤、劳累、情绪波动、感冒、感染等诱发因素，预防复发。

（3）及时加减衣物，尽量避免感冒。

第二节　视神经脊髓炎

视神经脊髓炎（Neuromyelitis optica，NMO）是免疫介导的主要累及视神经和脊髓的原发性中枢神经系统炎性脱髓鞘病。其主要病灶为视神经和脊髓，部分患者有脑部非特异性病灶。多在5～50岁发病，平均年龄39岁，女性多发，女：男比例（5～10）：1。单侧或双侧视神经炎（Optic neuritis，ON）以及急性脊髓炎（Acute myelitis）是本病主要表现。

一、院前全病程管理路径

1. 主要诊疗工作

（1）由神经内科专科医生、护士、医技人员组成门诊诊疗团队。

（2）诊室相对固定，配置有相关诊疗检查设备与工具（如听诊器、血压计、阅片灯等）。

（3）医院具有视神经脊髓炎相关检查、检验设备与技术。

（4）患者遵医嘱完善检查、检验，经过专科医师诊断后符合视神经脊髓炎的相关诊断标准。

(5) 视神经脊髓炎目前国内外普遍采用的诊断标准有2006年Wingerchuk修订的NMO诊断标准（表9-3）和2015年国际NMO诊断小组（IPND）制定的NMOSD诊断标准（表9-4）。新的诊断标准将NMO纳入NMOSD统一命名，着重强调了AQP4-IgG的诊断特异性。

表9-3 2006年Wingerchuk修订的NMO诊断标准

必要条件：	(2)头颅MRI不符合MS诊断标准
(1)视神经炎	(3)血清NMO-IgG阳性
(2)急性脊髓炎	诊断：
支持条件：	具备全部必要条件和支持条件中的任意2条，即可诊断NMO
(1)脊髓MRI异常病灶≥3个椎体节段	

表9-4 成人NMOSD诊断标准（IPND，2015）

AQP4-IgG阳性的NMOSD诊断标准：
(1)至少1项核心临床特征
(2)用可靠的方法检测AQP4-IgG阳性[推荐细胞分析法(CBA)]
(3)排除其他诊断
AQP4-IgG阴性或AQP4-IgG未知状态的NMOSD诊断标准：
(1)在1次或多次临床发作中，至少2项核心临床特征并满足下列全部条件：
①至少1项核心临床特征为视神经炎、急性长节段横贯性脊髓炎或延髓最后区综合征
②空间多发(两个或以上不同的核心临床特征)
③满足MRI附加条件
(2)用可靠的方法检测AQP4-IgG阴性或未检测
(3)排除其他诊断
核心临床特征：
(1)视神经炎
(2)急性脊髓炎
(3)延髓最后区综合征，无其他原因能解释的发作性呃逆、恶心、呕吐
(4)急性脑干综合征
(5)症状性发作性睡病、间脑综合征，同时脑MRI伴有NMOSD特征性间脑病变
(6)大脑综合征伴有NMOSD特征性大脑病变
AQP4-IgG阴性或未知状态下的NMOSD MRI附加条件：
(1)急性视神经炎　需脑MRI有下列表现之一：
①脑MRI正常或仅有非特异性白质病变
②视神经长T_2或T_1增强信号>1/2视神经长度，或病变累及视交叉
(2)急性脊髓炎　长脊髓病变≥3个连续椎体节段，或有脊髓炎病史的患者相应脊髓萎缩≥3个连续椎体节段
(3)极后区综合征　延髓背侧/最后区病变
(4)急性脑干综合征　脑干室管膜周围病变

注：NMOSD—视神经脊髓炎谱系疾病；AQP4-IgG—水通道蛋白4抗体。

(6) 临床上视神经脊髓炎主要与多发性硬化相鉴别，根据两者不同的临床表现、影像学特征、血清NMO-IgG以及相应的临床诊断标准进行鉴别（表9-5）。

表 9-5　NMO 与 MS 的临床及负责检查的鉴别

临床特点	NMO	MS
种族	亚洲人多发	西方人多发
前驱感染或预防接种史	多无	可诱发
发病年龄	5～50 岁多见，中位数 39 岁	儿童和 50 岁以上少见，中位数 29 岁
性别(女：男)	(5～10)：1	2：1
发病严重程度	中重度多见	轻、中度多见
发病遗留障碍	可致盲或严重视力障碍	致盲率低
临床病程	＞85％为复发型，少数为单时相型，无继发进展过程	85％为复发-缓解型，最后大多发展成继发-进展型，10％为原发-进展型，5％为进展-复发型
血清 NMO-IgG	大多阳性	大多阴性
脑脊液细胞	多数患者白细胞＞5×10^6/L，少数患者白细胞＞50×10^6/L，中性粒细胞较常见，甚至可见嗜酸粒细胞	多数正常，白细胞＜50×10^6/L，以淋巴细胞为主
脑脊液寡克隆区带阳性	较少见(＜20％)	常见(＞70％～95％)
IgG 指数	多正常	多增高
脊髓 MRI	脊髓病灶长度一般＞3 个椎体节段，轴位像多位于脊髓中央，可强化	脊髓病灶＜2 个椎体节段，多位于白质，可强化
脑 MRI	早期可无明显病灶，或皮质下、下丘脑、丘脑、延髓最后区、导水管周围斑片状、片状高信号病灶，无明显强化	近皮质下白质、小脑及脑干、侧脑室旁白质圆形、类圆形、条片状高信号病灶，可强化

（7）由门诊/急诊开具住院证。由入院服务中心下通知入院，入院服务中心增设志愿者咨询服务，为患者提供门/急诊导诊、诊间协助、检验检查指导、化验报告查询、便民设施使用等帮助。

2. 个案管理师准备

访视患者，由个案管理师讲解 NMO 全病程管理意义及目的，介绍 NMO 全病程管理服务内容，患者自愿加入；同时收集患者一般健康资料、病史、家族遗传史、居住史等，评估患者症状和体征、情绪、认知、心理和社会支持状态，了解和掌握患者健康需求。

余参见本章第一节。

3. 患者准备

参见本章第一节。

二、院中全病程管理路径

1. 主要诊疗工作

（1）询问患者一般情况、主诉、现病史、既往史、个人史、家族史、过敏史，查看患者院前检查、检验结果，完善体格检查。

（2）监测患者生命体征，完善患者自理能力、跌倒风险、压力性损伤风险、血栓风险、心理状况、疼痛等专科监测指标的评估，临床常用的评估工具有自理能力评估表、跌倒风险评估表、Braden 压力性损伤评估表、Caprini 血栓评估表、血栓风险筛查表、NRS 疼痛评估表等。

（3）根据各项评估结果，进行全面的住院宣教及视神经脊髓炎健康宣教，并监测宣教效果。

（4）确定诊疗计划

① 对已确诊的视神经脊髓炎患者提供规范化治疗。

② 对于治疗效果欠佳、症状加重、治疗期望过高或难以管理的患者，加强与患者沟通，继续完善或复查相关检查、检验，积极对症支持治疗，密切监测生命体征变化；必要时行疑难病例讨论确定最佳治疗方案。

（5）动态评估诊疗效果，调整或完善诊疗措施。

（6）视神经脊髓炎患者的院中管理目标

① 急性发作期治疗以减轻急性期症状、缩短病程、改善残疾程度和防治并发症为目的。

② 缓解期治疗主要通过抑制免疫达到降低复诊率，延缓残疾累积的目的，需长期治疗。

③ 对症治疗期以减轻患者症状，提高舒适度为目标。

④ 减少对耐受性差、无效或不需要的急性治疗的依赖。

⑤ 减少用药相关不良反应。

⑥ 减少复发缓解相关痛苦和心理症状。

⑦ 增加患者战胜疾病的信心。

⑧ 减少住院期间的安全隐患，保障患者住院安全。

2. 医嘱内容

参见本章第一节相关内容。

3. 责任护士工作内容

（1）责任护士热情接待，自我介绍、介绍主管医生、介绍科室环境。

（2）入院常规评估工作，包括完善生命体征、自理能力、跌倒风险、压力性损伤风险、血栓风险、心理状况、疼痛等专科监测指标的评估。

（3）病情观察

① 按护理级别监测生命体征，定期监测血氧饱和度，动态观察病情变化，尤其注意意识和呼吸动度的变化，以防呼吸肌麻痹窒息。

② 观察患者感觉平面的部位，下肢肌力、肌张力、腱反射的改变及异常感觉等，患者如若出现呼吸浅而快、咳嗽无力、烦躁不安、出汗、心率增快、四肢末端发绀等上升性脊髓炎的症状，应立即采取抢救措施。

③ 观察患者的饮食、睡眠、大小便情况。

④ 观察患者的心理状态，做好心理的动态评估。

（4）一般护理

① 保持病室安静、整洁，常通风。

② 注意保暖，根据季节增减衣服，防止受凉。

③ 指导患者24h有效留陪护，协助患者生活护理，保持患者的皮肤和床单位清洁，及时更换干净衣物。

（5）饮食护理

① 避免选择热烫、坚硬及刺激性食物，选择低脂、高蛋白及富含维生素、钾、钙的饮食。

② 饮食要营养丰富、易于消化，多食肉类、蔬菜与水果，增加蛋白质和维生素的摄入。

③ 进食要慢，防止呛咳。

（6）排便护理

① 对于轻度尿潴留患者，以温毛巾热敷下腹部并轻度按摩，采用习惯的蹲位或直立位小便，听流水声诱导排尿，对诱导排尿失败的患者予留置尿管。

② 排便困难时，指导进食粗纤维食物，多饮水，以脐为中心顺时针按摩腹部，有助于缓解便秘的症状。必要时给予开塞露、温开水或肥皂水灌肠以帮助排便。

（7）症状护理

① 患者肢体活动障碍时，确保24h有效留陪护，尤其在夜间、清晨等薄弱时段，要注意有效预防跌倒、坠床等不良事件的发生。

② 患者视觉障碍、感觉障碍时，确保24h有效留陪护。控制好洗漱、洗澡的水温，避免烫伤。禁用热水袋，尤其注意避免持续使用低温热水袋，避免低温

烫伤；注意检查感觉障碍部位有无皮肤损伤。

③ 避免热、冷和压力对皮肤的刺激，定时更换体位，预防压力性损伤的发生，每班检查皮肤的完整性。

④ 呼吸肌麻痹者，应做气管插管或气管切开，使用人工呼吸机辅助通气并做相应的护理。

(8) 腰椎穿刺护理

① 穿刺前向患者说明穿刺的意义及注意事项，以利配合。

② 术前消除患者紧张情绪，指导患者排空大小便。

③ 协助患者摆好体位，患者术中不可随意移动。

④ 术后脑脊液压力低于正常值的患者，去枕平卧 4～6h，卧床期间可适当转动身体改变体位，但不可随意抬高头部。

⑤ 术后出现头痛且有体温升高者，应严密观察有无脑膜炎发生。

⑥ 术后患者有恶心、呕吐、头晕、头痛者，可让其平卧休息，必要时按医嘱给予镇静药、镇吐药、镇痛药。

⑦ 脑脊液压力低于正常值的患者，术后出现头痛的患者，可多饮水、延长卧床时间，必要时静脉补液。

(9) 康复护理

① 康复治疗应在疾病的早期，在专业康复师指导下循序渐进地采取肢体功能锻炼。

② 先从小关节到大关节，手法由轻到重，循序渐进恢复肌力。

③ 利用躯干肌的活动，通过联合反应、共同运动、姿势反射等手段，促使肩胛带的功能恢复，达到独立完成卧位到床边坐位的转换。

④ 鼓励患者积极训练站立和行走，开始训练站立和久站，逐渐训练独立行走，并可辅以按摩、理疗、针灸，加快神经功能恢复，改善患者的功能状态。

4. 个案管理师工作内容

参见本章第一节相关内容。

5. 患者配合

参见本章第一节相关内容。

三、出院标准

参见本章第一节的相关内容。

四、院后管理——居家随访

1. 病情监测和随访内容

（1）定期监测视神经脊髓炎患者规范化药物服用情况。

（2）评估患者的疾病负担和家属的照护者负担。

（3）使用视神经脊髓炎患者规范化门诊随访手册，内容应包括患者基本信息、诱发因素、诊断、急性期治疗、缓解期、对症治疗及阶段性随访计划。

（4）根据随访结果对阶段性治疗方案进行调整。

2. 短期随访

出院后（3个月内）通过评估视神经脊髓炎患者症状、体征、发作严重程度和相关失能来评估治疗的有效性，耐心听取患者的提问。

3. 中期随访

出院后（3～6个月）回访的内容包括患者的目前情况，服用糖皮质激素、锻炼、生活等情况及健康指导，定期复查提醒等。

4. 长期随访

出院后（6～12个月）当疗效不理想时，回顾诊断、治疗策略、剂量和依从性，评价糖皮质激素治疗反应或改变治疗方案。

5. 电话随访流程

拨通电话前先了解患者基本信息，包括姓名、年龄、性别、疾病诊断、转归、出院带糖皮质激素基本情况、主要阳性体征等；电话接通时，使用礼貌用语，先自我介绍，再确认接电话者的身份，并说明致电目的；通话结束时，对患者及家属的配合表示感谢，等对方挂机后再挂电话。

五、健康指导

1. 饮食指导

参见本章第一节相关内容。

2. 适当运动

视神经脊髓炎的患者应根据自身身体状况来确定日常运动的强度、类型、频率等。

3. 用药指导

(1) 严格遵医嘱用药，指导患者了解所服用药物的名称、药理作用、服用方法、剂量等，按时、按量服用；糖皮质激素服用时必须按照医嘱逐渐减量至停药，不能随意增加或减少，甚至停药。

(2) 糖皮质激素常见副作用有向心性肥胖、满月脸、低钾血症、骨质疏松症、胃十二指肠溃疡等，患者要注意自我观察不良反应，在长期服用糖皮质激素过程中应监测血压、观察大便颜色，胃部有无不适情况，有异常及时就医。

4. 特殊照护

参见本章第一节相关内容。

5. 及时复诊

参见本章第一节相关内容。

6. 视神经脊髓炎的预后

NMO 的临床表现较 MS 严重，且多数 NMO 早期的年复发率高于 MS，导致全盲或截瘫等严重残疾。单相型患者 5 年生存率约为 90%。复发型 NMO 预后差，5 年内约有半数患者单眼视力损伤较重或失明，约 50%复发型 NMO 患者发病 5 年后不能独立行走。复发型患者 5 年生存率约为 68%，1/3 患者死于呼吸衰竭。与 MS 不同，NMO 基本不发展为继发进展型。

第三节 急性播散性脑脊髓炎

急性播散性脑脊髓炎（Acute disseminated encephalomyelitis，ADEM）是广泛累及脑和脊髓白质的急性炎症性脱髓鞘疾病，通常发生在感染后、出疹后或疫苗接种后。其病理特征为多灶性、弥散性髓鞘脱失。该病好发于儿童和青壮年，多为散发，无季节性，感染或疫苗接种后 1～2 周急性起病，患者常突然出现高热、头痛、头昏、全身酸痛，严重时出现痫性发作、昏睡和深昏迷等；脊髓受累可出现受损平面以下的四肢瘫或截瘫；锥体外系受累可出现震颤和舞蹈样动作；小脑受累可出现共济运动障碍。

一、院前全病程管理路径

1. 主要诊疗工作

（1）由神经内科专科医生、护士、医技人员组成门诊诊疗团队。

（2）诊室相对固定，配置有相关诊疗检查设备与工具（如听诊器、血压计、阅片灯等）。

（3）医院具有急性播散性脑脊髓炎相关检查、检验设备与技术。

（4）患者遵医嘱完善检查、检验，经过专科医师诊断后符合急性播散性脑脊髓炎的相关诊断：

根据感染或疫苗接种后急性起病的脑实质弥漫性损害、脑膜受累和脊髓炎症状，CSF-MNC 增多、EEG 广泛中度异常、CT 或 MRI 显示脑和脊髓内多发散在病灶等可作出临床诊断。

① 临床特征

a. 中枢神经系统炎性脱髓鞘疾病的首次临床发作；

b. 急性或亚急性起病；

c. 中枢神经系统的进行性多发脑白质病变；

d. 表现为多个神经系统受累症状；

e. 出现脑病症状，如精神行为异常、刺激症状和（或）睡眠障碍及意识障碍；

f. 临床和（或）头颅 MRI 改变；

g. 排除其他原因。

② 头颅 MRI FLAIR 和 T_2 像上的病变特征及变化

a. 严重的（病灶＞1～2cm）进行性多发脑白质病灶，呈高信号，双侧大脑半球均累及，左右可不对称，幕上、皮质下白质受累为主，头颅 MRI 偶尔也会只在脑白质产生严重的（病灶＞1～2cm）突发病变；

b. 灰质、基底节区、下丘脑也可出现病灶；

c. 由于头颅 MRI 的异常，各段脊髓 MRI 异常提示髓内病变。头颅 MRI 无法显示出之前所破坏的脑白质的变化过程。

（5）患者由门诊/急诊开具住院证，由入院服务中心下通知入院，入院服务中心增设志愿者咨询服务，为患者提供门/急诊导诊、诊间协助、检验检查指导、化验报告查询、便民设施使用等帮助。

2. 个案管理师准备

（1）访视患者，由个案管理师讲解急性播散性脑脊膜炎全病程管理意义及目的，介绍全病程管理服务内容，患者自愿加入；同时收集患者一般健康资料、病史、家族遗传史、居住史等，评估患者症状体征、情绪、认知、心理和社会支持状态，了解和掌握患者健康需求。

（2）介绍医院环境，包括门诊、急诊、住院部分布，各检查室、电梯、餐饮中心所在位置等。

（3）介绍医院及科室疫情常态化防控要求。

（4）协助患者办理入院。

（5）协助医保患者办理医保入院，审核医保信息，准备身份证复印件和医保复印件。

（6）协助患者分类整理好入院资料，避免资料遗失。

3. 患者准备

（1）准备身份证、口罩、纸质版核酸检测结果。

（2）准备住院期间日常用品，包括衣物、毛巾、牙刷、纸巾、拖鞋、晾衣架、护理垫、皮肤清洁剂及保护剂等，避免住院期间外出或外宿。

（3）入院当日至门诊全病程管理窗口凭身份证领取转住院申请表，至住院部办理入院登记手续。

（4）未成年患者需监护者陪同入院。

二、院中全病程管理路径

1. 主要诊疗工作

（1）询问患者一般情况、主诉、现病史、既往史、个人史、家族史、过敏史，查看患者院前检查、检验结果，完善体格检查。

（2）监测患者生命体征，完善患者自理能力、跌倒风险、压力性损伤风险、血栓风险、心理状况、疼痛等专科监测指标的评估，临床常用的评估工具有自理能力评估表、跌倒风险评估表、Braden 压力性损伤评估表、Caprini 血栓评估表、血栓风险筛查表、NRS 疼痛评估表等。

（3）根据各项评估结果，进行全面的住院宣教及相关健康宣教，并监测宣教效果。

（4）确定诊疗计划

① 对已确诊的急性播散性脑脊髓炎患者提供规范化治疗。

② 对于治疗效果欠佳、症状加重、治疗期望过高或难以管理的患者，加强与患者沟通，继续完善或复查相关检查、检验，积极对症支持治疗，密切监测生

命体征变化；必要时行疑难病例讨论确定最佳治疗方案。

（5）动态评估诊疗效果，调整或完善诊疗措施。

（6）急性播散性脑脊髓炎患者院中管理目标

① 抑制炎性脱髓鞘的过程，减轻脑和脊髓的充血水肿，保护血脑屏障。

② 控制体温，缓解头痛、全身酸痛等不适，提高患者舒适度。

③ 减少用药相关不良反应。

④ 增加患者战胜疾病的信心。

⑤ 减少住院期间的安全隐患，保障住院安全。

2. 医嘱内容

（1）根据患者年龄、疾病的轻重缓急、辅助检查结果、自理能力、饮食、睡眠、大小便情况确定护理医嘱内容。

（2）根据患者症状、体征、辅助检查结果、诊断来确定治疗医嘱。

3. 责任护士工作内容

（1）责任护士热情接待，自我介绍、介绍科室环境。

（2）入院常规评估工作：完善生命体征、自理能力、跌倒风险、压力性损伤风险、血栓风险、心理状况、疼痛等专科监测指标的评估。

（3）对患者进行病情观察

① 按护理级别监测生命体征，尤其注意患者体温波动情况，动态观察病情变化，做好护理记录。

② 观察患者运动、感觉、协调及平衡能力如何，是否存在共济运动障碍，是否有视觉损害，是否出现发作性症状。

③ 观察患者的饮食、睡眠、大小便情况。

④ 观察患者的心理状态，做好心理的动态评估。

（4）根据医嘱，制订护理计划，按计划实施饮食、药物、心理、康复等护理措施。

4. 个案管理师工作内容

参见本章第一节的相关内容。

5. 患者配合

（1）患者需配合病房的日常管理及疫情防控管理。

（2）对儿童或青少年患者，监护人应加强与医务人员的沟通，全力配合诊疗计划及个案管理方案。

(3) 严格遵医嘱按时按量服药，并记录不良反应。

(4) 患者出现危急重症情况时，需配合医护人员的抢救措施。

三、出院标准

参见本章第一节的相关内容。

四、院后管理——居家随访

1. 病情监测和随访内容

(1) 定期监测急性播散性脑脊髓炎患者规范化药物服用情况。

(2) 评估患者的疾病负担和家属的照护者负担。

(3) 使用患者规范化门诊随访手册，内容应包括患者基本信息、诱发因素、诊断、门诊、住院治疗及阶段性随访计划。

(4) 根据随访结果对阶段性治疗方案进行调整。

2. 短期随访

出院后（3个月内）通过评估患者症状、体征、发作严重程度和相关失能来评估治疗的有效性，耐心听取患者的提问。

3. 中期随访

出院后（3～6个月）回访的内容包括患者的目前情况，服用糖皮质激素等药物、锻炼、生活等情况及健康指导，定期复查提醒等。

4. 长期随访

出院后（6～12个月）当疗效不理想时，回顾诊断、治疗策略、剂量和依从性，评价治疗反应或改变治疗方案。

5. 电话随访流程

参见本章第一节相关内容。

五、健康指导

1. 合理饮食

(1) 保证营养充足、均衡的饮食。

(2) 不能自行进食的患者，需留置鼻饲管，选用流质饮食，每次管喂前需摇高床头，回抽胃液和冲洗胃管，需每月至医院更换一次胃管。

2. 适当运动

患者应根据自身身体状况来确定日常运动的强度、类型、频率等。

3. 用药指导

（1）严格遵医嘱用药，糖皮质激素的使用剂量及用法需严格遵医嘱，逐渐减量至停药，不能随意增加或减少，甚至停药。

（2）糖皮质激素的常见副作用有低钾血症、向心性肥胖、满月脸、胃十二指肠溃疡、骨质疏松症等，患者要注意自我观察不良反应，在长期服用糖皮质激素过程中应监测血压、观察大便颜色，胃部有无不适情况，有异常及时就医。

4. 特殊照护

（1）防误吸　进食时应注意进食的体位，能坐起来的患者要选用坐位状态下进食，不能坐起的患者应用软枕或靠枕抬高上半身，头部前屈，健侧吞咽，禁忌平躺喂食。

（2）防跌倒　提高患者对家属的重视度，注意居家有效陪护，清理家里的障碍物，保持通道宽敞通畅。为患者准备防滑拖鞋，如需选用助行器时应到专业机构进行评估测评后在专业医师指导下使用。

（3）防压力性损伤　长期卧床者注意床垫要柔软，至少每2h翻身一次，保持受压患者皮肤清洁干洁，加强营养，对骨隆突处给予泡沫敷料预防保护，防止皮肤持续受压发生压力性损伤。

（4）防深静脉血栓　长期卧床患者应预防深静脉血栓，应适当活动肢体，戒烟戒酒，注意控制血糖，多饮水，可使用弹力袜进行预防。

（5）进行脑电监测的患者，需提前指导患者提前做好监测准备，包括头发、饮食、穿衣等。

（6）疼痛管理　根据患者疼痛性质、部位、程度、伴随症状等对患者进行疼痛评估，并依据评估分数，调整疼痛评估的频次，必要时通知医生用药处理，并做好相应的护理记录。

5. 及时复诊

参见本章第一节相关内容。

6. 急性播散性脑脊髓炎预后

急性播散性脑脊髓炎为单相病程，病程历时数周，预后与发病诱因和病情的严重程度有关，多数患者可以恢复。据报道病死率为5%～30%，存活者常遗留明显的功能障碍，儿童恢复后常伴精神发育迟滞或癫痫发作等。

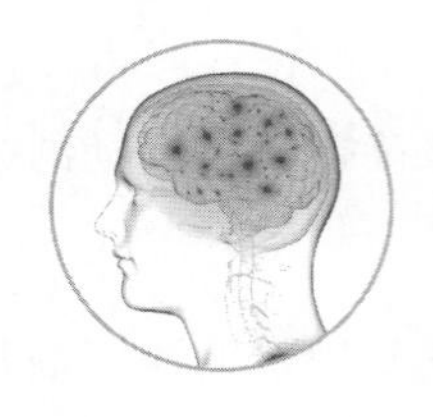

· 第十章 ·

运动障碍性疾病的全病程管理

运动障碍性疾病曾称锥体外系疾病，由锥体外系结构异常和功能障碍所致，主要表现为随意运动调节障碍，而对肌力、感觉和小脑功能无明显影响。临床症状分为肌张力降低和（或）运动过多综合征以及肌张力增高和（或）运动不足综合征，前者表现为异常不自主运动，后者则以运动贫乏为特征。主要包括帕金森病（PD）、肝豆状核变性［HLD，又称 Wilson 病（WD）］、肌张力障碍、风湿性舞蹈症、特发性震颤、亨廷顿病（HD）、抽动秽语综合征（TS）和迟发性运动障碍等多个疾病或综合征。

帕金森病是一种好发于中老年的常见神经系统退行性疾病。该病的发病机制尚未完全明确，主要以静止性震颤、运动迟缓、肌肉强直为主要临床症状，对患者的平衡能力、姿势及运动功能造成极大的威胁。帕金森病在我国 65 岁以上人群患病率为 1.7%，随着我国老龄化程度的加剧，预计到 2030 年我国的帕金森病患者将达到近 500 万人。肌张力障碍是一种运动障碍，其特征是持续性或间歇性肌肉收缩引起的异常运动和（或）姿势，常重复出现。

肌张力障碍性运动一般为模式化的扭曲动作，可呈震颤样。肌张力障碍常因随意动作诱发或加重，伴有肌肉兴奋的泛化。肌张力障碍的总体患病率为 1.6/10000，其中以颈部肌张力障碍和眼睑痉挛为代表的局灶性肌张力障碍更为常见，患病率为分别为 5.0/100000 和 4.2/100000。

肝豆状核变性，又称威尔逊病（WD），是单基因常染色体隐性遗传性疾病。全球患病率为 1∶（10000～30000），我国汉族人口肝豆状核变性患病率相对较高，并且发病率呈现上升趋势。由于多个系统受累，肝豆状核变性患者没有特异性的临床表现，有的以肝损伤为首发表现，有的以神经精神症状起病，及时诊断和积极治疗可以预防肝豆状核变性的发病并可以阻止疾病的进展。

规范运动障碍性疾病患者诊疗及建立干预与随访的长期管理工作，可控制患者的临床症状、减少跌倒事件的发生、降低药物不良反应，神经内科运动障碍性疾病全病程管理基于提高运动障碍性疾病患者治疗的便捷度、控制运动障碍性疾病患者的临床症状、减少运动障碍性疾病患者的药物不良反应、同时减少治疗费用、促进长期健康管理等目标不断完善全病程管理内容，形成以下规范化管理路径。

第一节　帕金森病

一、院前全病程管理路径

1. 主要工作

院前准备环节：由门诊/急诊开具住院证，由门急诊服务中心下设的院前准备中心通知入院，由门急诊服务中心增设志愿者服务部门，为患者提供门/急诊导诊、诊间协助、检验检查指导、化验报告查询、便民设施使用等帮助。

2. 个案管理师准备

（1）访视患者，收集患者健康资料和病史，评估患者身体、情绪、认知、心理和社会支持状态，掌握患者健康需求。

（2）介绍医院环境，包括门诊、急诊、住院部分布，各检查室、电梯、餐饮中心所在位置。

（3）介绍疫情常态化防控要求。

（4）协助患者办理入院。

3. 患者准备

（1）准备身份证、口罩、纸质版核酸检测结果。

（2）准备住院期间日常用品，包括衣物、毛巾、牙刷、纸巾、拖鞋、晾衣架等，避免住院期间单独外出或外宿。

（3）入院当日至门诊全病程管理窗口凭身份证领取转住院申请表，至住院部办理入院登记手续。

二、院中全病程管理路径

1. 主要诊疗工作

（1）评估患者一般情况、主诉、现病史、既往史、个人史、家族史、过敏史，查看患者院前检查、检验结果，完善体格检查。

（2）了解患者核心运动症状、心理状况、药物有效性。

（3）评估 常用评估工具：简易智能精神状态检查量表（MMSE）、蒙特利尔认知评估量表、帕金森评定量表（UPDRS）。

2. 医嘱内容

（1）对已确诊的一般帕金森病患者提供规范化治疗。

（2）对于治疗效果欠佳、症状恶化或难以管理的患者，继续完善或复查相关检查、检验，积极对症支持治疗，密切监测生命体征变化；必要时行疑难病例讨论确定最佳方案。

（3）动态评估诊疗效果，调整或完善诊疗措施。

（4）帕金森病患者院中管理目标

① 控制其核心运动症状、延缓症状加重。

② 系统治疗，调整药物疗效，减少药物不良反应。

③ 针对患者的非运动症状（如：便秘、排尿障碍等）进行干预。

④ 进行手部锻炼、语言训练、步态训练、平衡训练、面部动作等康复训练，改善功能和减少残疾。

⑤ 改善生活质量。

⑥ 减少躯体移动障碍相关痛苦和心理症状。

3. 责任护士工作内容

（1）责任护士热情接待，自我介绍，介绍科室环境。

（2）入院常规评估工作，包括完善基本信息、体温单、入院评估单、神经内科专科护理记录单、智能评估、认知评估、疼痛评估等。

（3）健康教育

① 帕金森病患者易出现躯体移动障碍，应鼓励患者行自我护理，做自己力所能及的事，适当给予协助。如：穿扣衣服、翻身等。住院期间进行相关康复锻炼：手部锻炼、语言训练、步态训练、平衡训练、面部动作训练。教会患者及家属锻炼手法，提高患者康复训练知识及正确认识。

② 告知患者保证充足睡眠，注意保暖防止受凉，加强安全防护，长期卧床患者注意翻身，保持皮肤清洁、个人卫生。

③ 饮食干预 养成规律饮食习惯，给予高热量、高维生素、低脂、适量优质蛋白的易消化食物。服用左旋多巴药物的患者不宜进食过多蛋白食物。每天喝6～8杯水，进食时采用坐位或半卧位缓慢进餐。

④ 用药指导　用药过程中观察肢体震颤、肌强直及运动功能的改善情况，以确定药物的疗效。告知患者药物的不良反应及用药注意事项，并注意观察。强调须遵医嘱服药，不可随意停药或减药，坚持长期治疗。

⑤ 心理护理　向患者介绍与本病有关的知识，使其了解其病程及预后。指导家属照护患者，使患者感受到来自家庭的支持和爱心。

4. 个案管理师工作内容

（1）参与病房查房，访视患者，收集患者资料及病史，评估其身体、情绪、认知、心理和社会支持状态，掌握患者健康需求。

（2）介绍并让患者及家属理解治疗方案，并保证患者院中用药和健康活动依从性，指导和帮助患者做好药物和症状记录。

（3）监测并管理住院时长，组织个案管理团队会议，与医疗团队一起草拟患者出院时间和照护计划。

5. 患者配合

记录自己每日运动症状及每日服用抗帕金森药物情况，提高患者服药依从性及自我管理水平，了解抗帕金森药物的有效性，增强个人的管理意识。

三、出院流程

医生在“病案首页”点击出院选项→护士填写需求评估表→个案管理师填写出院目的→选择出院时间→出院机构完成系统收案、做好出院准备→患者出院、完成出院流程。

四、院后管理——居家随访

1. 短期随访

出院后（3个月内）通过评估运动症状发作频率、发作严重程度和药物有效性来评估治疗的有效性，耐心听取患者的提问。

2. 中期随访

出院后（3～6个月）回访的内容包括患者目前的情况、服药、康复锻炼、生活等情况及健康指导，定期复查提醒等。

3. 长期随访

出院后（6～12个月）当疗效不理想时，回顾诊断、治疗策略、剂量和依从性，评价疗效反应或改变治疗方案。

五、健康指导

1. 合理饮食

（1）给予高热量、高维生素、低脂、适量优质蛋白的易消化食物。

（2）服用左旋多巴药物的患者不宜进食过多的高蛋白食物。因高蛋白食物会降低左旋多巴药物的疗效。

（3）饮水　每天喝1000～2000ml水，充足的水分使身体排出较多的尿量，减少膀胱和尿道细菌感染的机会，充足的水分也能使粪便软化、易排出，防止便秘的发生。

（4）进餐方法　采用坐位或半卧位进食或饮水，缓慢进餐。

（5）选择易咀嚼的食物，如蒸蛋、面条等。

（6）避免刺激性食物，如辣椒，戒烟戒酒。

2. 适当运动

应规律、持之以恒；避免激烈运动，以自身耐受为宜，多做有氧运动，做自己力所能及的事情。对于行动不便、卧床的患者，协助其翻身、拍背，按摩关节和肌肉，避免压力性损伤的发生。

3. 用药指导

用药过程中观察肢体震颤、肌强直及运动功能的改善情况，以确定药物的疗效。给患者讲解药物的不良反应，注意观察［如苯海索（安坦）、金刚烷、左旋多巴］，长期服用会出现尿潴留、头晕、恶心、低血压、心律失常等不良反应。出院后应严格遵医嘱服药，不可随意停药或减药，坚持长期治疗。用药相关疑问可通过平台线上咨询——专家团队咨询，出现严重药物不良反应时及时就诊。

4. 特殊照护

对个别长期卧床、自理能力缺乏的患者，为患者家属讲解照护注意事项，如：床上翻身、拍背，保持皮肤清洁干燥，给予患者被动活动，活动关节和肌肉，预防压力性损伤、静脉血栓和坠积性肺炎的发生。对照护有疑问的可通过平台线上咨询——专家团队咨询，公众号平台定期分享照护视频。

5. 及时复诊

定期电话随访和门诊复诊，如出现病情变化或药物不良反应请及时复诊。

6. 健康咨询

可通过电话随访、门诊复诊咨询，也可通过平台线上咨询——专家团队咨询。

第二节　肝豆状核变性

一、院前全病程管理路径

参见本章第一节。

二、院中全病程管理路径

1. 主要诊疗工作

（1）评估患者一般情况、主诉、现病史、既往史、个人史、家族史、过敏史，查看患者院前检查、检验结果，完善体格检查。

（2）了解患者的临床表现、临床分型、心理状况。

（3）辅助检查

① 铜代谢相关生化检查　血清铜蓝蛋白氧化酶（CP）、24h尿铜、肝铜量。

② 血尿常规。

③ 肝脏检查。

④ 脑影像学检查。

⑤ ATP7B基因检测。

⑥ 角膜色素环（K-F环）。

2. 医嘱内容

（1）对已确诊的肝豆状核变性患者提供规范化治疗。

（2）对于治疗效果欠佳、症状恶化或难以管理的患者，继续完善或复查相关检查、检验，积极对症支持治疗，密切监测生命体征变化；必要时行疑难病例讨论确定最佳方案。

（3）动态评估诊疗效果，调整或完善诊疗措施。

（4）肝豆状核变性患者院中管理目标

① 早期治疗，选择合适的治疗方案。

② 对症治疗，控制其症状。

③ 药物治疗、饮食治疗，有条件者进行肝移植。

④ 进行康复训练。

⑤ 改善生活质量。

⑥ 减少疾病带来的焦虑、情绪波动等心理症状。

3. 责任护士工作内容

（1）责任护士热情接待，自我介绍、介绍科室环境。

（2）入院常规评估工作，包括完善基本信息、体温单、入院评估单、神经内科专科护理记录单等。

（3）健康教育

① 饮食干预　由于本病为铜代谢缺陷所致，因此应限制铜的摄入，可以减少铜在肝脏中的沉积，减少肝细胞的损害程度，进食低铜、高蛋白、高热量、高维生素、低脂、易消化食物。禁止吃动物的肝肾、各种海鲜、坚果、豆类等。少吃含咖啡因食物、糙米等。可进食瘦肉、鸡肉、精白米面、白菜、藕、新鲜青菜、乳类、苹果、桃子、橘、番茄、胡萝卜等。进食含铁的蔬菜，如：菠菜。补充锌、钙等微量元素。

② 用药指导　用药过程中观察症状有无改善，以确定药物的疗效。告知患者药物的不良反应及用药注意事项，并注意观察。如：服用青霉胺可出现恶心、呕吐、食欲缺乏，长期服用可引起血液系统损害、维生素 B_6 缺乏等；强调须遵医嘱服药，用药期间常规监测血尿常规以及肝肾功能以调整用药。

③ 心理护理　本病需长期反复住院治疗，终身服药，控制饮食中铜的摄入，多数患者对疾病缺乏正确认识，应及时给予心理疏导，提高患者及家属依从性，了解疾病的情况，积极配合治疗。

4. 个案管理师工作内容

参见本章第一节。

5. 患者配合

记录自己每日症状、每日饮食及每日服药情况提高患者服药依从性及自我管理水平，了解药物的有效性，增强个人的管理意识。

三、出院流程

医生在“病案首页”点击出院选项→护士填写需求评估表→个案管理师填写出院目的→选择出院时间→出院机构完成系统收案、做好出院准备→患者出院、完成出院流程。

四、院后管理——居家随访

1. 短期随访

出院后（3 个月内）通过评估运动症状发作频率、发作严重程度和药物有效性来评估治疗的有效性，耐心听取患者的提问。

2. 中期随访

出院后（3～6 个月）回访的内容包括患者目前的情况、服药、康复锻炼、生活等情况及健康指导，定期复查提醒等。

3. 长期随访

出院后（6～12 个月）当疗效不理想时，回顾诊断、治疗策略、剂量和依从性，评价疗效或改变治疗方案。

五、健康指导

1. 合理饮食

参考上文健康教育的饮食干预。

2. 适当运动

应规律、持之以恒；避免激烈运动，以自身耐受为宜，多做有氧运动，做自己力所能及的事情。对于行动不便、卧床的患者，协助其翻身、拍背，按摩关节和肌肉，避免压力性损伤的发生。

3. 用药指导

口服锌剂，注意观察有无消化系统不良反应，如恶心、呕吐、消化道出血等；余参见院中全病程管理的用药指导。

4. 特殊照护

对于存在构音障碍和吞咽障碍的患者，应指导照护者学习康复锻炼知识，如：空吞咽训练、发音训练、姿势调整、松弛训练、呼吸训练等；对照护有疑问的可通过平台线上咨询——专家团队咨询，公众号平台定期分享康复训练视频。

5. 及时复诊

定期电话随访和门诊复诊，如出现病情变化或药物不良反应请及时复诊。

6. 健康咨询

可通过电话随访、门诊复诊咨询，也可通过平台线上咨询——专家团队咨询。

第三节　肌张力障碍

一、院前全病程管理路径

参见本章第一节。

二、院中全病程管理路径

1. 主要诊疗工作

(1) 评估患者一般情况、主诉、现病史、既往史、个人史、家族史、过敏史，查看患者院前检查、检验结果，完善体格检查。

(2) 了解患者的临床症状、疾病的分类。

(3) 辅助检查和评估量表

① 化验检查和影像学检查；

② 基因检测；

③ 肌张力障碍量表/问卷。

2. 医嘱内容

(1) 对已确诊的一般肌张力障碍患者提供规范化治疗；

(2) 对于治疗效果欠佳、症状恶化或难以管理的患者，继续完善或复查相关检查、检验，积极对症支持治疗，密切监测生命体征变化；必要时行疑难病例讨论确定最佳方案。

(3) 动态评估诊疗效果，调整或完善诊疗措施。

(4) 肌张力障碍患者院中管理目标

① 病因治疗，控制其症状。

② 对症治疗，缓解其症状。

③ 改善功能，减轻疼痛、并发症。

④ 进行物理康复治疗。

⑤ 改善生活质量。

⑥ 进行心理疏导，建立对疗效的合理预期。

3. 责任护士工作内容

(1) 责任护士热情接待，自我介绍、介绍科室环境。

(2) 入院常规评估工作：完善基本信息、体温单、入院评估单、神经内科专科护理记录单、肌力和肌张力评估等。

（3）健康教育

① 肌张力障碍患者身体抵抗力较弱，平时注意避免风寒或者预防感冒，加强安全防护，避免跌倒发生。

② 告知患者保证充足睡眠，注意劳逸结合，保持良好的心态，保持皮肤清洁、做好个人卫生。

③ 饮食干预 保持良好的饮食规律，平时多吃一些蔬菜、水果，以清淡的食物为主。多吃一些含有丰富蛋白质、维生素以及微量元素的食物，如大米、小米等，避免食用辛辣、刺激性食物。

④ 用药指导 用药过程中观察肌张力及肌肉疼痛的情况，以确定药物的疗效。告知患者药物的不良反应及用药注意事项，并注意观察。强调须遵医嘱服药，不可随意停药或减药，坚持长期治疗。

⑤ 心理护理 对患者进行心理疏导，充分与患者及家属沟通，让其理解疾病的性质，建立对疗效的合理预期。避免过度焦虑、紧张、情绪波动，提高患者的自我控制能力。

4. 个案管理师工作内容

（1）参与病房查房，访视患者，收集患者资料及病史，评估其身体、情绪、认知、心理和社会支持状态，掌握患者健康需求。

（2）介绍并让患者及家属理解治疗方案，并保证患者院中用药和健康活动依从性，指导和帮助患者做好药物和症状记录。

（3）监测并管理住院时长，组织个案管理团队会议，与医疗团队一起草拟患者出院时间和照护计划。

5. 患者配合

记录自己每日症状、每日饮食及每日服药情况，提高服药依从性及自我管理水平，使自己能够管理疾病，了解药物的有效性，增强个人的管理意识。

三、出院流程

医生在“病案首页”点击出院选项→护士填写需求评估表→个案管理师填写出院目的→选择出院时间→出院机构完成系统收案、做好出院准备→患者出院、完成出院流程。

四、院后管理——居家随访

1. 短期随访

出院后（3 个月内）通过评估肌力障碍发作频率、发作严重程度和药物有效性来评估治疗的有效性，耐心听取患者的提问。

2. 中期随访

出院后（3～6 个月）回访的内容包括患者目前的情况、服药、肌力恢复锻炼、生活等情况及健康指导，定期复查提醒等。

3. 长期随访

出院后（6～12 个月）当疗效不理想时，回顾肌力障碍诊断、治疗策略、剂量和依从性，评价疗效反应或改变治疗方案。

五、健康指导

1. 合理饮食

给予含有丰富蛋白质、维生素以及微量元素的食物；避免食用辛辣刺激性的食物；以清淡的食物为主；保持规律饮食，适当吃一些温补的食物。

2. 适当运动

应规律、持之以恒；避免激烈运动，以自身耐受为宜，多做有氧运动，有助于自身抵抗力的增强。

3. 用药指导

用药过程中观察肌张力改善情况，以确定药物的疗效。给患者讲解药物的不良反应，注意观察，出院后应严格遵医嘱服药，不可随意停药或减药，坚持长期治疗。用药相关疑问可通过平台线上咨询——专家团队咨询，出现严重药物不良反应时及时就诊。

4. 特殊照护

对患者及家属进行心理疏导，让其了解疾病的进展，避免过度焦虑、紧张、情绪的波动。对情绪波动较大的患者可通过平台线上咨询——专家团队进行心理咨询，公众号平台定期分享心理疏导知识。

5. 及时复诊

定期电话随访和门诊复诊，如出现病情变化或药物不良反应请及时复诊。

6. 健康咨询

可通过电话随访、门诊复诊咨询，也可通过平台线上咨询——专家团队咨询。

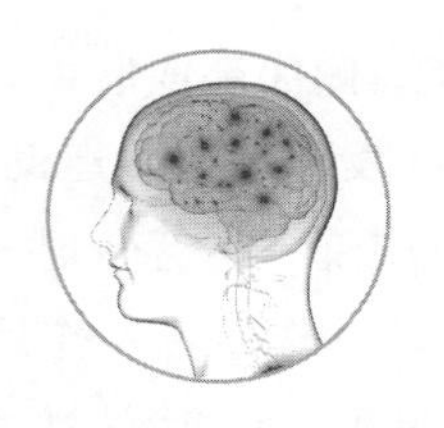

·第十一章·
癫　痫

癫痫（Epilepsy）是多种原因导致的脑部神经元高度同步化异常放电所致的临床综合征，临床表现具有发作性、短暂性、重复性和刻板性的特点。异常放电神经元的位置不同及异常放电波及的范围差异，导致患者的发作形式不一，可表现为感觉、运动、意识、精神、行为、自主神经功能障碍或兼有之。临床上每次发作的过程称为痫性发作（Seizure），一个患者可有一种或数种形式的痫性发作。在癫痫发作中，一组具有相似症状和体征特性所组成的特定癫痫现象统称为癫痫综合征。

据世界卫生组织（World Health Organization，WHO）估计，全球大约有五千万癫痫患者。国内流行病学资料显示，我国癫痫的患病率（Prevalence）在4‰～7‰。癫痫是神经内科最常见的疾病之一。癫痫患者的死亡危险性为一般人群的2～3倍。

第一节　癫痫的分类

一、常见癫痫发作类型

1. 部分性发作（Partial seizure）

是指源于大脑半球局部神经元的异常放电，包括单纯部分性发作、复杂部分性发作、部分性发作继发全面性发作三类，前者为局限性放电，无意识障碍，后两者放电从局部扩散到双侧脑部，出现意识障碍。

（1）单纯部分性发作（Simple partial seizure）　发作时程短，一般不超过1min，发作起始与结束均较突然，无意识障碍。可分为以下四型。

① 部分运动性发作　表现为身体某一局部发生不自主抽动，多见于一侧眼

睑、口角、手或足趾，也可波及一侧面部或肢体，病灶多在中央前回及附近，常见以下几种发作形式。a. Jackson 发作：异常运动从局部开始，沿大脑皮质运动区移动，临床表现抽搐自手指→腕部→前臂→肘→肩→口角→面部逐渐发展，称为 Jackson 发作；严重部分运动性发作患者发作后可留下短暂性（半小时至 36h 内消除）肢体瘫痪，称为 Todd 麻痹。b. 旋转性发作：表现为双眼突然向一侧偏斜，继之头部不自主同向转动，伴有身体的扭转，但很少超过 180°，部分患者过度旋转可引起跌倒，出现继发性全面性发作。c. 姿势性发作：表现为发作性一侧上肢外展、肘部屈曲、头向同侧扭转、眼睛注视着同侧。d. 发音性发作：表现为不自主重复发作前的单音或单词，偶可有语言抑制。

② 部分感觉性发作　常表现为肢体的麻木感或针刺感，多发生在口角、舌、手指或足趾，病灶在中央后回体感觉区。特殊体感性发作包括：视觉性、听觉性、嗅觉性和味觉性；眩晕性发作表现为坠落感、飘动感或水平/垂直运动感等。

③ 自主神经性发作　出现面部及全身苍白、潮红、多汗、立毛、瞳孔散大、呕吐、腹痛、肠鸣、烦渴和欲排尿感等。

④ 精神性发作　可表现为各种类型的记忆障碍（如似曾相识、似不相识、强迫思维等）、情感障碍（无名恐惧、忧郁、欣快、愤怒）、错觉（视物变形、变大、变小，声音变强或变弱）、复杂幻觉等。精神性发作虽可单独出现，但常为复杂部分性发作的先兆，也可继发全面性强直-阵挛发作。

（2）复杂部分性发作（Complex partial seizure，CPS）　占成人癫痫发作的 50%以上，也称为精神运动性发作，病灶多在颞叶，故又称为颞叶癫痫。

① 仅表现为意识障碍　一般表现为意识模糊，意识丧失较少见。由于发作中可有精神性或精神感觉性成分存在，意识障碍常被掩盖，表现类似失神。

② 表现为意识障碍和自动症　经典的复杂部分性发作可从先兆开始，先兆是痫性发作出现意识丧失前的部分，患者对此保留意识，以上腹部异常感觉最常见，也可出现情感（恐惧）、认知（似曾相识）和感觉性（嗅幻觉）症状，随后出现意识障碍、呆视和动作停止。发作通常持续 1～3min。

③ 表现为意识障碍与运动症状　复杂部分性发作可表现为开始即出现意识障碍和各种运动症状，特别在睡眠中发生，可能与放电扩散较快有关。

（3）部分性发作继发全面性发作　单纯部分性发作可发展为复杂部分性发作，单纯或复杂部分性发作均可泛化为全面性强直阵挛发作。

2. 全面性发作

（1）失神发作　分为典型和不典型失神发作。

① 典型失神发作 特征性表现是突然短暂的（5～10s）意识丧失和正在进行的动作中断，双眼茫然凝视，呼之不应，可伴简单自动性动作，如擦鼻、咀嚼、吞咽等，或伴失张力如手中持物坠落或轻微阵挛，一般不会跌倒，事后对发作全无记忆，每日可发展数次至数百次。发作后立即清醒，无明显不适，可继续先前活动。醒后不能回忆。

② 不典型失神发作 起始和终止均较典型失神发作缓慢，除意识丧失外，常伴肌张力降低，偶有肌阵挛，需预防跌倒发生。多见于有弥漫性脑损害患儿，预后较差。

（2）强直性发作 表现为躯体中轴、双侧肢体近端或全身肌肉持续性的收缩，肌肉僵直，没有阵挛成分，常伴自主神经症状如面色苍白等。通常持续 2～10s，偶尔可达数分钟。

（3）阵挛性发作 表现为双侧对称或某一侧肢体节律性的抽动，伴有或不伴有意识障碍，多持续数分钟。

（4）强直阵挛性发作 过去称为大发作，以意识丧失和全身对称性抽搐为特征。发作分三期。

① 强直期 所有骨骼肌呈现持续性收缩，双眼球上蹿，神志不清，喉肌痉挛，发出尖叫，口先强张后突闭，可咬破舌尖，颈部和躯干先屈曲后反张。上肢由上举后旋转为内收旋前，下肢先屈曲后猛烈伸直，持续 10～20s 后进入阵挛期。

② 阵挛期 肌肉交替性收缩与松弛，呈一张一弛交替性抽动，阵挛频率逐渐变慢，松弛时间逐渐延长，本期可持续 30～60s 或更长。在一次剧烈阵挛后，发作停止，进入发作后期。以上两期均可发生舌咬伤，并伴呼吸停止、血压升高、心率加快、瞳孔散大、对光反射消失、唾液和其他分泌物增多，因此在护理中尤其注意保持患者呼吸道通畅，严密观察生命体征变化。

③ 发作后期 此期尚有短暂阵挛，以面肌和咬肌为主，导致牙关紧闭，可发生舌咬伤。本期全身肌肉松弛，括约肌松弛，尿液自行流出可发生尿失禁。呼吸首先恢复，口鼻喷出泡沫或血沫，心率、血压和瞳孔回至正常。肌张力松弛，意识逐渐清醒。从发作开始至恢复经历 5～10min。醒后觉头痛、疲劳，对抽搐过程不能回忆。部分患者进入昏睡，少数在完全清醒前有自动症和意识模糊。

（5）肌阵挛发作 表现为快速、短暂、触电样肌肉收缩，可遍及全身，也可限于某个肌群或某个肢体，常成簇发生，声、光等刺激可诱发。

（6）失张力发作 部分或全身肌肉张力突然降低导致垂颈（点头）、张口、肢体下垂（持物坠落）或躯干失张力跌倒或猝倒发作，持续数秒至 1min，时间短者意识障碍可不明显，发作后立即清醒和站起。

3. 癫痫持续状态（Status epilepticus, SE）

又称癫痫状态，传统意义是指癫痫连续发作之间意识尚未完全恢复又频繁再发，或癫痫发作持续 30min 以上未自行停止。目前认为，如果患者出现全面强直-阵挛发作持续 5min 以上即考虑癫痫持续状态。常见原因为不规范的抗癫痫药物（AEDs）治疗（如自行停用抗癫痫药物），其他如脑卒中、外伤、感染、肿瘤、药物中毒、精神紧张、过度疲劳及饮酒等亦可导致，个别患者原因不明。癫痫持续状态是内科常见的急症，若不及时治疗可因高热、循环衰竭、电解质紊乱或神经元兴奋毒性损伤导致永久性脑损害，致残率和病死率均很高。

4. 耐药性癫痫

耐药性癫痫是指药物难以控制的癫痫。患者一直合理地使用药物治疗，病情却一直无法得到缓解。

二、癫痫及癫痫综合征的分类

（一）与部位有关的癫痫

1. 与年龄有关的特发性癫痫

（1）伴中央-颞部棘波的良性儿童癫痫（Benign childhood epilepsy with centrotemporal spike） 3～13 岁起病，9～10 岁为发病高峰，男孩多见，部分患者有遗传倾向。发作表现为一侧面部或口角短暂的运动性发作，常伴躯体感觉症状，多在夜间发病，发作有泛化倾向。发作频率稀疏，每月或数月 1 次，少有短期内发作频繁者。EEG 表现为在背景活动正常基础上，中央-颞区高波幅棘-慢波。常由睡眠激活，有扩散或游走（从一侧移至另一侧）倾向。卡马西平或丙戊酸钠治疗有效，但目前认为卡马西平可能诱导脑电图出现睡眠期癫痫电发放持续状态（ESES 现象），不利于患者脑电的恢复。多数患者青春期自愈。

（2）伴有枕区阵发性放电的良性儿童癫痫（Childhood epilepsy with occipital paroxysms） 好发年龄 1～14 岁，发作开始表现为视觉症状、呕吐，随之出现眼肌阵挛、偏侧阵挛，也可合并全面性强直-阵挛发作及自动症。EEG 示一侧或双侧枕区阵发性高波幅棘-慢波或尖波，呈反复节律性发放，仅在闭眼时见到。可选用卡马西平或丙酸钠治疗。

（3）原发性阅读性癫痫 由阅读诱发，无自发性发作，临床表现为阅读时出现下颌阵挛，常伴有手臂的痉挛，如继续阅读则会出现全面性强直-阵挛发作。

2. 症状性癫痫

(1) 颞叶癫痫 (Temporal lobe epilepsy) 表现为单纯部分性发作、复杂部分性发作、继发全面性发作或这些发作形式组合。常在儿童或青年期起病，40%有高热惊厥史，部分患者有阳性家族史。根据发作起源可分为海马杏仁核发作和外侧颞叶发作。高度提示为颞叶癫痫的发作类型有：表现自主神经和（或）精神症状、嗅觉、听觉性（包括错觉）症状的单纯部分性发作（如上腹部胃气上升感）；以消化系统自动症为突出表现的复杂部分性发作，如吞咽、咂嘴等。典型发作持续时间长于1min，常有发作后、事后不能回忆，逐渐恢复。EEG常见单侧或双侧颞叶棘波，也可为其他异常（包括非颞叶异常）或无异常。

(2) 额叶癫痫 (Frontal lobe epilepsy) 可发病于任何年龄，表现为单纯或复杂部分性发作，常有继发性全面性发作。发作持续时间短，形式刻板性，通常表现强直或姿势性发作及双下肢复杂的自动症，易出现癫痫持续状态。可仅在夜间入睡中发作。发作期EEG表现为暴发性快节律、慢节律、暴发性棘波、尖波，或棘慢复合波。

(3) 顶叶癫痫 (Parietal lobe epilepsy) 可发病于任何年龄。常以单纯部分性感觉发作开始，而后继发全面性发作。视幻觉或自身认知障碍（如偏身忽略）少见。发作期EEG表现为局限性或广泛性棘波。

(4) 枕叶癫痫 (Occipital lobe epilepsy) 主要表现为伴有视觉症状的单纯部分性发作，可有或无继发性全面性发作。常和偏头痛伴发。基本的视觉发作可为一过性掠过眼前的视觉表现，可以是阴性视觉症状（盲点、黑矇），也可为阳性视觉症状（闪光、光幻视），还可表现为错觉（视错觉、视物大小的改变）和复杂视幻觉（丰富多彩的复杂场面）。

(5) 儿童慢性进行性部分持续性癫痫状态 (Kojewnikow syndrome) 可发生于任何年龄段，通常表现为部位固定的单纯运动性部分性发作，后期出现发作同侧的肌阵挛。EEG背景活动正常，有局限性阵发异常（棘波或慢波）。常可发现病因，包括肿瘤、线粒体脑肌病和血管病等，除病因疾病有所进展外，癫痫综合征本身一般不具有进展性。

(6) 特殊促发方式的癫痫综合征 促发发作是指发作前始终存在环境或内在因素所促发的癫痫。发作可由非特殊因素（不眠、戒酒或过度换气）促发，也可由特殊感觉或知觉促发（反射性癫痫），突然呼唤促发（惊吓性癫痫）。

3. 隐源性

从癫痫发作类型、临床特征、常见部位推测其是继发性癫痫，但病因不明。

（二）全面性癫痫和癫痫综合征

1. 与年龄有关的特发性癫痫

（1）良性家族性新生儿惊厥（Benign neonatal familial convulsions） 常染色体显性遗传。出生后2～3天发病，表现为阵挛或呼吸暂停，EEG无特征性改变，约14%患者以后发展为癫痫。

（2）良性新生儿惊厥（Benign neonatal convulsions） 生后5天左右起病，表现为频繁而短暂的阵挛或呼吸暂停性发作，EEG有尖波和δ波交替出现。发作不反复，精神、运动发育不受影响。

（3）良性婴儿肌阵挛癫痫（Benign myoclonic epilepsy in infancy） 1～2岁发病，男性居多，特征为短暂暴发的全面性肌阵挛，EEG可见阵发性棘慢复合波。

（4）儿童失神性癫痫（Childhood absence epilepsy） 发病高峰6～7岁，女孩多见，有明显的遗传倾向。表现为频繁的失神发作，可伴轻微的其他症状，但无肌阵挛性失神。EEG示双侧同步对称的3Hz棘-慢波，背景活动正常，过度换气易诱发痫性放电甚至发作。丙戊酸钠和拉莫三嗪治疗效果好，预后良好，大部分痊愈，少数病例青春期后出现全面性强直-阵挛发作（GTCS），但少数还有失神发作。

（5）青少年失神癫痫（Juvenile absence epilepsy） 青春期发病，男女间无差异，发作频率少于儿童失神性癫痫，80%以上出现全面性强直-阵挛发作。EEG示广泛性棘-慢复合波，预后良好。

（6）青少年肌阵挛癫痫（Juvenile myoclonic epilepsy） 好发于8～18岁，表现为肢体的阵挛性抽动多合并全面性强直-阵挛发作和失神发作，常为光敏性，对抗癫痫药物反应良好，但停药后常有复发。

（7）觉醒时全面强直-阵挛性发作癫痫（Epilepsy with generalized tonic-clonic seizure on awaking） 好发于10～20岁，清晨醒来或傍晚休息时发病，表现为全面性强直-阵挛发作，可伴有失神或肌阵挛发作。

2. 隐源性或症状性（Cryptogenic or symptomatic）

推测其是症状性，但病史及现有的检测手段未能发现病因。

（1）West综合征 又称婴儿痉挛症，出生后1年内起病，3～7个月为发病高峰，男孩多见。肌阵挛性发作、智力低下和EEG高度节律失调（Hypsarrhythmia）是本病特征性三联征，典型肌阵挛发作表现为快速点头状痉挛、双上肢外展，下肢和躯干屈曲，下肢偶可为伸直。症状性多见，一般预后不良。早期用促肾上腺皮质激素（ACTH）或皮质类固醇疗效较好。5岁之前60%～70%发作停止，40%转变为其他类型发作如Lennox-Gastaut综合征或强直阵挛发作。

（2）Lennox-Gastaut 综合征　好发于1～8岁，少数出现在青春期。强直性发作、失张力发作、肌阵挛发作、非典型失神发作和全面性强直-阵挛发作等多种发作类型并存，精神发育迟滞，EEG 示棘慢复合波（1～2.5Hz）和睡眠中10Hz的快节律是本综合征的三大特征，易出现癫痫持续状态。治疗可选用丙戊酸钠、托吡酯和拉莫三嗪等，大部分患儿预后不良。

（3）肌阵挛-失张力发作性癫痫（Epilepsy with myoclonic-astatic seizures）　又称肌阵挛-猝倒性癫痫：2～5岁发病，男孩多于女孩，首次发作多为全面性强直-阵挛发作，持续数月后，出现肌阵挛发作、失神发作和每日数次的跌倒发作，持续1～3年。EEG 早期表现为4～7Hz的慢波节律，以后出现规则或不规则的双侧同步的2～3Hz棘-慢复合波和（或）多棘-慢复合波，病程和预后不定。

（4）伴有肌阵挛失神发作的癫痫（Epilepsy with myoclonic absences）　约在7岁起病，男孩多见，特征性表现为失神伴随严重的双侧节律性阵挛性跳动。EEG 可见双侧同步对称、节律性的3Hz棘-慢复合波，类似失神发作，但治疗效果差，且有精神发育不全。

3. 症状性或继发性

（1）无特殊病因

① 早发性肌阵挛性脑病（Early myoclonic encephalopathy）　起病于出生后3个月以内，初期为非连续的单发肌阵挛（全面性或部分性），然后为怪异的部分发作，大量的肌阵挛或强直痉挛。EEG 示抑制暴发性活动，可进展为高度节律失调，病情严重，第一年即可死亡。

② 伴暴发抑制的婴儿早期癫痫性脑病（Early infantile epileptic encephalopathy suppression-burst）　又称为大田原综合征，发生于出生后数月内，常为强直性痉挛，可以出现部分发作，肌阵挛发作罕见。在清醒和睡眠状态时 EEG 均见周期性暴发抑制的波形。预后不良，可出现严重的精神运动迟缓及顽固性发作，常在4～6个月时进展为 West 综合征。

③ 其他症状性全面性癫痫。

（2）特殊综合征　发作可并发于许多疾病，包括以癫痫发作为表现或为主要特征的疾病，包括畸形（胼胝体发育不全综合征、脑回发育不全等）和证实或疑为先天性代谢异常的疾病（苯丙酮尿症、蜡样脂褐质沉积病等）。

（三）不能确定为部分性或全面性的癫痫或癫痫综合征

1. 既有全面性又有部分性发作

（1）新生儿癫痫（Neonatal seizures）　多见于未成熟儿，临床表现常被忽略。

（2）婴儿重症肌阵挛性癫痫（Severe myoclonic epilepsy in infancy）　又称

Dravet 综合征。出生后 1 年内发病，初期表现为全身或一侧的阵挛发作，以后有从局部开始的、频繁的肌阵挛，部分患者有局灶性发作或不典型失神，从 2 岁起精神、运动发育迟缓并出现其他神经功能缺失。

（3）慢波睡眠中持续棘慢复合波癫痫（Epilepsy with continuous spike-waves during slow-wave sleep） 由各种发作类型联合而成，通常是良性病程，但常出现神经精神紊乱。

（4）Landau-Kleffner 综合征 也称获得性癫痫性失语，发病年龄 3～8 岁，男多于女，隐匿起病，表现为语言听觉性失认及自发言语的迅速减少，本病罕见，15 岁以前病情及脑电图均可有缓解。

2. 未能确定为全面性或部分性癫痫

包括所有临床及脑电图发现不能归入全面或部分性明确诊断的病例，例如许多睡眠大发作的病例。

（四）特殊综合征

包括热性惊厥、孤立发作或孤立性癫痫状态和出现在急性代谢或中毒情况下（乙醇、药物中毒、非酮性高血糖性昏迷）的发作。

第二节 癫痫的诊断

一、癫痫的诊断

癫痫是多种病因所致的疾病，其诊断需遵循五个步骤。

（1）确定发作性事件是否为癫痫发作 涉及发作性事件的鉴别，包括诱发性癫痫发作和非诱发性癫痫发作的鉴别。传统上，临床出现两次（间隔至少 24h）非诱发性癫痫发作时就可诊断癫痫。

（2）确定癫痫发作的类型 按照 ILAE 癫痫发作分类来确定。

（3）确定癫痫及癫痫综合征的类型 按照 ILAE 癫痫及癫痫综合征分类系统来确定。应注意，有些病例无法归类于某种特定癫痫综合征。

（4）确定病因。

（5）确定残障和共患病。

二、癫痫的诊断方法

1. 病史资料

完整病史是癫痫诊断中最重要的环节。应包括：现病史（重点是发作史）、出生史、既往史、家族史、疾病的社会心理影响等。

2. 体格检查

全身检查：重点应放在神经系统，包括：意识状态、精神状态、局灶体征(偏瘫/偏盲等)、各种反射及病理征等。注意观察头颅形状和大小、外貌、身体畸形及排查某些神经皮肤综合征。体格检查对癫痫的病因诊断有初步提示作用。有些体征则可能提示抗癫痫药物的不良反应。

3. 辅助检查

(1) 脑电图（EEG） 癫痫发作最本质的特征是脑神经元异常过度放电，而EEG是能够反映脑电活动最直观、便捷的检查方法，是诊断癫痫发作、确定发作和癫痫的类型最重要的辅助手段，为癫痫患者的常规检查。

① 头皮脑电图监测的种类主要有：常规脑电图、动态脑电图及视频脑电图三种类型。

a. 常规脑电图 一般记录时间为30min左右，监测时间短特别是缺乏睡眠状态时常难以记录到癫痫样放电。

b. 动态脑电图监测（Ambulatory EEG monitoring，AEEG） 通常可连续记录24h左右，因此又称24h脑电图监测。采用便携式记录设备，患者的活动相对不受限，优点是在完全自然活动的条件下记录脑电图，但由于没有录像设备，不能观察患者发作中的情况。主要适用于发作频率相对稀少、短程脑电图不易记录到发作者；或癫痫发作已经控制，准备减停抗癫痫药前或完全减停药物后复查脑电图的患者。

c. 视频脑电图监测（Video EEG monitoring，VEEG） 是在脑电图设备基础上增加了同步视频设备，从而同步拍摄患者的临床情况，易于观察癫痫发作与脑电图变化间的实时关系。监测时间可根据需要灵活掌握，但鉴于监测时间延长导致费用增多、有限的资源使患者预约等候时间长等情况，如果监测目的主要用于癫痫诊断和药物治疗而不涉及外科手术，一般监测数小时并能记录到一个较为完整的清醒-睡眠-觉醒过程，其阳性率与24h动态脑电图近似，是目前诊断癫痫最可靠的检查方法，并有逐渐取代动态脑电图监测的趋势；对于术前评估患者，根据其发作频率适当延长监测时间，以监测到该患者惯常的癫痫发作类型为目的。

② 颅内电极脑电图（Intracranial EEG，invasive EEG） 根据需要，有些外科手术治疗前应记录颅内电极脑电图，根据颅内电极植入技术的不同，颅内电极脑电图分为术前（硬膜下电极脑电图、立体定向脑电图）和术中脑电图两种。

a. 术前脑电图 硬膜下和深部电极脑电图（Subdural and depth electrode

EEG)，根据临床发作时症状及头皮脑电图提供的线索确定范围，通过开颅或钻孔的方法将条状、栅状电极或深部电极植入颅内硬膜下脑表面或脑深部，并应用视频脑电图仪记录大脑皮质表面或深部皮质结构发作间期和发作期的脑电图，对致痫灶进行精确定位。

立体定向脑电图（Stereo-electroencephalogram，SEEG）通过立体定向技术将不同规格的电极精确置入颅内深部结构并记录其电活动。

b. 术中脑电图（Intra-operation EEG） 当术前检查确定致痫区后，为进一步确定切除范围，可在手术中大脑皮质暴露后，应用条形、栅格状或深部电极短程记录局部皮质或深部结构的脑电图。

（2）神经影像学 磁共振成像（MRI）对于发现脑部结构性异常有很高的价值。如果有条件，建议常规进行头颅 MRI 检查。但影像学的阳性结果不代表该病灶与癫痫发作之间存在必然的因果关系。

（3）其他 应根据患者具体情况选择性地进行检查。

① 血液检查 包括血常规、血糖、电解质、肝肾功能、血气分析、丙酮酸、乳酸等方面的检查，能够帮助查找病因。定期检查血常规和肝肾功能等指标还可辅助监测药物的不良反应。临床怀疑中毒时，应进行毒物筛查。已经服用抗癫痫药物者，可酌情进行药物浓度监测。

② 尿液检查 包括尿常规及遗传代谢病的筛查。

③ 脑脊液检查 主要为排除颅内感染性疾病，对某些遗传代谢病的诊断也有帮助。

④ 心电图 对于疑诊癫痫或新诊断的癫痫患者，多主张常规进行心电图检查。这有助于发现容易误诊为癫痫发作的某些心源性发作（如心律失常所致的晕厥发作），还能早期发现某些心律失常，从而避免因使用某些抗癫痫药物而可能导致的严重后果。

⑤ 基因检测 是一种快速、高效、相对成本低廉的临床遗传学诊断技术，很方便为我们提供癫痫患者的基本遗传信息，目前已经成功应用于癫痫性脑病的病因学诊断。但目前，基因检测不作为常规病因筛查手段，通常是在临床已高度怀疑某种疾病时进行。

第三节 癫痫持续状态

癫痫持续状态（Status epilepticus，SE）或称癫痫状态，传统定义认为癫痫持续状态指“癫痫连续发作之间意识尚未完全恢复又频繁再发，或癫痫发作持续30min以上未自行停止”。目前观点认为，如果患者出现全面性强直-阵挛发作（GTCS）持续5min以上即有可能发生神经元损伤，对于GTCS的患者若发作持续时间超过5min就该考虑癫痫持续状态的诊断，并须用抗癫痫药物紧急处理。癫痫状态是内科常见急症，若不及时治疗可因高热、循环衰竭、电解质紊乱或神经元兴奋毒性损伤导致永久性脑损害，致残率和病死率均很高。任何类型的癫痫均可出现癫痫持续状态，其中全面性强直-阵挛发作最常见，危害性也最大。

一、病因及病理

癫痫持续状态的病因可分为原发性和继发性，但以继发性居多。继发性包括脑外伤、颅内感染、颅内肿瘤、脑血管病、代谢性脑病、变性病、脱髓鞘疾病和药物中毒等。原发性者多系迁延十年以上的难治性癫痫。凡首发症状即表现为癫痫持续状态者，应首先考虑到脑肿瘤，特别是颞叶肿瘤的可能。癫痫持续状态触发的因素最为常见的是突然减药、停药不当，或换药不当等；其次为发热、感染、过度疲劳、饮酒、精神因素、妊娠、分娩等。

临床上癫痫发作通常是短暂和自限性的，与脑内存在的发作终止神经元抑制机制有关，包括γ-氨基丁酸（GABA）的抑制效应、钙离子依赖的钾离子电流、镁离子对NMDA通道的阻断等。当这种内源性发作终止机制损害或功能障碍时，即形成癫痫持续状态。癫痫持续状态可导致脑损伤和全面代谢紊乱，而后者又可进一步加重脑损伤，因此，脑损伤既是癫痫持续状态的病因，又是癫痫持续状态的结果。

二、分类

新近研究证实：非癫痫持续状态的单个惊厥性抽搐的发作时间一般不会超过2min，因而以30min作为诊断时限并非很恰当，从临床实际出发，持续10min的行为和电抽搐活动是一个更符合实际的标准，而这也是要求开始静脉给药的时间点。可根据发作起始局限累及一侧大脑半球某个部分或是双侧大脑半球同时受累进一步分为全面性发作持续状态（Generalized status epilepticus）与部分性发作持续状态（Partial status epilepticus）。

1. 全面性发作持续状态

（1）全面性强直-阵挛发作持续状态　是临床最常见、最危险的癫痫持续状态，表现强直-阵挛发作反复发生，意识障碍伴高热、代谢性酸中毒、低血糖、休克、电解质紊乱（低钾血症、低钙血症）和肌红蛋白尿等，可发生脑、心、肝、肺等多脏器功能衰竭，自主神经和生命体征改变。

（2）强直性发作持续状态　多见于 Lennox-Gastaut 综合征患儿，表现不同程度意识障碍（昏迷较少），间有强直性发作或其他类型发作，如肌阵挛、不典型失神、失张力发作等，脑电图出现持续性较慢的棘-慢或尖慢波放电。

（3）阵挛性发作持续状态　阵挛性发作持续状态时间较长时可出现意识模糊甚至昏迷。

（4）肌阵挛发作持续状态　特发性肌阵挛发作患者很少出现癫痫持续状态，严重器质性脑病晚期如亚急性硬化性全脑炎、家族性进行性肌阵挛癫痫等较常见。特发性患者脑电图显示和肌阵挛紧密联系的多棘波，预后较好；继发性的脑电图通常显示非节律性反复的棘波，预后较差。

（5）失神发作持续状态　主要表现为意识水平降低，甚至只表现反应性下降、学习成绩下降；脑电图可见持续性棘-慢波放电，频率较慢（<3Hz）。多由治疗不当或停药诱发。

2. 部分性发作持续状态

（1）单纯部分性发作持续状态　临床表现以反复的局部颜面或躯体持续抽搐为特征，或持续的躯体局部感觉异常为特点，发作时意识清楚，脑电图上有相应脑区局限性放电。病情演变取决于病变性质，部分隐源性患者治愈后可能不再发。某些非进行性器质性病变后期可伴有同侧肌阵挛。Rasmussen 综合征（部分性连续癫痫）早期出现肌阵挛及其他形式发作，伴进行性弥漫性神经系统损害表现。

（2）边缘叶性癫痫持续状态　常表现为意识障碍和精神症状，又称精神运动性癫痫状态，常见于颞叶癫痫，须注意与其他原因导致的精神异常鉴别。

（3）偏侧抽搐状态伴偏侧轻瘫　多发生于幼儿，表现一侧抽搐，伴发作后一过性或永久性同侧肢体瘫痪。

另外，目前也倾向于可根据是否存在惊厥性发作将癫痫持续状态分为惊厥性持续状态与非惊厥性持续状态。

三、治疗

癫痫持续状态的治疗目的为：保持稳定的生命体征和进行心肺功能支持；终止呈持续状态的癫痫发作，减少癫痫发作对脑部神经元的损害；寻找并尽可能根除病因及诱因；处理并发症。

1. 一般措施

（1）对症处理　保持呼吸道通畅，吸氧，必要时做气管插管或切开，尽可能对患者进行心电、血压、呼吸、脑电的监测，定时进行血气分析、生化全项检查；查找诱发癫痫持续状态的原因并治疗；有牙关紧闭者应放置牙套。

（2）建立静脉通道 维持静脉通道通畅，值得注意的是葡萄糖溶液能使某些抗癫痫药沉淀，尤其是苯妥英钠。

（3）积极防治并发症 脑水肿可用20%甘露醇125～250ml快速静滴；高热可给予物理降温；纠正代谢紊乱如低血糖、低钠血症、低钙血症、高渗状态及肝性脑病等，纠正酸中毒，并给予营养支持治疗。

2. 药物选择

理想的抗癫痫持续状态的药物应有以下特点：①能静脉给药；②可快速进入脑内，阻止癫痫发作；③无难以接受的不良反应，在脑内存在足够长的时间以防止再次发作。控制癫痫持续状态的药物都应静脉给药，难以静脉给药的患者如新生儿和儿童，可以直肠内给药。因此，药物的选择应基于特定的癫痫持续状态类型及它们的药代动力学特点和易使用性。

（1）地西泮治疗 首先用地西泮10～20mg静脉注射，每分钟不超过2mg，如有效，再将60～100mg地西泮溶于5%葡萄糖生理盐水中，于12h内缓慢静脉滴注。儿童首次剂量为0.25～0.5mg/kg，一般不超过10mg。地西泮偶尔会抑制呼吸，需停止注射，必要时加用呼吸兴奋剂。

（2）10%水合氯醛 20～30ml加等量植物油保留灌肠，每8～12h 1次，适合肝功能不全或不宜使用苯巴比妥类药物者。

（3）副醛 8～10ml（儿童0.3ml/kg）植物油稀释后保留灌肠。可引起剧咳，有呼吸疾病者勿用。

经上述处理，发作控制后，可考虑使用苯巴比妥0.1～0.2g肌注，每日2次，巩固和维持疗效。同时鼻饲抗癫痫药，达稳态浓度后逐渐停用苯巴比妥。上述方法均无效者，需按难治性癫痫持续状态处理。发作停止后，还需积极寻找癫痫状态的原因予以处理。对同存的并发症也要给予相应的治疗。

3. 难治性癫痫持续状态

难治性癫痫持续状态是指持续的癫痫发作，对初期的一线药物地西泮、氯硝西泮、苯巴比妥、苯妥英钠等无效，连续发作1h以上者。癫痫持续状态是急症，预后不仅与病因有关，还与成功治疗的时间有关。如发作超过1h，体内环境的稳定性被破坏，将引发中枢神经系统许多不可逆损害，因而难治性癫痫状态治疗的首要任务就是要迅速终止发作，可选用下列药物。

（1）异戊巴比妥 是治疗难治性癫痫持续状态的标准疗法，几乎都有效。成人每次 0.25～0.5g，1～4 岁的儿童每次 0.1g，大于 4 岁的儿童每次 0.2g，用注射用水稀释后缓慢静注，每分钟不超过 100mg。低血压、呼吸抑制、复苏延迟是其主要的不良反应，因而在使用中往往需行气管插管、机械通气来保证生命体征的稳定。

（2）咪达唑仑　由于其起效快，1～5min 出现药理学效应，5～15min 出现抗癫痫作用，使用方便，对血压和呼吸的抑制作用比传统药物小。近年来，已广泛替代异戊巴比妥，有成为治疗难治性癫痫状态标准疗法的趋势。常用剂量为首剂静注 0.15～0.2mg/kg，然后按 0.06～0.6mg/(kg·h) 静滴维持。新生儿可按 0.1～0.4mg/(kg·h) 持续静脉滴注。

（3）丙泊酚　是一种非巴比妥类的短效静脉用麻醉剂，能明显增强 γ-氨基丁酸（GABA）神经递质的释放，可在几秒钟内终止癫痫发作和脑电图上的痫性放电，平均起效时间 2.6min。建议剂量 1～2mg/kg 静注，继之以 2～10mg/(kg·h) 持续静滴维持。控制发作所需的血药浓度为 2.5μg/ml，突然停用可使发作加重，逐渐减量则不出现癫痫发作的反跳。丙泊酚可能的不良反应包括诱导癫痫发作，但并不常见，且在低于推荐剂量时出现，还可出现其他中枢神经系统的兴奋症状，如肌强直、角弓反张、舞蹈手足徐动症。儿童静注推荐剂量超过 24h，可能出现横纹肌溶解、难治性低氧血症、酸中毒、心力衰竭等不良反应。

（4）也可选用氯氨酮、硫喷妥钠等进行治疗。

四、患者全病程管理

（一）院前全病程管理路径

1. 院前准备环节

患者由门诊/急诊开具住院证，由病友服务中心下设的院前准备中心通知入院，由病友服务中心增设志愿者服务部门，为患者提供门/急诊导诊、诊间协助、检验检查指导、化验报告查询、便民设施使用等帮助。

2. 个案管理师准备

（1）访视患者，收集患者健康资料和病史，评估患者身体、情绪、认知、心理和社会支持状态，掌握患者健康需求。

（2）介绍医院环境，包括门诊、急诊、住院部分布，各检查室、电梯、餐饮中心所在位置等。

（3）介绍疫情常态化防控要求。

（4）协助患者办理入院。

3. 患者准备

（1）准备身份证、口罩、纸质版核酸检测结果。

（2）准备住院期间日常用品，包括衣物、毛巾、牙刷、纸巾、拖鞋、晾衣架等，避免住院期间单独外出或外宿。

（3）入院当日至门诊全病程管理窗口凭身份证领取转住院申请表，至住院部办理入院登记手续。

（二）院中全病程管理路径

1. 主要诊疗工作

评估患者一般情况、主诉、癫痫现病史、既往史、个人史、家族史、过敏史，查看患者院前检查、检验结果，完善体格检查及各项治疗。

2. 责任护士工作内容

① 责任护士热情接待，自我介绍、介绍科室环境。

② 入院常规评估工作，包括完善基本信息、体温单、入院评估单、特别护理记录单等。

3. 个案管理师工作内容

① 参与病房查房，访视患者，收集患者资料及癫痫等病史，评估其身体、情绪、认知、心理和社会支持状态，掌握患者健康需求。

② 介绍并让患者及家属理解治疗方案，并保证患者院中用药（抗癫痫药物）和健康活动依从性。

③ 监测并管理住院时长，组织个案管理团队会议，与医疗团队一起草拟患者出院时间和照护计划。

4. 患者配合

记录癫痫发作日记能提高癫痫患者疾病自我管理水平，了解自身癫痫发作频率及持续时间，使患者能够管理自己的疾病。

（三）出院标准

① 诊断明确，药物治疗方案确定，可门诊随访。

② 有手术指征者转入神经外科接受手术治疗。

（四）院后管理——居家随访

随访阶段：分短期随访（3 个月）、中期随访（6 个月）和长期随访（12 个月）。

随访内容：包含患者出院后癫痫发作频率、持续时间、服药依从性；有无定期进行血液生化检查，按时复查肝肾功能、血药浓度；按时（6个月/12个月）复查脑电图、头颅影像学等检查；有无服用抗癫痫药物的副作用出现；有无发作导致的意外事件发生等情况；了解患者生活和/或学习状态、心理状况，对患者及家属进行相关的健康宣教，指导患者按时复查。

（五）健康指导

（1）告知患者遵医嘱坚持长期、规律用药，切忌突然停药、减药、漏服药及自行换药，尤其应防止在服药控制发作后不久自行停药。如药物减量后病情有反复或加重的迹象，应尽快就诊。告知患者坚持定期复查，首次服药后5～7天查抗癫痫药物的血药浓度、肝肾功能和血尿常规，用药后还需每月检测血尿常规，每季度检测肝肾功能持续半年，以动态观察抗癫痫药物的血药浓度和药物不良反应。抗癫痫药物多数为碱性，饭后服药可减轻胃肠道反应，较大剂量于睡前服用可减少白天镇静作用。当患者癫痫发作频繁或症状控制不理想，或出现发热、皮疹时应及时就诊。

（2）养成良好的生活习惯，按时休息，保证充足睡眠，避免过度劳累、饥饿及进食刺激性强的食物。避免受凉、淋雨及用过冷过热的水淋浴。保持心情平稳。

（3）外出需有人陪行，如有发作先兆，应尽快找一安全地点平卧，并于上下齿间咬上条形硬物如筷子等。平时随身携带疾病治疗卡，以利发作时及时得到抢救和治疗。

（4）不宜从事高空、水上、炉旁、驾驶或高压电机房等危险性工作，不宜参加剧烈运动和重体力劳动。

（5）尽量避免某些特发因素，如闪光、音乐、惊吓等，减少声光刺激，如使用窗帘、滤声器，不去辐射或KTV等嘈杂场所，保持安静环境。

（6）外出时随身携带有姓名、住址、联系电话及病史的个人资料，以备发作时及时联系与处理。

（7）鼓励患者保持乐观情绪，消除紧张、恐惧等不安因素，树立信心。

（8）饮食要有规律，每餐按时进食，避免饥饿和暴饮暴食。进食清淡、易消化、富有营养的食物，多食蔬菜水果，避免辛辣等刺激食物，戒烟酒，不饮浓茶。

（9）发作控制，症状缓解，无精神异常者可适当活动与工作。发作较频繁者，应限制在室内活动，必要时卧床休息并加护栏，防止跌伤。

（10）禁止近亲婚配和生育　特发性癫痫又有明显家族史的女性，婚后不宜生育；双方均有癫痫或一方患癫痫，另一方有家族史，不宜婚配。

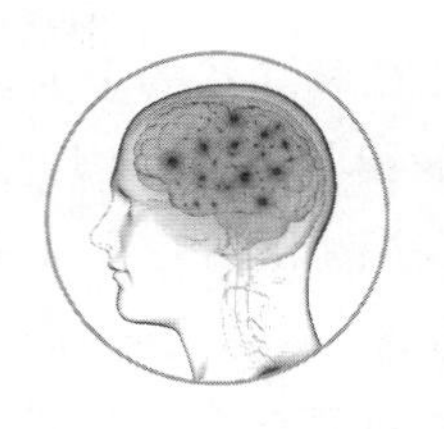

·第十二章·
脊髓疾病

第一节　急性脊髓炎

急性脊髓炎是指各种感染后引起自身免疫反应所致的急性横贯性脊髓炎性病变，又称急性横贯性脊髓炎（Acute transverse myelitis，ATM）。表现为病损平面以下肢体瘫痪、传导束性感觉障碍和尿便障碍，病变常累及胸髓（T_3～T_5），其次为颈段和腰段，常在发病前有呼吸道、胃肠道病毒感染病史。该病为单相病程，预后取决于病变程度及合并症情况。

急性脊髓炎是临床上最常见的一种脊髓炎，发病率为每年每百万人1～4例新病例，影响所有年龄段的个体，双峰峰值在10～19岁和30～39岁之间。没有性别或ATM的家族倾向。它的临床特征是运动神经、感觉神经和自主神经以及脊髓神经束出现急性或亚急性神经功能障碍的症状和体征。通常有明确的感觉功能障碍的延髓边界，脊柱MRI和腰椎穿刺常显示急性炎症的证据。当达到最大缺陷水平时，大约50%的患者失去了腿部的所有运动，几乎所有患者都有膀胱功能障碍，80%～94%的患者有麻木、感觉异常或带状感觉迟钝。自主神经症状包括尿急增加，肠或膀胱失禁、排尿困难或无法排尿、排便不完全或肠便秘。ATM纵向病例系列显示，大约三分之一的患者恢复后几乎没有后遗症，三分之一留下中度永久性残疾，三分之一患有严重残疾。症状快速进展，背痛和脊柱休克预测恢复不良。

规范急性脊髓炎患者诊疗及建立预防与随访的长期管理工作，可减少患者胸背痛、胸腰部束带感和脊髓性休克等不良反应，神经内科脊髓疾病全病程管理基于提升急性脊髓炎患者治疗的便捷度，提出了一套统一的ATM诊断标准和疾病分类法，以避免当医生使用不同的标准时不可避免地导致混淆。这将确保分类的通用语言，减少诊断混淆，并为多中心临床试验奠定必要的基础。此外，建议使用一个框架来评估出现ATM体征和症状的个人。最佳治疗通常取决于及时准确的诊断。由于急性横贯性脊髓病相对罕见，因此经常发生延迟和不完整的检查。快速准确的诊断不仅可以确保检测和治疗压迫性病变，还可以确保将特发性ATM与继发于已知潜在疾病的ATM区分开来，同时减少治疗费用、促进长期健康管理等目标不断完善全病程管理内容，形成以下规范化管理路径。

一、急性脊髓炎门诊患者全病程管理

1. 神经内科门诊人员

（1）神经内科门诊主任医师。

（2）经过神经内科脊髓疾病诊疗技术专业化培训的主治医师。

（3）经神经内科脊髓疾病管理培训的护理人员。

2. 基础配置

神经内科脊髓疾病诊室相对固定，配置有腰穿诊疗检查设备与工具（如听诊器、血压计、瞳孔笔、音叉、叩诊锤、触觉针、大头针、阅片灯等）。

3. 医院具有核磁共振相关检查、检验设备与技术

4. 诊断标准

患者遵医嘱完善检查、检验，经过专业医师诊断后符合急性脊髓炎的相关诊断标准。

病因已明确的脊髓损害均为特异性脊髓炎，均不属本病范畴。

由于急性横贯性脊髓病的临床综合征可能具有非炎症性病因（即血管性病因），因此ATM代表了急性脊髓病的一个子集。ATM的诊断需要脊髓内有炎症的证据。由于脊髓活检在这些患者的常规评估中不是一个实用的选择，脊髓MRI和CSF分析是目前唯一可用于确定受累病灶内是否存在炎症的工具。增强脊髓MRI和腰椎穿刺在评估疑似ATM时是强制性的，我们建议诊断ATM需要脊髓钆异常增强或脑脊液细胞增多或脑脊液IgG指数升高。如果在症状出现时不满足任何炎症标准，则应在症状出现后2～7天内重复进行MRI和腰椎穿刺评估，以确定是否满足这些标准。

5. 急性脊髓病的即时诊断方法（图12-1）

6. 门诊人员准备

由门诊医师/护士讲解脊髓疾病全病程管理意义及目的，个案管理师介绍全病程管理服务内容，患者自愿加入，并自主选择合适的全病程管理方案。

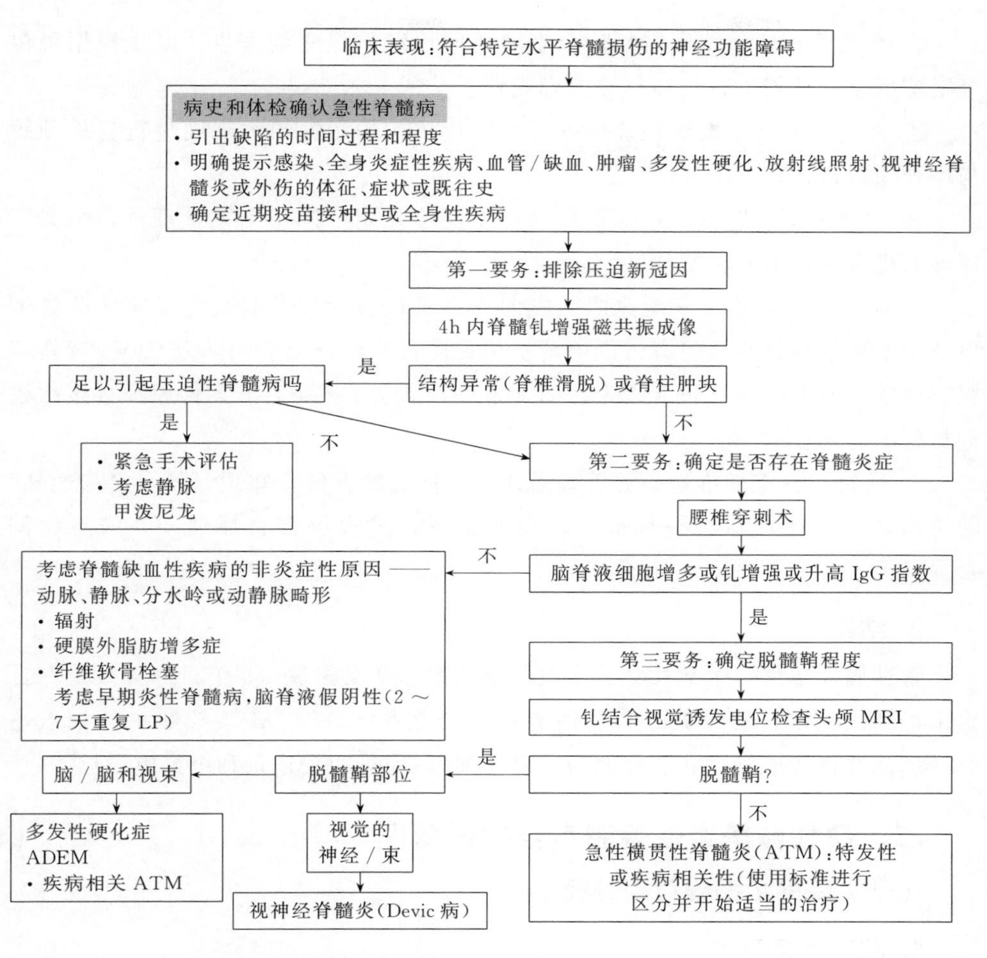

图 12-1 急性脊髓病的即时诊断方法

LP—腰椎穿刺；ADEM—急性播散性脑脊髓炎

7. 患者及家属准备

患者或家属签署《患者院后健康管理告知书》，收案者填写《智医在线健康管理服务收案登记表》并拍照上传电子版，收案者指导患者或家属使用“智医在线”平台。

8. 收案管理

① 医生在该门诊结束后评估患者病情，依据全病程服务内容，制订照护计划。

② 个案管理师在HCCM系统提取个案门诊记录，将患者资料整理成文档。

③ 个案管理师将每周需复诊个案名单问诊结果提交给医生，医生根据每位个案院后复诊计划进行具体复诊内容规划。

④ 专病团队与个案管理师根据所在医疗机构的相关预约规则进行复诊预约与检查项目告知。

⑤ 门诊复诊：医师依据随访资料更新复诊计划并同步个案管理师，个案管理师为患者安排下一次复诊。

⑥ 平台线上咨询——专家团队咨询　患者在公众号发起线上专家团队咨询申请→个案管理师收集患者咨询申请及相关检查资料→专病团队登录V5智能客服完成线上咨询回复（包含语音、图文咨询模式等）→线上个案管理师将该次咨询材料汇总保存。

⑦ 通过平台定期推送相关管理通知或急性脊髓炎科普知识，如：复诊通知、随访通知、急性脊髓炎科普推文、线上急性脊髓炎科普直播通知、满意度调查等。

9. 结案

管理周期结束、个案死亡、个案要求结案、个案失联（3个月内连续追踪三次未得到回复）符合结案条件。所有结案个案须于HCCM系统照护计划点击“结案”，并将病患管理状态修改为“已结案”，完善相关记录和个案电子档案。

二、急性脊髓炎住院患者全病程管理

（一）院前全病程管理路径

1. 院前准备环节

患者由门诊/急诊开具住院证，由病友服务中心下设的院前准备中心通知入院，由病友服务中心增设志愿者服务部门，为患者提供门/急诊导诊、诊间协助、检验检查指导、化验报告查询、便民设施使用等帮助。

2. 个案管理师准备

（1）访视患者，收集患者健康资料和病史，评估患者身体、情绪、认知、心理和社会支持状态，掌握患者健康需求。

（2）介绍医院环境，包括门诊、急诊、住院部分布，各检查室、电梯、餐饮中心所在位置等。

（3）介绍疫情常态化防控要求。

（4）协助患者办理入院。

3. 患者准备

（1）准备身份证、口罩、纸质版核酸检测结果。

（2）准备住院期间日常用品，包括衣物、毛巾、牙刷、纸巾、拖鞋、晾衣架等，避免住院期间单独外出或外宿。

（3）入院当日至门诊全病程管理窗口凭身份证领取转住院申请表，至住院部办理入院登记手续。

（二）院中全病程管理路径

1. 主要诊疗工作

（1）评估患者一般情况、主诉、现病史、既往史、个人史、家族史、过敏史，查看患者院前检查、检验结果，完善体格检查。

（2）鉴别诊断

① MS（表 12-1）。

② 视神经脊髓炎谱系疾病（NMOSD）。

表 12-1　急性横贯性脊髓炎与其他中枢神经系统脱髓鞘疾病的区别

表现	ATM	ADEM	MS	NMO
脊髓炎	＋	＋/－	＋/－(部分)	＋
急性精神状态改变	－	＋	－	＋/－
视神经炎	－	＋/－	＋/－	＋/－
头颅 MRI 异常	－	＋	＋	＋/－
CSF 寡克隆带	－	＋/－	＋	＋/－
血清 AQP4-IgG	－	－	－	＋/－
复发	＋/－	＋/－	＋	＋

注：＋始终存在；＋/－可变存在；－通常不存在。ADEM—急性播散性脑脊髓炎；AQP4—水通道蛋白4；ATM，CSF—脑脊液；MRI—磁共振成像；MS—多发性硬化；NMO—视神经脊髓炎。

（From Chery J D，et al. Feigin and Chery's textbook of pediatic infectious diseases，ed. Philadelphia，2019，Elsevier.）

③ 脊髓肿瘤。

④ 椎间盘突出或滑脱。

⑤ 椎管狭窄。

⑥ 脊髓硬膜外脓肿。

⑦ 血管畸形

a. 硬脊膜动静脉瘘（最常见）。

b. 脊髓动静脉畸形。

c. 脊髓前动脉或脊髓后动脉闭塞引起的脊髓梗死。

评估对于有快速（数小时到数天）运动无力和感觉异常伴与脊髓有关的膀胱或肠道功能障碍病史的患者，应怀疑为横贯性脊髓炎（TM）。神经功能障碍是双侧的（不一定是对称的），并且有一个明确的感觉（皮节）水平。区分特发性TM和MS或视神经脊髓炎谱系疾病所致的TM非常重要，因为特发性TM不会复发，也不需要长期的免疫调节治疗。表12-2总结了与急性横贯性脊髓炎相关的复发性中枢神经系统脱髓鞘疾病和系统性自身免疫性疾病的诊断性检查。

表12-2 与急性横贯性脊髓炎相关的复发性中枢神经系统脱髓鞘疾病和系统性自身免疫性疾病的诊断性检查建议

所有患者	提示视神经脊髓炎	同时考虑
脑钆增强 MRI	眼科会诊	血管紧张素转换酶(血清、脑脊液)
CSF 寡克隆带	视觉诱发电位	其他自身抗体
抗核抗体	正式视野测试	抗-dsDNA
抗磷脂抗体		抗-La
血清 AQP4-IgG		抗-Ro
		抗-Smith

注：CSF—脑脊液；MRI—磁共振成像。

（Froum Chery I D，et al. Feigin and Chery's texibook of pediatric infectious diseases. ed 8，Philadelphia，2019，Elsevier.）

（3）影像学检查 脑钆增强磁共振成像（MRI）和整个脊柱的MRI。T_2增强扫描有脱髓鞘病变。多发性硬化通常有一个位于背侧的短节段病变（少于3个椎体节段）。跨越3个或更多节段的纵向广泛性横贯性脊髓炎，是NMOSD、感染后、血管或其他炎症所致TM的典型表现。如果不能做MRI，则应进行脊柱CT（增强或非增强），但CT不能显示脊髓本身；如果MRI无法评估压迫情况，也可行CT脊髓造影；如果怀疑结节病，行胸部CT（增强或非增强）。

（4）实验室检查 感染伴有急性横贯性脊髓炎的诊断性检查建议见表12-3。

① 腰椎穿刺检查见脑脊液细胞增多、多发性硬化的寡克隆带，或血清学和PCR检查感染情况，如水痘-带状疱疹病毒和肠道病毒PCR。

② 抗核抗体（ANA）、乙型肝炎血清学、莱姆病血清学、VDRL、SSA、SSB、抗心磷脂抗体、狼疮抗凝剂、铜、铜蓝蛋白、维生素B_{12}、快速血浆反应素（RPR）。

③ 血清NMO-IgG和髓鞘少突胶质细胞糖蛋白（Mvelinoligodendrocyte glycoprotein，MOG）抗体评估视神经脊髓炎谱系疾病。

④ 如果怀疑是副肿瘤所致，则应订购适当的抗体并进行适当的肿瘤筛查。

表 12-3　感染伴有急性横贯性脊髓炎的诊断性检查建议

血	脑脊液	其他
·血液培养 ·伯氏疏螺旋体、EBV、肺炎支原体的急性期和恢复期滴度	·细菌培养 ·病毒培养 ·CMV、EBV、肠道病毒、HSV、肺炎支原体、VZV 的 PCR 检测	·粪便和呼吸道分泌物的毒的病毒培养 ·如果怀疑有寄生虫感染，考虑粪便卵子和寄生虫检测以及血清滴度

注：CMV—巨细胞病毒；EBV—爱泼斯坦-巴尔病毒；HSV—单纯疱疹病毒；PCR—聚合酶链反应；VZV—水痘-带状疱疹病毒。

（From Cherry J D，et al. Feigin and Cherry's textbook of pediatric infectious diseases. ed 8. Philadelphia，2019，Elsevier.）

（5）确定诊疗计划

① 对已确诊的急性脊髓炎患者提供规范化治疗。

② 对于治疗效果欠佳、症状恶化或难以管理的患者，继续完善或复查相关检查、检验，积极对症支持治疗，密切监测生命体征变化；必要时行疑难病例讨论确定最佳治疗方案。

③ 动态评估诊疗效果，调整或完善诊疗措施。

（6）急性脊髓炎患者院中管理目标

① 减少发作频率、严重程度、持续时间和残疾。

② 提高对急性治疗的反应并避免升级为急性治疗。

③ 改善功能和减少残疾。

④ 减少对耐受性差、无效或不需要的急性治疗的依赖。

⑤ 改善生活质量。

⑥ 减少肌肉萎缩等相关疾病痛苦和心理症状。

2. 责任护士工作内容

① 责任护士热情接待，自我介绍、介绍科室环境。

② 入院常规评估工作　完善基本信息、体温单、入院评估单、特别护理记录单等。

③ 急性脊髓炎症状前 1～2 周内有上呼吸道感染或腹泻等病毒感染的相关症状或疫苗接种史，通过住院期间健康教育，提高患者对急性脊髓炎疾病及其常见诱发因素的正确认识。

④ 休息与运动指导　在疾病急性期应卧床休息，避免紧张和劳累，保证良

好的休息，缓解期适当锻炼，增强体质。

⑤ 饮食指导　高热量、高蛋白质、高维生素、高纤维素食物，少食胀气食物，鼓励多饮水。

⑥ 用药指导　了解激素的作用及不良反应。根据医嘱按时服药，不可随意增减药物，不能擅自停药及改药。

⑦ 心理指导　嘱患者保持良好的心理状态，避免情绪激动，多关心患者，与其沟通疾病注意事项，树立其战胜疾病的信心，积极配合治疗、护理。

⑧ 康复指导　急性期卧床休息，可适当被动活动，防止肌肉萎缩。缓解期可进行肢体康复训练。注意安全，防止烫伤、外伤，避免受凉、疲劳等。鼓励患者多饮水，保持会阴部清洁。

3. 个案管理师工作内容

① 参与病房查房，访视患者，收集患者资料及病史，评估其身体、情绪、认知、心理和社会支持状态，掌握患者健康需求。

② 介绍并让患者及家属理解治疗方案，并保证患者院中用药和健康活动依从性。

③ 监测并管理住院时长，组织个案管理团队会议，与医疗团队一起草拟患者出院时间和照护计划。

4. 患者配合

在急性瘫痪期间，保持功能姿势，按摩瘫痪的肢体并行使被动功能，改善患者四肢的血液循环，防止四肢挛缩和僵硬，并鼓励患者进行主动功能运动，使患者的肢体功能逐渐恢复，能提高患者自我管理水平，使患者能够管理自己的疾病，增强个人的控制意识。

（三）出院转诊流程

医生在“病案首页”点击转院选项→护士填写需求评估表→个案管理师填写转诊目的→选择转诊机构→转诊机构完成系统收案、做好转诊收治准备→患者转院、完成转诊流程。

（四）院后管理——居家随访

1. 急性脊髓炎疾病症状的监测和随访内容

（1）定期监测患者并发症的控制和糖皮质激素等规范化药物服用情况。

（2）对随访患者应用 HALT 量表等评估患者疾病负担。

（3）使用急性脊髓炎患者规范化门诊随访手册，内容应包括患者基本信息、诱发因素、诊断、急性期治疗、预防性治疗及阶段性随访计划。

（4）根据随访结果对预防性治疗方案进行调整。

① 短期随访 出院后（3个月内）通过评估运动、感觉及自主神经功能相关失能来评估治疗的有效性，耐心听取患者的提问。

② 中期随访 出院后（3～6个月）回访的内容包括患者的目前情况，服用糖皮质激素、锻炼、生活（包括休息）等情况及健康指导，定期复查提醒等。

③ 长期随访 出院后（6～12个月）当疗效不理想时，回顾诊断、治疗策略、剂量、依从性及肢体康复训练，评价治疗反应或改变治疗方案。

2. 电话随访流程

拨通电话前先了解患者基本信息，包括姓名、年龄、性别、疾病诊断、转归、出院带药基本情况、主要阳性体征等；电话接通时，使用礼貌用语，先自我介绍，再确认接电话者的身份，并说明致电目的；通话结束时，对患者及家属的配合表示感谢，等对方挂机后再挂电话。

（五）健康指导

1. 合理饮食

① 饮食以清淡易消化、富含维生素食物为主，多进食粗纤维食物，如绿叶蔬菜、粗粮等。适当摄入肉类、蛋类以补充蛋白质。非糖尿病患者可进食水果补充维生素。

② 糖尿病、高血压病、高血脂患者谨遵医嘱。

③ 每日饮水1000ml以上，留置导尿患者应增加水的摄入。合并心脏疾患、肾功能不全、水肿患者谨遵医嘱。

④ 有吞咽困难或饮水呛咳患者，进食应缓慢，坐位或半卧位进食，避免食用粗糙、干燥食物，如馒头、饼干、烙饼等，可采取半流食过渡，小口细嚼慢咽。

2. 休息与运动

① 保持患者充足睡眠，避免过于劳累、熬夜。

② 睡眠障碍时，及时就医，不可擅自使用促眠药物，以免影响呼吸。

③ 康复锻炼循序渐进，不宜操之过急，以不劳累为标准。急性期患者卧床休息，肌力开始恢复后应加强肢体的被动与主动运动，进行日常生活动作的训练，做力所能及的家务和运动，患者运动锻炼过程中应予保护，注意劳逸结合，

防止受伤。不可进行剧烈活动，如跑步、游泳、健身等。

3. 用药指导

原则：按时服药，不得擅自加减药量或停药。

① 皮质激素能阻碍创口、溃疡的愈合，对胃肠道也有一定刺激，故宜饭后服。大剂量服用时应注意有无胃出血等消化道症状，观察大便的情况及大便隐血试验，并根据医嘱服用胃黏膜保护剂。

② 可加服钙剂，防止骨质疏松引起外伤。同时也可食用富含钾离子的食物如柑橘、香蕉、大枣等或根据医嘱服用含钾制剂，预防因服用激素导致的低钾血症。

③ 按时按量服用，服用时间宜相对固定在早餐后半小时。

④ 服用激素后，有些患者会出现痤疮、向心性肥胖、精神兴奋、失眠、血糖升高等表现，可及时告知医师，给予相应的处理。

⑤ 服用激素的患者会自觉潮热且出汗较多，应注意多休息，保持皮肤清洁干燥，预防受凉。

⑥ 如果突然擅自停药，会引起急性肾上腺皮质功能不足症状，如肌肉无力、低血糖、血压下降等。突然停药还有可能使原有疾病复发或加剧，故必须逐渐减量，缓慢停药。

女性患者在1～2年内应避免妊娠，以免诱发本病发作，已有子女者应绝育。

⑦ 由于激素如泼尼松（强的松）、地塞米松等能促进糖原异生减慢葡萄糖的分解增加糖的来源，也能减少机体组织对葡萄糖的利用，从而导致血糖升高。因此服用激素要限制糖及含糖量多的食品如甘蔗、藕粉、西瓜、甘薯、山药等。

4. 安全护理

① 患者下床活动时必须由专人看护，穿运动鞋、布鞋，避免穿拖鞋、高跟鞋。必要时如家中无人看护，患者尽量卧床休息，避免发生跌倒或磕碰。

② 环境布局　家中用物摆放合理，给患者充分活动的区域。马桶旁可安装扶手。指导患者使用拐杖或助行器。

③ 患者洗脚或泡澡时，如有感觉障碍，应由家属协助调试水温，以免发生烫伤。感觉障碍患者，不宜在家中使用热水袋或冰袋，以免发生皮肤烫伤、冻伤。穿鞋前，家属协助检查鞋内是否有异物，以免硌伤足部。

5. 排泄护理

① 保持大便通畅，每1～2日排便一次，以不费力为宜。若患者排便困难、排便时间延长，可遵医嘱使用口服通便药或予药物灌肠。

② 每日顺时针按摩腹部，促进肠蠕动。

③ 留置尿管患者，每日进行会阴护理 2 次，保持会阴部清洁干燥，每日更换内裤。每周更换一次尿袋。日间可以夹闭尿进行膀胱功能锻炼，依据患者是否有排尿感进行开放尿管，最长不超过 2h。每日观察患者尿量、尿色，尿管中有絮状物时及时就诊。

6. 皮肤的护理

患者出院时肌力处于 3 级以下，或患者因活动无耐力需长期卧床者，应预防压力性损伤，方法如下。

① 每 2h 协助患者翻身一次，翻身时检查受压部位皮肤，如有压红，应缩短翻身时间。

② 可自购防压力性损伤气垫或记忆泡沫棉垫，使用翻身枕等协助翻身。

③ 避免使用气圈、橡胶圈、充气/水手套等垫在骨突部位。

④ 加强营养，保证患者摄入量。

⑤ 患者排泄后，及时清理，保持会阴部皮肤清洁干燥。有大小便失禁时，可使用皮肤保护膜进行外涂，以隔绝排泄物对局部皮肤的刺激。

⑥ 保持床单位清洁、干燥、平整。每周至少更换一次床单被罩。患者衣着以纯棉为佳。

⑦ 如受压部位出现压之不褪色的红斑、水疱，请及时就医。

7. 预防下肢深静脉血栓的护理

① 出院前，请患者及家属向护士学会踝泵练习。

② 每日进行主动或被动练习，每小时 2～3 次。

③ 观察患者双下肢腿围、有无肌肉疼痛，观察双侧足背动脉搏动是否一致。

8. 复诊免门诊床位申请

① 随访过程中急性脊髓炎患者因病情需要再入院，经神经内科医生评估需返院治疗者，由个案管理师按照免门诊住院申请流程安排住院（需提前 3～7 天申请）。

② 个案管理师在全病程分级诊疗系统（HCCM）填写《转住院申请表》。

③ 医生登录全病程分级诊疗系统（HCCM）查看个案资料、评估患者，符合标准的个案，在 HCCM 系统收案审核处点击“同意收案”并填写建议入院时间、费用、管床医生、病情轻重缓急程度。

④ 院前准备中心按照《转住院申请表》的内容根据科室收治原则电话及短信通知患者入院日期及入院前准备事项。

⑤ 患者于入院当日至门诊全病程管理窗口凭身份证领取转住院申请表，至

住院部办理入院登记手续。

第二节 脊髓血管病

缺血性脊髓血管病是脊髓血管闭塞或血流减少所致的脊髓缺血性病变，包括脊髓短暂性缺血发作和脊髓梗死。脊髓缺血很少见，仅占脑卒中的1.2%。脊髓梗死成卒中样起病，脊髓症状常在几分钟或数小时达到高峰，因发生闭塞的供血动脉不同而出现脊髓前动脉综合征，以中胸段或下胸段多见，首发症状常为突然出现病损水平的相应部位的根性疼痛或弥漫性疼痛，短时间内发生弛缓性瘫痪，脊髓休克期过后转变为痉挛性瘫；传导束型分离性感觉障碍，痛温觉缺失而深感觉保留（后索未受累），尿便障碍较明显；脊髓后动脉综合征，脊髓后动脉极少闭塞，即使发生也因有良好侧支循环症状也较轻且恢复较快；表现急性根痛，病变水平以下深感觉缺失和感觉性共济失调，痛温觉和肌力保存，括约肌功能常不受影响；中央动脉综合征，病变水平相应阶段的下运动神经元瘫痪、肌张力减低、肌萎缩，多无感觉障碍和锥体束损害。

一、脊髓梗死门诊患者全病程管理

1. 神经内科门诊人员

（1）神经内科门诊主任医师。

（2）经过神经内科脊髓疾病诊疗技术专业化培训的主治医师。

（3）神经内科脊髓疾病诊室相对固定，配置有腰穿诊疗检查。

2. 基础配置

神经内科脊髓疾病诊室相对固定，配置有腰穿诊疗检查设备与工具（如听诊器、血压计、瞳孔笔、音叉、叩诊锤、触觉针、大头针、眼底镜、棉签、嗅觉测试用具、味觉测试用具、失语测试用具、阅片灯等）。

3. 医院具有核磁共振相关检查、检验设备与技术

4. 诊断标准

患者遵医嘱完善检查、检验，经过专业医师诊断后符合脊髓梗死（SCI）的相关诊断标准。

① 急性非创伤性脊髓病（非先前进展性脊髓病）从发病到最严重缺损（Severe deficits）≤12h，如果症状波动超过12h，≤12h内迅速进展为严重缺损。

② MRI

a. 无脊髓压迫。

b. 支持：脊髓髓内 T_2 高信号病变。

c. 特异性（其中之一）：DWI/ADC 抑制，伴椎体梗死，病变附近动脉夹层/闭塞。

③ CSF　非炎症性（细胞数和 IgG 指数正常，无寡克隆带）。

④ 替代诊断　排除其他诊断。

a. SCI 类型：

- 确定自发性 SCI（1，2A，2B，2C，4）
- 很可能自发性 SCI（1，2A，2B，3，4）
- 可能自发性 SCI（1，4）
- 确定围手术期 SCI（1，2A，2B，4）
- 很可能围手术期 SCI（1，4）

严重急性缺损（Severe acute deficits）通常包括不能对抗重力或更差，严重客观感觉丧失损害了功能（比如严重感觉性共济失调）。

b. 图 12-2，脊髓梗死的 MRI T_2 高信号模式：

- 猫头鹰眼征（Owl eyes），伴前部不相连的铅笔样（Pencil-like）高信号；
- 前内侧点征（Anteromedial spot），伴前部短铅笔样高信号（矢状位）；
- 脊髓梗死 1 个月后残留囊样脊髓软化灶（Cystic myelomalacia），表现为非常高的 T_2 高信号和 T_1 低信号；
- 前内侧点征（Anteromedial spot），前部铅笔样高信号，伴前内侧 T_2 高信号；
- 前部 U/V 形，伴矢状位前部铅笔样高信号；
- 全灰模式（Hologrey pattern），伴水肿（矢状位 T_2 高信号）；
- 横贯模式（Holocord pattern），伴水肿（矢状位，整个脊髓圆锥 T_2 高信号）；

c. 图 12-3，脊髓梗死的 MRI 表现及增强模式：

- 确诊的脊髓梗死，可见椎体梗死（on short-τ inversion recovery imaging）伴椎体梗死部位、脊髓梗死部位和马尾前部强化；
- 左侧椎动脉夹层，左侧椎动脉血流量下降，T_1-脂肪抑制显像显示壁内血肿，与脊髓梗死相邻；
- DWI/ADC 弥散抑制；
- 矢状位增强 MR 可见典型的条带状强化，相对应轴位；
- 显示主要累及前部灰质，表现为前内侧斑点征。

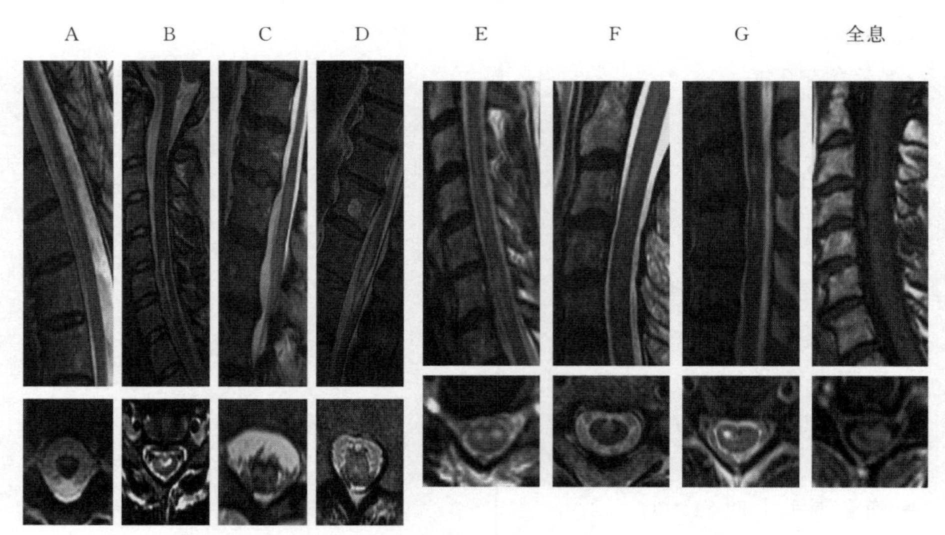

图 12-2 脊髓梗死的 MRI T_2 高信号模式

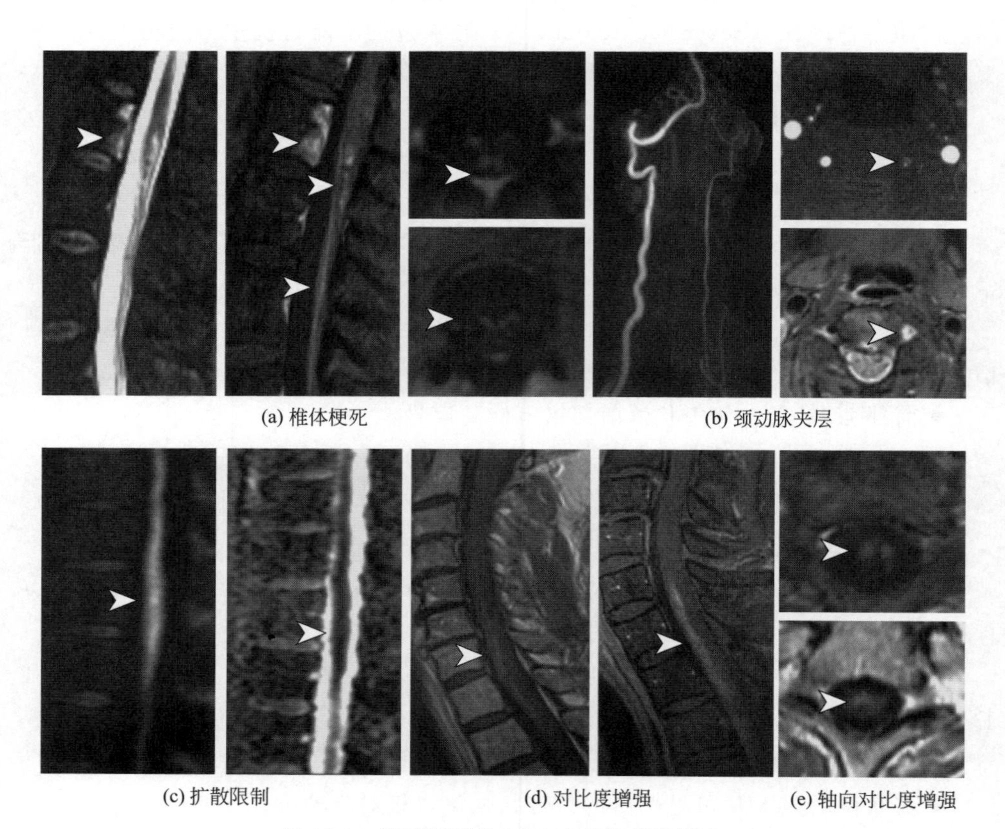

图 12-3 脊髓梗死的 MRI 表现及增强模式

d. 注意与其他原因导致的间歇性跛行、急性脊髓炎、亚急性坏死性脊髓炎相鉴别。

5. 门诊人员准备

由门诊医师/护士讲解脊髓梗死全病程管理意义及目的，个案管理师介绍全病程管理服务内容，患者自愿加入，并自主选择合适的全病程管理方案。

6. 患者及家属准备

患者及家属准备收案管理。

7. 结案管理

参见本章第一节。

二、脊髓梗死住院患者院前全病程管理路径

参见本章第一节相关内容。

三、脊髓梗死住院患者院中全病程管理路径

1. 主要诊疗工作

（1）评估患者一般情况、主诉、现病史、既往史、个人史、家族史、过敏史，查看患者院前检查、检验结果，完善体格检查。

（2）了解患者就诊时发病缓急，有无间歇性跛行，有无肢体尤其是下肢远端发作性乏力，症状持续时间，是否能自行缓解，有无遗留症状，发作间隔，有无疼痛，有无尿便障碍，有无步态不稳、动作迟缓等情况。

① 注意肢体肌力、肌张力的检查，以及深浅感觉的检查；

② 注意肢体反射的改变以及病理反射的检查；

③ 注意检查患者的共济运动；

④ 注意与其他原因导致的间歇性跛行、急性脊髓炎、亚急性坏死性脊髓炎相鉴别。

a. 其他原因导致的间歇性跛行：下肢血管性间歇性跛行系下肢动脉脉管炎或微栓子反复栓塞所致，表现为下肢间歇性疼痛、无力、苍白、皮肤温度降低、足背动脉搏动减弱或消失，超声多普勒检查有助于诊断；马尾性间歇性跛行是由于腰椎椎管狭窄所致，常有腰骶区疼痛，行走后症状加重，休息后减轻或消失，腰前屈时症状可减轻，后仰时则加重，感觉症状较运动症状重。b. 急性脊髓炎：病前多有感染史或疫苗接种史，起病较急但不如脊髓血管病急，无急性疼痛或根痛等首发症

状，表现为脊髓横贯性损害，脑脊液细胞数可明显增加，预后相对较好。c. 亚急性坏死性脊髓炎：是一种血栓性静脉炎，成年男性多见。表现为缓慢进行性加重的双下肢无力伴肌肉萎缩、腱反射亢进、锥体束征阳性、损害平面以下感觉障碍。重者呈完全性截瘫、尿便障碍、肌萎缩明显、肌张力低、腱反射减弱。腰骶段最易受累，胸段少见。脑脊液蛋白增高，椎管造影可见脊髓表面有血管扩张。

（3）确定诊疗计划

① 对已确诊的脊髓梗死患者提供规范治疗；

② 对于治疗效果欠佳、症状恶化或难以管理的患者，继续完善或复查相关检查、检验，积极对症支持治疗，密切监测生命体征变化；必要时行疑难病例讨论确定最佳治疗方案。

（4）动态评估诊疗效果，调整或完善诊疗措施。

（5）脊髓梗死患者院中管理目标：

① 减少发作频率、严重程度、持续时间和残疾；

② 提高对急性治疗的反应性并避免升级为急性治疗；

③ 改善功能和减少残疾；

④ 减少对耐受性差、无效或不需要的急性治疗的依赖；

⑤ 改善生活质量；

⑥ 减少相关疾病痛苦和心理症状。

2. 责任护士工作内容

（1）责任护士热情接待，自我介绍、介绍科室环境。

（2）入院常规评估工作，包括完善基本信息、体温单、入院评估单、特别护理记录单、跌倒评估、压力性损伤评估、血栓风险评估、疼痛评估、心情评估等。

（3）脊髓梗死多因心肌梗死、心脏骤停、主动脉破裂、主动脉造影、胸腔和脊柱手术等引起严重低血压，以及动脉粥样硬化、梅毒性动脉炎、肿瘤、蛛网膜粘连等引起。通过住院期间健康教育，提高患者对脊髓梗死及其常见诱发因素的正确认识。

（4）休息与运动。在疾病急性期应卧床休息，避免紧张和劳累，保证良好的休息，缓解期适当锻炼，增强体质。

（5）饮食指导　高热量、高蛋白质、高维生素、高纤维素食物，少食胀气食物，鼓励多饮水以及多食富含膳食纤维的蔬菜、水果及润肠食物，如香蕉、香油、蜂蜜。

（6）用药指导　了解激素的作用及不良反应。根据医嘱按时服药，不可随意增减药物，不能擅自停药及改药。

（7）心理指导

① 向患者介绍与本病有关的知识，使其了解其病程及预后；

② 将患者安排到有相似疾病并恢复较好的患者的病室，让患者与病友之间交流使其得到良好的影响；

③ 指导家属照顾患者，使患者得到来自家庭的支持和关爱；

④ 鼓励患者表达自身感受；

⑤ 针对个体情况进行针对性的心理护理。

（8）康复指导　急性期卧床休息，可适当被动活动，防止肌肉萎缩。缓解期可进行肢体康复训练。注意安全，防止烫伤、外伤，避免受凉，疲劳等。鼓励患者多饮水，保持会阴部清洁。

3. 个案管理师工作内容

（1）参与病房查房，访视患者，收集患者资料及病史，评估其身体、情绪、认知、心理和社会支持状态，掌握患者健康需求。

（2）介绍并让患者及家属理解治疗方案，并保证患者院中用药和健康活动依从性，指导和帮助患者做好配合采取预防并发症的措施。

（3）监测并管理住院时长，组织个案管理团队会议，与医疗团队一起草拟患者出院时间和照护计划。

（4）在急性瘫痪期间，保持功能姿势，按摩瘫痪的肢体并进行被动功能运动，改善患者四肢血液循环，防止四肢挛缩和僵硬，并鼓励患者进行主动功能运动，使患者的肢体功能逐渐恢复，能提高患者自我管理水平，使患者能够管理自己的疾病，增强个人的控制意识。

四、出院转诊

医生在“病案首页”点击转院选项→护士填写需求评估表→个案管理师填写转诊目的→选择转诊机构→转诊机构完成系统收案、做好转诊收治准备→患者转院、完成转诊流程。

五、院后管理——居家随访

1. 脊髓梗死疾病症状的监测和随访

（1）定期监测患者并发症的控制和规范化药物服用情况；

（2）对随访患者应用 HALT 量表等评估患者疾病负担；

(3) 使用脊髓梗死患者规范化门诊随访手册，内容应包括患者基本信息、诱发因素、诊断、急性期治疗、预防性治疗及阶段性随访计划；

(4) 根据随访结果对预防性治疗方案进行调整。

① 短期随访　出院后（3个月内）通过评估运动（行走）、感觉及自主神经功能相关失能来评估治疗的有效性，耐心听取患者的提问。

② 中期随访　出院后（3～6个月）回访的内容包括患者的目前情况，服用激素等药物情况，康复锻炼、生活等情况及健康指导，定期复查提醒等。

③ 长期随访　出院后（6～12个月）当疗效不理想时，回顾诊断、治疗策略、剂量和依从性，评价治疗反应或改变治疗方案。

2. 电话随访流程

拨通电话前先了解患者基本信息，包括姓名、年龄、性别、疾病诊断、转归、出院带药基本情况、主要阳性体征等；电话接通时，使用礼貌用语，先自我介绍，再确认接电话者的身份，并说明致电目的；通话结束时，对患者及家属的配合表示感谢，等对方挂机后再挂电话。

六、健康指导

1. 合理饮食

① 饮食以清淡易消化、富含维生素食物为主，多进食粗纤维食物，如绿叶蔬菜、粗粮等。适当摄入肉类、蛋类以补充蛋白质。非糖尿病患者可进食水果补充维生素。

② 糖尿病、高血压、高血脂患者谨遵医嘱。

③ 每日饮水1000ml以上，留置导尿患者应增加水的摄入。合并心脏疾患、肾功能不全、水肿患者谨遵医嘱，控制水的摄入量。

④ 有吞咽困难或饮水呛咳患者，进食应缓慢，坐位或半卧位进食，避免食用粗糙、干燥食物，如馒头、饼干、烙饼等，可采取半流食过度，小口细嚼慢咽。

2. 休息与运动

① 保持患者充足睡眠，避免过于劳累、熬夜。

② 睡眠障碍时，及时就医，不可擅自使用促眠药物，以免影响呼吸。

③ 康复锻炼循序渐进，不宜操之过急。以不劳累为标准。急性期患者卧床休息，肌力开始恢复后应加强肢体的被动与主动运动，进行日常生活动作的训练，做力所能及的家务和运动，患者运动锻炼过程中应予保护，注意劳逸结合，

防止受伤。不可进行剧烈活动，如跑步、游泳、健身等。

3. 用药指导

原则：按时服药，不得擅自加减药量或停药。

① 皮质激素能阻碍创口、溃疡的愈合，对胃肠道也有一定刺激，故宜饭后服。大剂量服用时应注意有无胃出血等消化道症状，观察大便的情况及大便隐血试验，并根据医嘱服用保护胃黏膜制剂。

② 可加服用钙剂，防止骨质疏松引起外伤。同时也可食用富含钾离子的食物如柑橘、香蕉、大枣等或根据医嘱服用含钾制剂，预防因服用激素导致的低钾血症。

③ 按时按量服用，服用时间宜相对固定在早餐后半小时。

④ 服用激素后，有些患者会出现痤疮、向心性肥胖、精神兴奋、失眠、血糖升高等表现，可及时告知医师，给予相应的处理。

⑤ 服用激素的患者会自觉潮热且出汗较多，应注意多休息，保持皮肤清洁干燥，防止受凉。

⑥ 如果突然擅自停药，会引起急性肾上腺皮质功能不足症状，如肌肉无力、低血糖、血压下降等。突然停药还有可能使原有疾病复发或加剧，故必须逐渐减量，缓慢停药。

⑦ 由于激素如泼尼松、地塞米松等能促进糖原异生减慢葡萄糖的分解增加糖的来源，也能减少机体组织对葡萄糖的利用，从而导致血糖升高。因此服用激素要限制糖及含糖量多的食品如甘蔗、藕粉、西瓜、甘薯、山药等。

4. 安全护理

① 患者下床活动时必须由专人看护，穿运动鞋、布鞋，避免穿拖鞋、高跟鞋。必要时如家中无人看护，患者尽量卧床休息，避免发生跌倒或磕碰。

② 环境布局。家中用物摆放合理，给患者充分活动的区域。马桶旁可安装扶手。指导患者使用拐杖或助行器。

③ 患者洗脚或泡澡时，如有感觉障碍，应由家属协助调试水温，以发生烫伤。感觉障碍患者，不宜在家中使用热水袋或冰袋，以免发生烫伤、冻伤。穿鞋前，家属协助检查鞋内是否有异物，以免硌伤足部。

5. 排泄护理

① 保持大便通畅，每 1～2 日排便一次，以不费力为宜。若患者排便困难、排便时间延长，可遵医嘱使用口服通便药或予药物灌肠。

② 每日顺时针按摩腹部，促进肠蠕动。

③ 留置尿管患者，每日进行会阴护理 2 次，保持会阴部清洁干燥，每日更换内裤。每周更换一次尿袋。日间可以夹闭尿管进行膀胱功能锻炼，依据患者是否有排尿感进行开放尿管，最长不超过 2h。每日观察患者尿量、尿色，尿管中有絮物时及时就诊。

6. 皮肤的护理

患者出院时肌力处于 3 级以下，或患者因活动无耐力需长期卧床者，应预防压力性损伤，方法如下：

① 每 2h 协助患者翻身一次，翻身时检查受压部位皮肤，如有压红，应缩短翻身时间。

② 可自购防压力性损伤气垫或记忆泡沫棉垫，使用翻身枕等协助翻身。

③ 避免使用气圈、橡胶圈、充气/水手套等垫在骨突部位。

④ 加强营养，保证患者摄入量。

⑤ 患者排泄后，及时清理，保持会阴部皮肤清洁干燥。有大小便失禁时，可使用皮肤保护膜进行外涂，以隔绝排泄物对局部皮肤的刺激。

⑥ 保持床单位清洁、干燥、平整。每周至少更换一次床单被罩。患者衣着以纯棉为佳。

⑦ 如受压部位出现压之不褪色的红斑、水疱，请及时就医。

7. 预防下肢深静脉血栓的护理

① 出院前，请患者及家属向护士学会踝泵练习。

② 每日进行主动或被动练习，每小时 2～3 次。

③ 观察患者双下肢腿围、有无肌肉疼痛，观察双侧足背动脉搏动是否一致。

8. 复诊免门诊床位申请

① 随访过程中患者因病情需要再次入院，经医生评估需返院治疗者，由个案管理师按照免门诊住院申请流程安排住院（需提前 3～7 天申请）。

② 个案管理师在全病程分级诊疗系统（HCCM）填写《转住院申请表》。

③ 医生登陆全病程分级诊疗系统（HCCM）查看个案资料、评估患者，符合标准的个案，在 HCCM 系统收案审核处点击“同意收案”并填写建议入院时间、费用、管床医生、病情轻重缓急程度。

④ 院前准备中心按照《转住院申请表》的内容根据科室收治原则电话及短信通知患者入院日期及入院前准备事项。

⑤ 患者于入院当日至门诊全病程管理窗口凭身份证领取转住院申请表，至住院部办理入院登记手续。

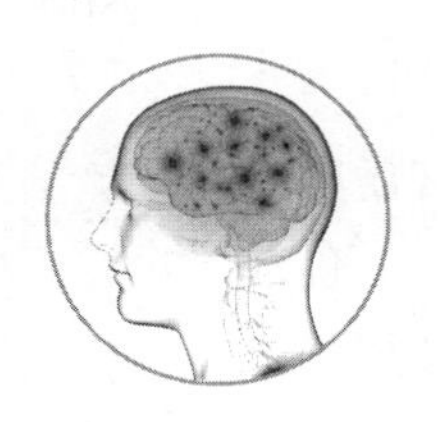

·第十三章·
自主神经系统疾病

第一节　雷诺病

雷诺现象（Raynaud's phenomeno）是肢端小动脉被情绪、寒冷刺激及其他因素所引发的痉挛、缺血性反应，皮肤相继呈现苍白、青紫和潮红等色彩变化，局部温度低，自觉疼痛和麻木，并在温暖后可恢复正常为特征的血管功能障碍性疾病。1862 年首先由 Maurice Raynaud 描述本病，1926 年 Allen 和 Brown 制定了雷诺病和雷诺现象的临床标准。特发性者病因不明，称雷诺病，又称肢端动脉痉挛症。继发性者可找到基础疾病或有明确因素称雷诺现象，亦称雷诺综合征。

一、院前全病程管理路径

1. 院前准备环节

患者由门诊/急诊开具住院证，由病友服务中心下设的院前准备中心通知入院，由病友服务中心增设志愿者服务部门，为患者提供门/急诊导诊、诊间协助、检验检查指导、化验报告查询、便民设施使用等帮助。

2. 个案管理师准备

（1）访视患者，收集患者健康资料和病史，评估患者身体、情绪、认知、心理和社会支持状态，掌握患者健康需求。

（2）介绍医院环境，包括门诊、急诊、住院部分布，各检查室、电梯、餐饮中心所在位置等。

（3）介绍疫情常态化防控要求。

（4）协助患者办理入院。

3. 患者准备

（1）准备身份证、口罩、纸质版核酸检测结果。

（2）准备住院期间日常用品，包括衣物、毛巾、牙刷、纸巾、拖鞋、晾衣架等，避免住院期间单独外出或外宿。

（3）入院当日至门诊全病程管理窗口凭身份证领取转住院申请表，至住院部办理入院登记手续。

二、院中全病程管理路径

（一）主要诊疗工作

（1）评估患者一般情况、主诉、现病史、既往史、个人史、家族史、过敏史，查看患者院前检查、检验结果，完善体格检查。

（2）了解患者发病原因、查看患者局部皮肤情况、询问发病时长并排除继发性疾病和其他致病原因。

（3）确定雷诺现象的诊断依据，发作时典型颜色变化：苍白—发绀—潮红—正常，就可以做出诊断。非典型病例或描述不清楚的患者可借助激发试验检查。

① 冷水试验　将指（趾）浸于4℃左右的冷水中1min，若出现典型的指（趾）特征性的颜色变化，则为冷水激发试验阳性，此试验诱发率在75%左右。

② 握拳试验　令患者两手握拳1min后，松开手指，如出现上述颜色变化，则为阳性。

（4）确定原发性或继发性雷诺现象　如果临床上高度怀疑继发性雷诺现象，需要进行包括自身抗体［抗核抗体（ANA）、抗着丝点抗体］、类风湿因子、免疫球蛋白、甲状腺功能、动脉超声等筛查。必要时请风湿病学家进行会诊。

（5）确定诊疗计划

① 一般措施　包括避免寒冷暴露，保持全身温暖，戒烟，避免精神紧张、应激刺激及使用拟交感神经类药物。

② 去除病因　继发性雷诺现象患者建议到风湿病专科、血液病专科、内分泌专科进行相关原发病治疗；另外，对症支持治疗，密切监测生命体征变化；必要时行疑难病例讨论确定最佳治疗方案。

③ 动态评估诊疗效果，调整或完善诊疗措施。

（6）雷诺病患者院中管理目标

① 减少发作频率、持续时间和残疾，降低严重程度。

② 改善功能和减少缺血性组织的损伤。

③ 改善生活质量。

④ 减少雷诺病相关痛苦和心理症状。

（二）责任护士工作内容

（1）责任护士热情接待，自我介绍、介绍科室环境。

（2）入院常规评估工作　完善基本信息、体温单、入院评估单、特别护理记录单、局部缺血情况评估等。

（3）健康教育

① 雷诺现象可能会因为受凉、寒冷刺激、风湿性疾病、交感神经系统兴奋、血栓闭塞性脉管炎、冷球蛋白血症、冷凝集素血症、甲状腺功能减退、药物或重金属中毒、手足剧烈震动性工作等诱发，通过住院期间健康教育，提高患者对于该疾病及其常见诱发因素的正确认识。

② 告知患者寒冷是雷诺病的重要诱发因素，告知患者保持全身及四肢局部的温暖。

（4）心理护理　紧张、忧郁、情绪激动等不良情绪会引起交感神经兴奋，可引起周围血管痉挛，通过心理治疗、生物反馈疗法及认知治疗缓解患者情绪的波动和精神压力，舒缓心情，对雷诺病的防治具有一定积极作用。

（5）戒烟　对吸烟爱好者，劝其戒烟，以免尼古丁对血管的刺激作用。

（三）个案管理师的工作内容

（1）参与病房查房，访视患者，收集患者资料及病史，评估其身体、情绪、认知、心理和社会支持状态，掌握患者健康需求。

（2）介绍并让患者及家属理解治疗方案，并保证患者院中用药和健康活动依从性。

（3）监测并管理住院时长，组织个案管理团队会议，与医疗团队一起草拟患者出院时间和照护计划。

（4）患者配合　记录局部缺血症状情况能提高雷诺病患者自我管理水平，使患者能够管理自己的疾病，增强个人的控制意识。

三、出院转诊流程

医生在“病案首页”点击转院选项→护士填写需求评估表→个案管理师填写转诊目的→选择转诊机构→转诊机构完成系统收案、做好转诊收治准备→患者转院、完成转诊流程。

四、院后管理——居家随访

1. 雷诺病随访内容

（1）定期监测局部缺血症状控制和规范化药物服用情况。

（2）对随访患者应用 HALT 量表等评估患者疾病负担。

（3）使用雷诺病患者规范化门诊随访手册，内容应包括患者基本信息、诱发因素、诊断、急性期治疗、预防性治疗及阶段性随访计划。

（4）根据随访结果对预防性治疗方案进行调整。

① 短期随访　出院后（3 个月内）通过评估发作典型特征、累及范围、发作严重程度评估治疗的有效性，耐心听取患者的提问。

② 中期随访　出院后（3～6 个月）回访的内容包括患者的目前情况，服药、锻炼、生活等情况及健康指导，定期复查提醒等。

③ 长期随访　出院后（6～12 个月）当疗效不理想时，回顾诊断、治疗策略、剂量和依从性，评价治疗反应或改变治疗方案。

2. 电话随访流程

拨通电话前先了解患者基本信息，包括姓名、年龄、性别、疾病诊断、转归、出院带药基本情况、主要阳性体征等；电话接通时，使用礼貌用语，先自我介绍，再确认接电话者的身份，并说明致电目的；通话结束时，对患者及家属的配合表示感谢，等对方挂机后再挂电话。

五、健康指导

（1）告知患者寒冷是雷诺病的重要诱发因素，告知患者保持全身及四肢局部的温暖。戒烟，对有吸烟爱好者，劝其戒烟，以免尼古丁对血管的刺激作用。

（2）心理护理　紧张、忧郁、情绪激动等不良情绪会引起交感神经兴奋，可引起周围血管痉挛，通过心理治疗、生物反馈疗法及认知治疗缓解患者情绪的波动和精神压力，舒缓心情，对雷诺病的防治具有一定积极作用。

（3）用药指导　出院后应严格遵医嘱服药，不可随意调整服药量，用药相关疑问可通过平台线上咨询——专家团队咨询，出现严重药物不良反应时及时就诊。

（4）复诊免门诊床位申请

① 随访过程中患者因病情需要再入院，经医生评估需返院治疗者，由个案管理师按照免门诊住院申请流程安排住院（需提前 3～7 天申请）。

② 个案管理师在全病程分级诊疗系统（HCCM）填写《转住院申请表》。

③ 医生登录全病程分级诊疗系统（HCCM）查看个案资料、评估患者，符合标准的个案，在 HCCM 系统收案审核处点击“同意收案”并填写建议入院时间、费用、管床医生、病情轻重缓急程度。

④ 院前准备中心按照《转住院申请表》的内容根据科室收治原则电话及短信通知患者入院日期及入院前准备事项。

⑤ 患者于入院当日至门诊全病程管理窗口凭身份证领取转住院申请表，至住院部办理入院登记手续。

第二节 红斑性肢痛症

红斑性肢痛症（Erythromelalgia，ET）是一种少见的综合征，以肢端间歇性烧灼样疼痛、红斑以及温度升高为特征。当肢体末端位于低位或者受热时疼痛会加重，抬高肢体或遇冷时会减轻。

一、院前全病程管理路径

参见本章第一节相关内容。

二、院中全病程管理路径

（一）主要诊疗工作

1. 主要诊疗工作

（1）评估患者一般情况、主诉、现病史、既往史、个人史、过敏史，查看患者院前检查、检验结果，完善体格检查。

（2）了解患者肢端发红、发热及疼痛情况。询问患者有无家族史，有无诱发因素，哪些因素可使症状减轻或加重，发作时间，发作时的特征、频率及持续时间。

（3）有无基础疾病，有无不良的生活习惯如吸烟、熬夜及饮酒等。

2. 确定诊疗计划

① 对已确诊的红斑性肢痛症患者提供规范化治疗。

② 由于目前红斑性肢痛症尚不能治愈，应尽量避免其诱发因素，治疗主要以提高生活质量和改善症状为主，同时尽快查明病因，若系继发性者应针对原发病进行积极的治疗。

③ 动态评估诊疗效果，调整或完善诊疗措施。

3. 红斑性肢痛症院中管理目标

① 尽量避免其诱发因素，改善肢端发红、发热及疼痛情况。

② 提高对急性治疗的反应并避免升级为急性治疗。

③ 提高患者生活质量，减少并发症的发生。

④ 减少肢端发热、发红及疼痛相关痛苦和心理症状。

（二）责任护士工作内容

（1）责任护士热情接待，自我介绍、介绍科室环境。

（2）入院常规评估工作　完善基本信息、体温单、入院评估单、特别护理记录单、疼痛评估、肢端皮肤状况评估等。

（3）健康教育　告知患者发作时的应对与处理方法，熟悉发作前先兆，如肢端感觉异常，足趾、手指有麻木感、针刺感，麻木感常先于烧灼样疼痛；通过住院期间健康教育，提高患者对于红斑性肢痛症发作时的正确认识；同时告知患者避免长期肢端下垂、站立与行走，避免剧烈的体育运动；避免穿戴过热，睡眠时不穿袜子或穿透气薄棉袜，患肢置于被子外并适当抬高。

（4）饮食干预　予温凉饮食，忌辛辣刺激食物，同时多吃黑米、胚芽米、豆类、坚果类等富含维生素 B_1、维生素 B_{12} 的食物，促进自主神经功能的调节。

（5）心理护理　鼓励患者表达痛苦的感受，耐心倾听，可告诉患者此病有好转或痊愈可能，帮助其树立战胜疾病的信心。

（三）个案管理师工作内容

（1）参与病房查房，访视患者，收集患者资料及病史，评估其身体、情绪、认知、心理和社会支持状态，掌握患者健康需求。

（2）介绍并让患者及家属理解治疗方案，并保证患者院中用药和健康活动依从性，指导和帮助患者做好肢端皮肤及疼痛情况的日记。

（3）监测并管理住院时长，组织个案管理团队会议，与医疗团队一起草拟患者出院时间和照护计划。

（四）患者配合

记录肢端皮肤及疼痛情况日记能提高红斑性肢痛症患者疼痛自我管理水平，使患者能够管理自己的疾病，增强个人的控制意识。

三、出院转诊流程

医生在“病案首页”点击转院选项→护士填写需求评估表→个案管理师填写

转诊目的→选择转诊机构→转诊机构完成系统收案、做好转诊收治准备→患者转院、完成转诊流程。

四、院后管理——居家随访

1. 红斑性肢痛症患者监测和随访内容

（1）定期监测患者肢端疼痛控制和规范化药物服用情况。

（2）对随访患者应用 HALT 量表等评估患者疾病负担。

（3）使用肢痛症患者规范化门诊随访手册，内容应包括患者基本信息、诱发因素、诊断、急性期治疗、预防性治疗及阶段性随访计划。

（4）根据随访结果对预防性治疗方案进行调整。

① 短期随访 出院后（3 个月内）通过评估肢端皮肤状况和肢端疼痛相关失能来评估治疗的有效性，耐心听取患者的提问。

② 中期随访 出院后（3～6 个月）回访的内容包括患者的目前情况，服药（阿司匹林等）、锻炼、生活等情况及健康指导，定期复查提醒等。

③ 长期随访 出院后（6～12 个月）当疗效不理想时，回顾诊断、治疗策略、剂量和依从性，评价治疗反应或改变治疗方案。

2. 电话随访流程

参见本章第一节。

五、健康指导

（1）合理饮食 予温凉饮食，忌辛辣刺激食物，同时多吃黑米、胚芽米、豆类、坚果类等富含维生素 B_1、维生素 B_{12} 的食物，促进自主神经功能的调节。

（2）局部护理 发作时迅速降低患肢局部皮肤温度，预防和处理皮肤损伤和继发感染；避免热刺激、营养不良等诱因。

（3）同时严密监测血压、血小板计数，预防并及时发现严重并发症。

（4）用药指导 出院后应严格遵医嘱服药，服用阿司匹林药物时，应密切观察是否有牙龈出血、黑粪等不良反应，不可随意调节服药量，用药相关疑问可通过平台线上咨询——专家团队咨询，出现严重药物不良反应时及时就诊。

（5）复诊免门诊床位申请 参见本章第一节。

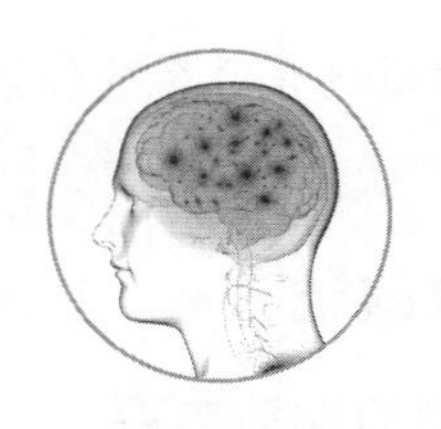

·第十四章·

神经-肌肉接头和肌肉疾病的全病程管理

神经-肌肉接头疾病是指神经-肌肉接头间传递功能障碍所引起的疾病，主要包括重症肌无力和Lambert-Eaton肌无力综合征等。肌肉疾病是指骨骼肌疾病，主要包括周期性瘫痪、多发性肌炎、进行性肌营养不良症、强直性肌营养不良症和线粒体肌病等。

一、临床症状

（1）肌肉萎缩　是指由于肌纤维数目减少或体积变小导致的骨骼肌的容积下降。

（2）肌无力　指骨骼肌力量下降。不同类型的神经-肌肉病，肌无力的分布不尽相同。肌肉疾病和神经-肌肉接头疾病所致的肌无力一般双侧对称，累及范围常常不能以某一组或某一条神经损害来解释。

（3）运动不耐受　指达到疲劳的运动负荷量下降，行走短距离即产生疲劳感，休息后可缓解。见于重症肌无力、线粒体肌病、脂质沉积性肌病等。

（4）肌肥大　肌肉肥大分为功能性肥大和病理性肥大两种。举重运动员及特殊工种的体力劳动者的某些肌群特别发达，肌肉体积肥大，肌力增强，这是生理性（功能性）肥大，有关的职业史提供诊断的依据。

（5）肌肉疼痛和肌压痛　最常见于炎性肌病。活动性疼痛指活动时肌肉疼痛，可见于长途行军后的缺血性胫前肌综合征、线粒体肌病和脂质沉积性肌病等。Ⅴ型糖原累积病运动后可出现痉挛性疼痛，称为痛性痉挛。

（6）肌肉强直　指由于肌膜兴奋性改变导致肌肉收缩或机械刺激后产生不自主的持续的肌收缩。反复多次活动或温暖以后症状减轻，见于先天性肌强直症、强直性肌营养不良症。

（7）肌肉不自主运动　系指肌肉在静息状态下不自主地收缩、抽动。

二、诊断

肌肉疾病和神经-肌肉接头疾病的正确诊断必须建立在完整准确的临床资料与相关辅助检查有机结合的基础上。根据肌无力和肌萎缩的起病年龄、进展速度、是否为发作性、萎缩肌肉的分布、遗传方式、病程和预后，结合实验室生化检测、肌电图、肌肉病理以及基因分析，可对各种肌肉疾病进行诊断和鉴别诊断。

三、治疗

1. 病因治疗

去除病因或根据发病机制进行治疗。如对重症肌无力患者进行胸腺瘤切除以减少抗体的产生；糖皮质激素及免疫抑制剂可以减轻乙酰胆碱受体抗体对突触后膜乙酰胆碱受体的破坏而达到治疗效果。

2. 其他治疗

溴吡斯的明通过抑制胆碱酯酶对突触间隙乙酰胆碱的水解，从而可减轻重症肌无力的症状；苯妥英钠通过稳定肌膜电位减轻肌肉强直；低钾型周期性瘫痪患者口服 10%的氯化钾改善肌无力，强直性肌营养不良症的白内障可手术治疗以恢复视力等。

第一节　重症肌无力

重症肌无力（Myasthenia gravis，MG）是一种神经-肌肉接头传递功能障碍的获得性自身免疫性疾病。主要由于神经-肌肉接头突触后膜上 AChR 受损引起。临床主要表现为部分或全身骨骼肌无力和极易疲劳，活动后症状加重，经休息和胆碱酯酶抑制剂（Cholinesterase inhibitors，ChEI）治疗后症状减轻。发病率为（8～20)/10 万，患病率为 50/10 万，我国南方地区发病率较高。

（一）临床表现

可见于任何年龄，小至数月，大至 70～80 岁。发病年龄有两个高峰：20～40 岁发病者女性多于男性，约为 3∶2；40～60 岁发病者以男性多见，多合并胸腺瘤。少数患者有家族史。常见诱因有感染、手术、精神创伤、全身性疾病、过度疲劳、妊娠、分娩等，有时甚至可以诱发重症肌无力危象。

1. 受累骨骼肌病态疲劳

肌肉连续收缩后出现严重无力甚至瘫痪，休息后症状减轻。肌无力于下午或傍晚因劳累后加重，晨起或休息后减轻，此种波动现象称之为“晨轻暮重”。

2. 受累肌的分布和表现

全身骨骼肌均可受累，多以脑神经支配的肌肉最先受累。肌无力常从一组肌群开始，范围逐步扩大。首发症状常为一侧或双侧眼外肌无力，如上睑下垂、斜视和复视，重者眼球运动明显受限，甚至眼球固定，但瞳孔括约肌不受累。面部肌肉和口咽肌受累时出现表情淡漠、苦笑面容；连续咀嚼无力、饮水呛咳、吞咽困难；说话带鼻音、发音障碍。累及胸锁乳突肌和斜方肌时则表现为颈软、抬头困难，转颈、耸肩无力。四肢肌肉受累以近端无力为重，表现为抬臂、梳头、上楼梯困难，腱反射通常不受影响，感觉正常。

3. 重症肌无力危象

指呼吸肌受累时出现咳嗽无力甚至呼吸困难，需用呼吸机辅助通气，是致死的主要原因。口咽肌无力和呼吸肌乏力者易发生危象，诱发因素包括呼吸道感染、手术（包括胸腺切除术）、精神紧张、全身疾病等。心肌偶可受累，可引起突然死亡。大约10%的重症肌无力出现危象。

4. 胆碱酯酶抑制剂治疗有效

这是重症肌无力一个重要的临床特征。

5. 病程特点

缓慢或亚急性起病，也有因受凉、劳累后病情突然加重。整个病程有波动，缓解与复发交替。晚期患者休息后不能完全恢复。多数病例迁延数年至数十年，靠药物维持。少数病例可自然缓解。

（二）临床分型

1. 成年型（Osserman 分型）

见表 14-1。

表 14-1 成年型重症肌无力分型

分型	表现
Ⅰ型	眼肌型(15%～20%)：病变仅限于眼外肌，出现上睑下垂和复视
ⅡA 型	轻度全身型(30%)：可累及眼、面、四肢肌肉，生活多可自理，无明显咽喉肌受累

续表

分型	表现
ⅡB型	中度全身型(25%):四肢肌群受累明显,除伴有眼外肌麻痹外,还有较明显的咽喉肌无力症状,如说话含糊不清、吞咽困难、饮水呛咳、咀嚼无力,但呼吸肌受累不明显
Ⅲ型	急性重症型(15%):急性起病,常在数周内累及延髓肌、肢带肌、躯干肌和呼吸肌,肌无力严重,有重症肌无力危象,需做气管切开,病死率较高
Ⅳ型	迟发重症型(10%):病程达2年以上,常由Ⅰ、ⅡA、ⅡB型发展而来,症状同Ⅲ型,常合并胸腺瘤,预后较差
Ⅴ型	肌萎缩型:少数患者肌无力伴肌萎缩

2. 儿童型

约占我国重症肌无力患者的10%，大多数病例仅限于眼外肌麻痹，双眼睑下垂可交替出现呈拉锯状。约1/4病例可自然缓解，仅少数病例累及全身骨骼肌。

（1）新生儿型　约有10%的MG孕妇可将抗乙酰胆碱受体（AChR）抗体IgG经胎盘传给胎儿，患儿出生后即哭声低、吸吮无力、肌张力低、动作减少。经治疗多在1周至3个月缓解。

（2）先天性肌无力综合征　出生后短期内出现持续的眼外肌麻痹，常有阳性家族史，但其母亲未患MG。

3. 少年型

多在10岁后发病，多为单纯眼外肌麻痹，部分伴吞咽困难及四肢无力。

（三）诊断

MG患者受累肌肉的分布与某一运动神经受损后出现肌无力的范围不相符合，临床特点为受累肌肉在活动后出现疲劳无力，经休息或胆碱酯酶抑制剂治疗可以缓解，肌无力表现为“晨轻暮重”的波动现象。结合药物试验、肌电图以及免疫学等检查的典型表现可以作出诊断。另外，还应该行胸腺CT、MRI检查确定有无胸腺增生或胸腺瘤，并根据病史、症状、体征和其他免疫学检查明确是否合并其他自身免疫性疾病。下述试验有助于MG的诊断。

1. 疲劳试验（Jolly试验）

嘱患者持续上视出现上睑下垂或两臂持续平举后出现上臂下垂，休息后恢复则为阳性。

2. 抗胆碱酯酶药物试验

（1）新斯的明（Neostigmine）试验　新斯的明0.5～1mg肌内注射，20min

后肌无力症状明显减轻者为阳性。可同时注射阿托品 0.5mg 以对抗新斯的明的毒蕈碱样反应（瞳孔缩小、心动过缓、流涎、多汗、腹痛、腹泻和呕吐等）。

（2）腾喜龙（Tensilon）试验　腾喜龙 10mg 用注射用水稀释至 1ml，静脉注射 2mg，观察 20s，如无出汗、唾液增多等不良反应，再给予 8mg，1min 内症状好转为阳性，持续 10min 后又恢复原状。

（四）治疗

MG 的主要治疗手段为药物治疗、胸腺治疗、血浆置换、大剂量静脉注射免疫球蛋白；在治疗过程中要警惕出现肌无力危象、胆碱能危象、反拗危象，需紧急抢救。

一、院前全病程管理路径

1. 主要工作

（1）由神经内科专科医生、护士、医技人员组成门诊诊疗团队。

（2）诊室相对固定，配置有相关诊疗检查设备与工具（如听诊器、叩诊锤、血压计、阅片灯等）。

（3）医院具有重症肌无力相关检查、检验设备与技术。

（4）患者遵医嘱完善检查、检验，经过专科医师诊断后符合重症肌无力的相关诊断标准。

（5）患者由门诊/急诊开具住院证，由入院服务中心下通知入院，入院服务中心增设志愿者咨询服务，为患者提供门/急诊导诊、诊间协助、检验检查指导、化验报告查询、便民设施使用等帮助。

2. 个案管理师准备

（1）访视患者，由个案管理师讲解全病程管理意义及目的，介绍全病程管理服务内容，患者自愿加入；同时收集患者一般健康资料、病史、家族遗传史、居住史等，评估患者症状体征、情绪、认知、心理和社会支持状态，了解和掌握患者健康需求。

（2）介绍医院环境，包括门诊、急诊、住院部分布，各检查室、电梯、餐饮中心所在位置等。

（3）介绍医院及科室疫情常态化防控要求。

（4）协助患者办理入院。

（5）协助医保患者办理医保入院，审核医保信息，准备身份证复印件和医保复印件。

（6）协助患者分类整理好入院资料，避免资料遗失。

3. 患者准备

（1）准备身份证、口罩、纸质版核酸检测结果。

（2）准备住院期间日常用品，包括衣物、毛巾、牙刷、纸巾、拖鞋、晾衣架、护理垫、皮肤清洁剂等，避免住院期间外出或外宿。

（3）入院当日至门诊全病程管理窗口凭身份证领取转住院申请表，至住院部办理入院登记手续。

二、院中全病程管理路径

1. 主要工作

（1）询问患者一般情况、主诉、现病史、既往史、个人史、家族史、过敏史，查看患者院前检查、检验结果，完善体格检查。

（2）监测患者生命体征，完善患者自理能力、跌倒风险、压力性损伤风险、血栓风险、心理状况、疼痛等专科监测指标的评估，临床常用的评估工具有自理能力评估表、跌倒风险评估表、Braden 压力性损伤评估表、Caprini 血栓评估表、血栓风险筛查表、NRS 疼痛评估表等。

（3）根据各项评估结果，进行全面的住院宣教及重症肌无力健康宣教，并监测宣教效果。

（4）确定诊疗计划

① 对已确诊的重症肌无力患者提供规范化治疗。

② 对于治疗效果欠佳、症状加重、对治疗期望过高或难以管理的患者，加强与患者沟通，继续完善或复查相关检查、检验，积极对症支持治疗，密切监测生命体征变化；必要时行疑难病例讨论确定最佳治疗方案。

（5）动态评估诊疗效果，调整或完善诊疗措施。

（6）重症肌无力患者院中管理目标

① 减少和消除自身抗体，改善症状及减缓残疾为主。

② 以减少复发，延缓残疾累积及提高生存质量为主。

③ 减少对耐受性差、无效或不需要的急性治疗的依赖。

④ 减少用药相关不良反应。

⑤ 减少疾病相关并发症。

⑥ 增加患者战胜疾病的信心。

⑦ 减少住院期间的安全隐患，保障住院安全。

2. 医嘱内容

(1) 护理常规，根据患者病情的“轻、重、缓、急”及自理能力的评估，给予不同级别的护理。根据医嘱的护理级别，完成生命体征及病情观察。

(2) 根据自理能力程度及护理级别，落实陪护。

(3) 根据患者的营养评估结果和是否既往有代谢性疾病，确定饮食医嘱。

(4) 根据患者既往高血压病病史、代谢性疾病病史、BMI、前期辅助检查结果等确定测血压、测血糖医嘱。

(5) 根据患者生命体征、临床体征、神经系统病变情况，确定是否安置心电监测和氧气吸入。

(6) 根据饮食状况，若患者出现咀嚼无力、吞咽困难、饮水呛咳等，确定是否需要留置鼻饲管，并完善口腔护理、鼻饲管护理、鼻饲管喂等医嘱，如若患者出现胃液送检隐血试验阳性，需暂禁食禁饮。

(7) 根据患者大小便情况，确定患者是否需要留置尿管，确定会阴护理、保留导尿护理医嘱。根据尿管的日常维护情况，如若患者出现尿液引流不畅，尿液性状、颜色、量的异常，需进行膀胱冲洗。

(8) 根据患者静脉治疗情况，确定是否需要中心静脉置管，并完善管道的日常护理医嘱。

(9) 留置各种管道的患者，需完善非计划拔管风险的评估。非计划拔管高风险的患者需完善非计划拔管风险评估医嘱，每日进行复评。

(10) 根据患者的临床表现、液体输入量、肾脏功能及大小便情况，确定是否记录24h出入量或24h尿量。

(11) 根据患者的依从性、各管道耐受情况、配合程度、理解程度，确定是否需要保护性约束。

(12) 根据患者主诉、咳嗽咳痰情况、辅助检查情况，确定患者是否需要雾化吸入。

(13) 根据患者咳嗽咳痰，是否有咳嗽无力情况，确定是否需要吸痰。

(14) 根据患者呼吸动度、血气分析结果，确定患者是否需要呼吸机辅助通气。

3. 责任护士工作内容

(1) 责任护士热情接待，自我介绍、介绍主管医生、介绍科室环境。

(2) 入院常规评估工作　完善生命体征、自理能力、跌倒风险、压力性损伤风险、血栓风险、心理状况、疼痛等专科监测指标的评估。

（3）病情观察

① 按护理级别监测生命体征、动态观察病情变化，做好护理记录。

② 观察患者肌无力情况，是否有咀嚼无力、饮水呛咳、吞咽困难，是否有发音障碍，是否有咳嗽无力的症状。

③ 观察患者的饮食、睡眠、大小便情况。

④ 观察患者的心理状态，做好心理的动态评估。

（4）根据医嘱为患者制订护理计划，并落实各项护理措施。

4. 个案管理师工作内容

（1）参与病房查房，访视患者，收集患者资料及病史，评估其身体、情绪、认知、心理和社会支持状态，掌握患者健康需求。

（2）介绍并让患者及家属理解治疗方案，并保证患者院中用药和健康活动依从性，指导和帮助患者做好诊疗日记。

（3）监测并管理住院时长，组织个案管理团队会议，与医疗团队一起草拟患者出院时间和照护计划。

5. 患者配合

（1）患者需配合病房的日常管理及疫情防控管理。

（2）严格遵医嘱按时按量服药，并记录不良反应。

（3）记录临床症状、体征及复发频率能提高重症肌无力患者自我管理水平，使患者能够管理自己的疾病，增强个人的控制意识。

（4）加强与医务人员的沟通，不隐瞒病史，配合诊疗计划及个案管理方案。

（5）调节自身心理状态，避免情绪激动。

三、出院标准

（1）患者一般情况良好，病情稳定或好转。

（2）肌无力症状较前好转。

（3）没有需要住院治疗的并发症。

四、院后管理——居家随访

1. 病情监测和随访内容

（1）定期监测重症肌无力患者规范化药物服用情况。

（2）评估患者的疾病负担和家属的照护者负担。

（3）使用重症肌无力患者规范化门诊随访手册，内容应包括患者基本信息、诱发因素、诊断、用药及阶段性随访计划。

（4）根据随访结果对阶段性治疗方案进行调整。

① 短期随访　出院后（3个月内）通过评估患者肌无力情况和相关失能来评估治疗的有效性，耐心听取患者的提问。

② 中期随访　出院后（3～6个月）回访的内容包括患者肌无力情况，服用抗胆酯酶药、免疫抑制药、糖皮质激素等药物，锻炼、生活（饮水呛咳、吞咽困难、跌倒）等情况及健康指导，定期复查提醒等。

③ 长期随访　出院后（6～12个月）当疗效不理想时，回顾诊断、治疗策略、剂量和依从性，评价治疗反应或改变治疗方案。

2. 电话随访流程

拨通电话前先了解患者基本信息，包括姓名、年龄、性别、疾病诊断、转归、出院带药基本情况、主要阳性体征等；电话接通时，使用礼貌用语，先自我介绍，再确认接电话者的身份，并说明致电目的；通话结束时，对患者及家属的配合表示感谢，等对方挂机后再挂电话。

五、健康指导

1. 合理饮食

（1）给予高蛋白、富含维生素、高热量、低糖、富含钾和钙的软食或半流质食物，避免干硬或粗糙食物；进餐时尽量取坐位。

（2）指导患者在进餐前充分休息，或在服药后15～30min产生药效时进餐；用餐过程中因咀嚼肌无力患者会感到疲劳，很难连续咀嚼，应让患者适当休息后再继续进食，鼓励少量慢咽，不要催促患者。

（3）咽喉、软腭和舌部肌群受累出现饮水呛咳、吞咽困难时，不能强行服药和进食，以免导致窒息或吸入性肺炎。应尽早留置胃管。

2. 适当运动

（1）指导患者充分休息，避免疲劳。平时活动宜选择清晨、休息后或肌无力症状较轻时进行，自我调节活动量，以不感到疲劳为原则。

（2）肌无力症状明显时，应协助做好洗漱、进食、个人卫生等生活护理，保持口腔清洁，防止外伤和皮肤并发症。

（3）避免感染、疲劳和过度紧张等诱发肌无力危象的因素。

3. 用药指导

（1）告知患者常用药物的作用、不良反应与服药注意事项，避免因服药不当而诱发肌无力危象或胆碱能危象。

（2）抗胆碱酯酶药物治疗时，应从小剂量开始，逐步加量，以能维持日常起居为宜。有咀嚼和吞咽无力者应在餐前 30min 口服。

（3）如出现恶心、呕吐、腹痛、腹泻、出汗、流涎等症状时，可能为胆碱能危象（毒蕈碱样反应），应立即告知医师停用抗胆碱酯酶药或用阿托品对抗。

（4）若出现气促、发绀、咳嗽无力、吞咽困难等症状时，可能发生肌无力危象，要迅速报告医师加大抗胆碱酯酶药量，并配合抢救。

（5）长期服用糖皮质激素患者，要注意有无消化道出血、血糖升高、骨质疏松、股骨头坏死等并发症；注意补钙、补钾，必要时服用制酸药，保护胃黏膜；还应注意避免激素减量过快导致“反跳现象”。

（6）使用免疫抑制药如硫唑嘌呤等，应定时检查血常规，并注意观察有无胃肠道反应、肝肾功能受损等不良反应。

（7）禁用和慎用的药物。各种氨基糖苷类抗生素［庆大霉素、链霉素、卡那霉素、阿米卡星（丁胺卡那霉素）等］、新霉素、多黏菌素、巴龙霉素等可加重神经-肌肉接头传递障碍；奎宁、奎尼丁等药物可降低肌膜兴奋性；普鲁卡因酰胺、普萘洛尔、氯丙嗪、吗啡、地西泮、苯巴比妥等，应慎用或禁用，以免加重病情。

4. 特殊照护

（1）防误吸　进食时应注意进食的体位，能坐起来的患者要选用坐位状态下进食，不能坐起来的患者应用软枕或靠枕抬高上半身，禁忌平躺喂食。吞咽困难的患者，一定尽早鼻饲管置管，不能强行服药和进食。

（2）防跌倒　提高患者对家属的重视度，注意居家有效陪护，清理家里的障碍物，保持通道宽敞通畅。为患者准备防滑拖鞋，如需选用助行器时应到专业机构进行评估测评后在专业医师指导下使用。

（3）防压力性损伤　长期卧床者注意床垫要柔软，至少每 2h 翻身一次，保持受压患者皮肤清洁干洁，加强营养，对骨隆突处给予泡沫敷料预防保护，防止皮肤持续受压发生压力性损伤。

（4）防深静脉血栓　长期卧床患者应预防深静脉血栓，应适当活动肢体，戒烟戒酒，注意控制血糖，多饮水，可使用弹力袜进行预防。

5. 及时复诊

（1）制订复诊计划，指导患者按时复诊。

（2）复诊面诊不便患者，可通过在线门诊复诊。

（3）如果随访过程中患者因病情需要再入院，经医生评估需返院治疗者，由个案管理师按照免门诊住院申请流程安排住院（需提前3～7天申请）。

（4）个案管理师在全病程分级诊疗系统（HCCM）填写《转住院申请表》。

（5）医生登录全病程分级诊疗系统（HCCM）查看个案资料、评估患者，符合标准的个案，在HCCM系统收案审核处点击“同意收案”并填写建议入院时间、费用、管床医生、病情轻重缓急程度。

（6）入院服务中心按照《转住院申请表》的内容根据科室收治原则电话及短信通知患者入院日期及入院前准备事项。

（7）患者于入院当日至门诊全病程管理窗口凭身份证领取转住院申请表，至住院部办理入院登记手续。

6. 健康咨询——重症肌无力的常见诱因

常见诱因有感染、手术、全身性疾病、精神创伤、过度疲劳、妊娠、分娩等。

第二节　周期性瘫痪

周期性瘫痪（Periodic paralysis）是一组以反复发作的骨骼肌弛缓性瘫痪为特征的肌病，与钾代谢异常有关。肌无力可持续数小时或数周，发作间歇期完全正常，根据发作时血清钾的浓度，可分为低钾型、高钾型和正常钾型三类，临床上以低钾型者多见。由甲状腺功能亢进症、醛固酮增多症、肾衰竭和代谢性疾病所致低钾而瘫痪者称为继发性周期性瘫痪。

（一）低钾型周期性瘫痪

低钾型周期性瘫痪（Hypokalemic periodic paralysis）为常染色体显性遗传病，我国以散发多见。临床表现为发作性肌无力、血清钾降低、补钾后能迅速缓解，是周期性瘫痪中最常见的类型。

1. 临床表现

① 任何年龄均可发病，以20～40岁男性多见，随年龄增长而发作次数减

少。常见的诱因有疲劳、饱餐、寒冷、酗酒、精神刺激等。

② 发病前可有肢体疼痛、感觉异常、口渴、多汗、少尿、潮红、嗜睡、恶心等。常于饱餐后夜间睡眠或清晨起床时发现肢体肌肉对称性不同程度的无力或完全瘫痪，下肢重于上肢、近端重于远端；也可从下肢逐渐累及上肢。瘫痪肢体肌张力低，腱反射减弱或消失。可伴有肢体酸胀、针刺感。脑神经支配肌肉一般不受累，膀胱直肠括约肌功能也很少受累。少数严重病例可发生呼吸肌麻痹、尿便潴留、心动过速或过缓、心律失常、血压下降等情况，甚至危及生命。

③ 发作一般经数小时或数日逐渐恢复，发作频率也不尽相同，一般数周或数月一次，个别病例每天均有发作，也有数年一次甚至终身仅发作一次者。发作间歇期一切正常。伴发甲状腺功能亢进症者发作频率较高，每次持续时间短，常在数小时至 1 天之内。甲亢控制后，发作频率减少。

2. 诊断

根据常染色体显性遗传或散发，突发四肢弛缓性瘫痪，近端为主，无脑神经支配肌肉损害，无意识障碍和感觉障碍，数小时至一日内达高峰，结合检查发现血钾降低，心电图低钾性改变，经补钾治疗肌无力迅速缓解等不难诊断。

（二）高钾型周期性瘫痪

高钾型周期性瘫痪（Hyperkalemic periodic paralysis）又称强直性周期性瘫痪，较少见。1951 年由 Tyler 首先报道，呈常染色体显性遗传。

1. 临床表现

① 多在 10 岁前起病，男性居多，饥饿、寒冷、剧烈运动和钾盐摄入可诱发肌无力发作。肌无力从下肢近端开始，然后影响到上肢、甚至颈部肌肉，脑神经支配肌肉和呼吸肌偶可累及，瘫痪程度一般较轻，但常伴有肌肉痛性痉挛。部分患者伴有手肌、舌肌的强直发作，肢体放入冷水中易出现肌肉僵硬，肌电图可见强直电位。

② 发作时血清钾和尿钾含量升高，血清钙降低，心电图 T 波高尖。

③ 每次发作持续时间短，约数分钟到 1h。

④ 发作频率为每天数次到每年数次。

⑤ 多数病例在 30 岁左右趋于好转，逐渐停止发作。

2. 诊断

根据常染色体显性遗传家族史，儿童发作性无力伴肌强直，无感觉障碍和高级神经活动异常，血钾增高，可作出诊断。临床表现不典型时，可行诱发试验。

① 钾负荷试验　口服氯化钾3～8g，若服后30～90min出现肌无力，数分钟至1h达高峰，持续20min至1天，则有助于诊断。

② 冷水诱发试验　将前臂浸入11～13℃水中，若20～30min诱发肌无力，停止浸冷水10min后恢复，有助于诊断。

3. 治疗

对发作时间短，症状较轻患者一般不需特殊治疗，症状重时可用10%葡萄糖酸钙10～20ml静注，或10%葡萄糖500ml加胰岛素10～20U静脉滴注以降低血钾。预防发作可给予高碳水化合物饮食，避免过度劳累及寒冷刺激，口服氢氯噻嗪等利尿药帮助排钾。

（三）正常钾型周期性瘫痪

正常钾型周期性瘫痪（Normal kalemic periodic paralysis）又称钠反应性正常血钾型周期性瘫痪，为常染色体显性遗传，较为罕见。病理改变与低钾型周期性瘫痪相似。多在10岁前发病，常于夜间或清晨醒来时发现四肢或部分肌肉瘫痪，甚至发音不清、呼吸困难等。发作常持续10天以上。运动后休息、寒冷、限制钠盐摄入或补充钾盐均可诱发，补钠后好转。血清钾水平正常。主要与吉兰-巴雷综合征、高钾型和低钾型周期性瘫痪鉴别。治疗上可给予：①大量生理盐水静脉滴入；②10%葡萄糖酸钙10ml，2次/日静脉注射，或钙片每天0.6～1.2g，分1～2次口服；③每天服食盐10～15g，必要时用氯化钠静脉滴注；④乙酰唑胺0.25g，2次/日。预防发作可在间歇期给予氟氢可的松和乙酰唑胺，避免进食含钾多的食物，如肉类、香蕉、菠菜、薯类，防止过劳或过度肌肉活动，注意寒冷或暑热的影响。

一、院前全病程管理路径

1. 主要工作

（1）由神经内科专科医生、护士、医技人员组成门诊诊疗团队。

（2）诊室相对固定，配置有相关诊疗检查设备与工具（如听诊器、血压计、阅片灯等）。

（3）医院具有相关检查、检验设备与技术。

（4）患者遵医嘱完善检查、检验，经过专科医师诊断后符合周期性瘫痪的相关诊断标准。

（5）患者由门诊/急诊开具住院证，由入院服务中心下通知入院，入院服务中心增设志愿者咨询服务，为患者提供门/急诊导诊、诊间协助、检验检查指导、化验报告查询、便民设施使用等帮助。

2. 个案管理师准备、患者准备

参见本章第一节。

二、院中全病程管理路径

1. 主要诊疗工作

（1）询问患者一般情况、主诉、现病史、既往史、个人史、家族史、过敏史，查看患者院前检查、检验结果，完善体格检查。

（2）监测患者生命体征，完善患者自理能力、跌倒风险、压力性损伤风险、血栓风险、心理状况、疼痛等专科监测指标的评估，临床常用的评估工具有自理能力评估表、跌倒风险评估表、Braden 压力性损伤评估表、Caprini 血栓评估表、血栓风险筛查表、NRS 疼痛评估表等。

（3）根据各项评估结果，进行全面的住院宣教及周期性瘫痪的健康宣教，并监测宣教效果。

（4）确定诊疗计划

① 对已确诊的周围性瘫痪的患者提供规范化治疗。

② 对于治疗效果欠佳、症状加重、对治疗期望过高或难以管理的患者，加强与患者沟通，继续完善或复查相关检查、检验，积极对症支持治疗，密切监测生命体征变化。

（5）动态评估诊疗效果，调整或完善诊疗措施。

（6）周围性瘫痪患者院中管理目标

① 以减轻肌无力或瘫痪等症状、稳定血钾水平为主；

② 以减少肌无力或瘫痪等复发、提高生活质量为主；

③ 减少复发，缓解肌无力或瘫痪等痛苦和心理症状；

④ 减轻钾盐的用药不良反应；

⑤ 增加患者战胜周期性瘫痪的信心；

⑥ 减少住院期间的安全隐患，保障住院安全。

2. 医嘱内容

（1）根据患者年龄、疾病的轻重缓急、辅助检查结果、自理能力、饮食、睡眠、大小便情况确定护理医嘱内容。

（2）根据患者肌无力等症状、血清钾结果、诊断确定补钾等用药治疗医嘱。

（3）根据患者血钾结果和补钾的剂量、频率，监测血钾水平。

3. 责任护士工作内容

（1）责任护士热情接待，自我介绍、介绍科室环境。

（2）入院常规评估工作：完善生命体征、自理能力、跌倒风险、压力性损伤风险、血栓风险、心理状况、疼痛等专科监测指标的评估。

（3）病情观察

① 按护理级别监测生命体征、动态观察病情变化，做好护理记录。

② 观察患者运动、感觉、协调及平衡能力如何，是否有肌肉疼痛，是否有口渴、多汗，是否出现肌肉痛性痉挛，发作性时机、频率等。

③ 观察患者的饮食、睡眠、大小便情况。

④ 观察患者的心理状态，做好心理的动态评估。

⑤ 遵医嘱定期复查患者血钾情况。

4. 个案管理师工作内容

（1）参与病房查房，访视患者，收集患者资料及病史，评估其身体、情绪、认知、心理和社会支持状态，掌握患者健康需求。

（2）介绍并让患者及家属理解治疗方案，并保证患者用药和健康活动依从性，指导和帮助患者做好诊疗日记。

（3）监测并管理住院时长，组织个案管理团队会议，与医疗团队一起草拟患者出院时间和照护计划。

三、出院标准

（1）临床诊断明确。

（2）肌力有所好转或基本恢复，血钾恢复至正常水平。

（3）病情平稳，没有需要住院治疗的并发症。

四、院后管理——居家随访

1. 病情监测和随访内容

（1）定期监测周期性瘫痪患者规范化药物服用情况。

（2）评估患者的疾病负担和家属的照护者负担。

（3）使用周期性瘫痪患者规范化门诊随访手册，内容应包括患者基本信息、诱发因素、诊断、辅助检查结果、治疗及阶段性随访计划。

（4）根据随访结果对阶段性治疗方案进行调整。

2. 短期随访

出院后（3 个月内）通过评估患者肌无力和瘫痪严重程度和相关失能来评估

治疗的有效性，耐心听取患者的提问。

3. 中期随访

出院后（3～6个月）回访的内容包括患者的目前情况，服药、锻炼、生活等情况及健康指导，定期复查提醒等。

4. 长期随访

出院后（6～12个月）当疗效不理想时，回顾诊断、治疗策略、剂量和依从性，评价治疗反应或改变治疗方案。

5. 电话随访流程

参见本章第一节。

五、健康指导

1. 合理饮食

① 保证营养充足、均衡的饮食；

② 低钾型周期性瘫痪患者应选择低钠饮食，限制钠盐摄入，忌摄入过多高碳水化合物，避免过饱、受寒、酗酒、过劳等。

③ 高钾型周期性瘫痪患者发作时可给予高碳水化合物饮食。

④ 正常钾型周期性瘫痪避免进食含钾多的食物，如肉类、香蕉、菠菜、薯类。

2. 适当运动

周期性瘫痪患者应根据自身身体状况来确定日常运动的强度、类型、频率等。避免过度劳累、受冻、暑热及精神刺激。

3. 用药指导

严格遵医嘱用药，不能随意增减药物、擅自停药。

4. 特殊照护

患者应注意切勿剧烈活动、饱食、饥饿，天气变化应注意增减衣服，避免寒冷刺激。

5. 及时复诊

参见本章第一节。

6. 健康咨询——周期性瘫痪的预后

预后良好，随年龄增长发作次数趋于减少。

第三节 多发性肌炎和皮肌炎

多发性肌炎（Polymyositis，PM）和皮肌炎（Dermatomyositis，DM）是一组多种病因引起的弥漫性骨骼肌炎症性疾病，发病与细胞和体液免疫异常有关。主要病理特征是骨骼肌变性、坏死及淋巴细胞浸润，临床上表现为急性或亚急性起病，对称性四肢近端为主的肌肉无力伴压痛，血清肌酶增高，血沉增快，肌电图呈肌源性损害，用糖皮质激素治疗效果好等。多发性肌炎病变仅限于骨骼肌，皮肌炎则同时累及骨骼肌和皮肤。

（一）临床表现

急性或亚急性起病，发病年龄不限，但儿童和成人多见，女性多于男性，病情逐渐加重，几周或几月达高峰。病前可有低热或感冒史。发病率为（2～5）/10万。

1. 肌肉无力

首发症状通常为四肢近端无力，常从盆带肌开始逐渐累及肩带肌肉，表现为上楼、起蹲困难，双臂不能高举、梳头困难等；颈肌无力出现竖颈困难；咽喉肌无力表现为构音、吞咽困难；呼吸肌受累则出现胸闷、气短。常伴有关节、肌肉痛。眼外肌一般不受累。肌无力可持续数年。查体可见四肢近端肌肉无力、压痛，晚期有肌萎缩和关节挛缩。

2. 皮肤损害

皮肌炎患者可见皮肤损害，皮疹多先于或与肌肉无力同时出现，少数患者皮疹在肌无力之后发生。典型的皮疹为眶周和上下眼睑水肿性淡紫色斑和Gottron征，后者指四肢关节伸面的水肿性红斑，其他皮肤损害还包括光敏性皮疹、面部蝶形红斑等。

3. 其他表现

消化道受累出现恶心、呕吐、痉挛性腹痛。心脏受累出现晕厥、心律失常、心力衰竭。肾脏受累出现蛋白尿和红细胞。少数病例合并其他自身免疫性疾病，如类风湿关节炎、系统性红斑狼疮、进行性系统性硬化等。还有少数病例可能伴发恶性肿瘤，如乳腺肿瘤、肺癌、卵巢癌和胃癌等。

（二）诊断

具有以下前4条临床特点者诊断为多发性肌炎，前4条标准具有3条以上并且同时具有第 5 条者为皮肌炎。免疫抑制药治疗有效支持诊断。40 岁以上患者应排除恶性肿瘤。

（1）急性或亚急性四肢近端及骨盆带肌无力伴压痛，腱反射减弱或消失。

（2）血清 CK 明显增高。

（3）肌电图呈肌源性损害。

（4）活检见典型肌炎病理表现。

（5）伴有典型皮肤损害。

（三）治疗

治疗首选糖皮质激素，当激素治疗不满意时，可加用免疫抑制药。免疫球蛋白可在急性期与其他治疗联合使用。

一、院前全病程管理路径

1. 主要工作

（1）由神经内科专科医生、护士、医技人员组成门诊诊疗团队。

（2）诊室相对固定，配置有相关诊疗检查设备与工具（如听诊器、血压计、阅片灯等）。

（3）医院具有多发性肌炎和皮肌炎患者相关检查、检验设备与技术。

（4）患者遵医嘱完善检查、检验，经过专科医师诊断后符合多发性肌炎和皮肌炎的相关诊断标准。

（5）患者由门诊/急诊开具住院证，由入院服务中心下通知入院，入院服务中心增设志愿者咨询服务，为患者提供门/急诊导诊、诊间协助、检验检查指导、化验报告查询、便民设施使用等帮助。

2. 个案管理师准备

（1）访视患者，由个案管理师讲解多发性肌炎和皮肌炎全病程管理意义及目的，介绍多发性肌炎和皮肌炎全病程管理服务内容，患者自愿加入；同时收集患者一般健康资料、病史、家族遗传史、居住史等，评估患者肌肉无力、皮肤损害等临床表现及情绪、认知、心理和社会支持状态，了解和掌握患者健康需求。

（2）余参见本章第一节院前全病程管理路径中“个案管理师准备”。

3. 患者准备

参见本章第一节。

二、院中全病程管理路径

1. 主要诊疗工作

（1）询问患者一般情况、主诉、现病史、既往史、个人史、家族史、过敏史，查看患者院前检查、检验结果，完善体格检查。

（2）监测患者生命体征，完善患者自理能力、跌倒风险、压力性损伤风险、血栓风险、心理状况、疼痛等专科监测指标的评估，临床常用的评估工具有自理能力评估表、跌倒风险评估表、Braden 压力性损伤评估表、Caprini 血栓评估表、血栓风险筛查表、NRS 疼痛评估表等。

（3）根据各项评估结果，进行全面的住院宣教及多发性肌炎和皮肌炎的健康宣教，并监测宣教效果。

（4）确订诊疗计划

① 对已确诊的多发性肌炎和皮肌炎患者提供糖皮质激素规范化治疗。

② 对于治疗效果欠佳、症状加重、治疗期望过高或难以管理的患者，加强与患者沟通，继续完善或复查相关检查、检验，积极对症支持治疗，密切监测生命体征变化；必要时行疑难病例讨论确定最佳治疗方案。

（5）动态评估诊疗效果，调整或完善诊疗措施。

（6）多发性肌炎和皮肌炎的院中管理目标：

① 以保持肌肉功能、避免肌肉挛缩为主；

② 以延缓残疾累积及提高生活质量为主；

③ 减少住院并发症；

④ 减少糖皮质激素的不良反应；

⑤ 减少肌肉无力、皮肤损害等症状的复发，缓解相关痛苦和心理症状；

⑥ 增加患者战胜疾病的信心；

⑦ 减少住院期间的安全隐患，保障住院安全。

2. 医嘱内容

（1）根据患者年龄、疾病的轻重缓急、辅助检查结果、自理能力、饮食、睡眠、大小便情况确定护理医嘱内容。

（2）根据患者肌肉无力、皮肤损害等临床表现、诊断来确定糖皮质激素等治疗医嘱。

3. 责任护士工作内容

（1）责任护士热情接待，自我介绍、介绍科室环境。

（2）入院常规评估工作　完善生命体征、自理能力、跌倒风险、压力性损伤风险、心理状况等专科监测指标的评估。

（3）病情观察

① 按护理级别监测生命体征、动态观察病情变化，做好护理记录。

② 观察患者运动、协调及平衡能力如何，是否有皮肤损害，是否有消化道症状，是否有心律失常、心力衰竭症状。

③ 观察患者的饮食、睡眠、大小便情况。

④ 观察患者的心理状态，做好心理的动态评估。

4. 个案管理师工作内容

（1）参与病房查房，访视患者，收集患者资料及病史，评估其身体、情绪、认知、心理和社会支持状态，掌握患者健康需求。

（2）介绍并让患者及家属理解治疗方案，并保证患者使用糖皮质激素、免疫抑制药依从性，指导和帮助患者做好诊疗日记。

（3）监测并管理住院时长，组织个案管理团队会议，与医疗团队一起草拟患者出院时间和照护计划。

5. 患者配合

（1）患者需配合病房的日常管理及疫情防控管理。

（2）严格遵医嘱按时按量服药，并记录不良反应。

（3）记录临床症状、体征及复发频率能提高多发性肌炎和皮肌炎患者自我管理水平，使患者能够管理自己的疾病，增强个人的控制意识。

（4）加强与医务人员的沟通，不隐瞒病史，配合诊疗计划及个案管理方案。

三、出院标准

（1）患者一般情况良好，病情稳定或好转。

（2）血清肌酶恢复或接近正常。

（3）糖皮质激素可改为口服。

（4）没有需要住院治疗的并发症。

四、院后管理——居家随访

1. 病情监测和随访内容

（1）定期监测多发性肌炎和皮肌炎患者规范化药物服用情况。

（2）评估患者的疾病负担和家属的照护者负担。

（3）使用多发性肌炎和皮肌炎患者规范化门诊随访手册，内容应包括患者基本信息、诱发因素、诊断、急性期治疗及阶段性随访计划。

（4）根据随访结果对阶段性治疗方案进行调整。

2. 短期随访

出院后（3个月内）通过评估患者肌无力、皮肤损害程度和相关失能来评估治疗的有效性，耐心听取患者的提问。

3. 中期随访

出院后（3～6个月）回访的内容包括患者肌无力、皮肤损害情况，服用糖皮质激素等药物情况，锻炼、生活等情况及健康指导，定期复查提醒等。

4. 长期随访

出院后（6～12个月）当疗效不理想时，回顾诊断、治疗策略、剂量和依从性，评价治疗反应或改变治疗方案。

5. 电话随访流程

参见本章第一节。

五、健康指导

1. 合理饮食

保证营养充足、均衡的饮食，因长期服用糖皮质激素，应给予低糖、低盐和高蛋白饮食，注意补充钾和维生素D。

2. 适当运动

多发性肌炎和皮肌炎患者急性期应适当休息，应根据自身身体状况来适当进行体育锻炼和理疗等。重症患者应进行主动和被动运动，预防关节挛缩和失用性肌萎缩。

3. 用药指导

严格遵医嘱用药，糖皮质激素服用时必须按照医嘱逐渐减量至停药，不能随意增加或减少，甚至停药。在使用免疫抑制药期间需定期监测白细胞和进行肝肾功能检查。

4. 特殊照护

皮肤的护理：对于皮肤损伤者，注意观察皮肤受损面积大小、部位、形态，指导患者穿着宽松、柔软的衣服，长期卧床者注意床垫要柔软，保持局部皮肤清洁，皮肤破损者禁用肥皂等刺激性清洁物品，及时修剪指甲，避免抓挠。皮损可用生理盐水清洗，根据皮损严重程度选用适合的保护性敷料，同时加强营养，对完好皮肤可使用无刺激的保湿霜进行保护，预防皮肤皲裂。

5. 及时复诊

参见本章第一节。

6. 健康咨询——多发性肌炎和皮肌炎的预后

儿童预后较好。多发性肌炎患者中半数可基本痊愈。伴肿瘤的老年患者，尤其是有明显的肺、心、胃肠功能受累者预后较差。

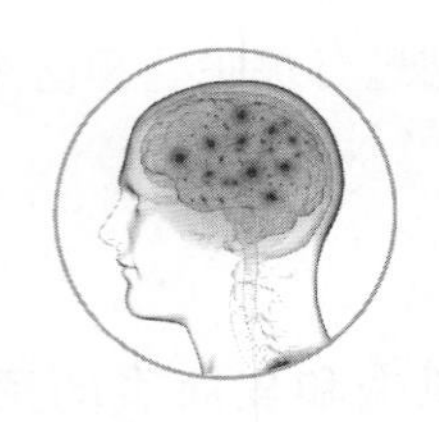

·第十五章·
神经系统遗传性疾病

神经系统遗传性疾病是由于生殖细胞或受精卵遗传物质的数量、结构或功能改变，使发育的个体出现以神经系统功能缺损为主要表现的疾病。在所有遗传病当中80%累及神经系统。神经系统遗传病可在任何年龄发病，但绝大多数在小儿或青少年起病，具有家族性和终生性特点，不少疾病的病因和发病机制尚未阐明，致残、致畸及致愚率很高，危害极大，治疗困难。早期诊断和遗传咨询至关重要。

第一节　遗传性共济失调

遗传性共济失调是一组慢性进行性共济失调的遗传变性疾病，其特征包括明显的家族遗传背景、小脑损害为主的病理改变和共济失调为核心症状的临床表现。本组疾病除小脑及传导纤维受累外，常累及脊髓后束、椎体束、脑桥核、基底节、脑神经核、脊神经节和自主神经系统等。临床上常伴有复杂多变的其他系统损害所导致的症状和体征，即使同一家族的患者也可以表现为高度的临床异质性。

根据遗传方式和致病基因及位点的不同进行分类，可分为：①常染色体显性遗传性小脑性共济失调，如脊髓小脑性共济失调，是遗传性共济失调的主要类型；②常染色体隐性遗传性共济失调，如Friedreich；③X连锁遗传性共济失调；④伴有线粒体疾病的共济失调。

脊髓性小脑共济失调（SCA）是常染色体显性遗传，是高度遗传异质性疾病。共同表现为30～40岁隐匿起病，进展缓慢，也有儿童期及70岁起病者；以下肢共济失调为首发症状，表现为走路摇晃，步基宽、突然跌倒，伴有双手笨拙及意向性震颤、辨距不良、构音障碍、眼球震颤等，通常在起病10～20年后不能行走。查体可见肌张力障碍、锥体束征和深感觉障碍。遗传性共济失调全病程管理以缓解症状、提高生活质量、减慢病程的进展、防治长期残疾所致的并发症、有效延长生命为目标，形成以下规范化管理路径。

一、院前全病程管理路径

1. 主要工作（院前准备环节）

患者由门诊/急诊开具住院证，由病友服务中心下设的院前准备中心通知入院，由病友服务中心增设志愿者服务部门，为患者提供门/急诊导诊、诊间协助、检验检查指导、化验报告查询、便民设施使用等帮助。

2. 个案管理师准备

（1）访视患者，收集患者健康资料和病史，评估患者生理、心理、情绪、认知和社会支持状态，掌握患者健康需求。

（2）介绍医院环境，包括门诊、急诊、住院部分布，各检查室、电梯、餐饮中心所在位置等。

（3）介绍疫情常态化防控要求。

（4）协助患者办理入院。

3. 患者准备

（1）准备身份证、口罩、纸质版核酸检测结果。

（2）准备住院期间日常用品，包括衣物、毛巾、牙刷、纸巾、拖鞋、晾衣架等，避免住院期间单独外出或外宿。

（3）入院当日至门诊全病程管理窗口凭身份证领取转住院申请表，至住院部办理入院登记手续。

二、院中全病程管理路径

1. 主要诊疗工作

（1）评估患者一般情况、主诉、现病史、既往史、个人史、家族史、过敏史，查看患者院前检查、检验结果，完善体格检查。

（2）了解患者起病的时间、缓急，运动障碍的性质、分布、程度及伴随症状；是否有继发损伤；饮食和食欲情况，过去有无类似发作病史，是否因行动不便而出现焦虑、抑郁、悲观等不良情绪；询问患者日常生活情况，检查肌力、肌张力变化和各种反射，判断有无协调障碍、平衡障碍，评估跌倒的危险性；评估患者日常生活活动能力。

常用评估工具：日常生活活动能力评估量表；吞咽功能评估。

（3）确定诊疗计划

① 对已确诊的遗传性共济失调患者提供对症治疗、康复训练、物理治疗等。

② 对于治疗效果欠佳、症状恶化或难以管理的患者，继续完善或复查相关检查、检验，积极对症支持治疗，密切监测生命体征变化；必要时行疑难病例讨论确定最佳治疗方案。

③ 动态评估诊疗效果，调整或完善诊疗措施。

④ 住院患者院中管理目标

a. 提高患者对药物治疗和康复治疗的依从性。

b. 提高患者的日常生活自理能力。

c. 住院期间不发生跌倒等意外事件。

d. 维持患者皮肤完整性。

2. 医嘱内容

左旋多巴缓解强直及其他帕金森病症状；巴氯芬或乙哌立松减轻痉挛；金刚烷胺改善共济失调；共济失调伴肌阵挛首选氯硝西泮；大剂量辅酶 A、ATP、肌苷以及 B 族维生素等改善脑功能和代谢的药物；康复训练、物理治疗。

3. 责任护士工作内容

（1）责任护士热情接待，自我介绍、介绍科室环境。

（2）入院常规评估工作　完善基本信息、体温单、入院评估单、特别护理记录单、日常生活活动能力评估等。

（3）健康教育

① 安全护理　做好患者及家属的安全宣教工作，营造安全的生活环境，防止跌倒/坠床等。指导患者学会照顾自己的起居活动，避免发生意外伤害。

② 指导患者的家属做好生活护理，对长期卧床的患者，应保持床单位整洁，患者皮肤清洁干燥，定期协助翻身拍背。

③ 饮食指导　定期评估营养状况，制订科学合理的营养计划，给予高热量、高纤维素、高维生素、低盐、低脂、适量优质蛋白的易消化食物，并根据病情变化及时调整和补充各种营养素。鼓励患者多食新鲜水果和蔬菜、及时补充水分，保持大便通畅，进食时保持正确姿势，避免误吸，进食结束后不要立刻平卧，防止发生误吸和呕吐。

④ 用药指导　让患者了解常用的药物种类、用法、服药注意事项、疗效及不良反应的观察与处理。

⑤ 康复训练　制定及实施个性化康复策略，由少到多逐渐增加运动量，以

患者不感到疲劳为主。

4. 个案管理师工作内容

（1）参与病房查房，访视患者，收集患者资料及病史，评估生理、心理、情绪、认知和社会支持状态，掌握患者健康需求。

（2）介绍并让患者及家属理解治疗方案，并保证患者院中用药和健康活动依从性。

（3）监测并管理住院时长，组织个案管理团队会议，与医疗团队一起草拟患者出院时间和照护计划。

5. 患者配合

了解该疾病的发生、发展过程，使患者能够有效管理自己的疾病，增强患者自身健康管理的意识，提高自护能力。

三、出院转诊流程

医生在“病案首页”点击转院选项→护士填写需求评估表→个案管理师填写转诊目的→选择转诊机构→转诊机构完成系统收案、做好转诊收治准备→患者转院、完成转诊流程。

四、院后管理——居家随访

1. 短期随访

出院后（3个月内）通过评估药物的作用和副作用来了解治疗的有效性，耐心听取患者的提问。

2. 中期随访

出院后（3～6个月）回访的内容包括患者的目前情况，服药、锻炼、生活等情况及健康指导，定期复查提醒等。

3. 长期随访

出院后（6～12个月）当疗效不理想时，回顾诊断、治疗策略、剂量和依从性，评价治疗反应或改变治疗方案。

五、健康指导

1. 合理饮食

给予高纤维素、高维生素、低盐、低脂、适量优质蛋白的易消化食物。鼓励患者多食新鲜水果和蔬菜、及时补充水分，保持大便通畅，进食时保持正确姿势，避免误吸，进食结束后不要立刻平卧，防止发生误吸和呕吐。

2. 适当运动

根据自身情况合理安排锻炼时间和项目，遵循个体化原则，由少到多，循序渐进，以自身不感到疲乏为主。注意运动伤害和运动时的安全防护。

3. 用药指导

让患者了解常用药物（左旋多巴、巴氯芬、金刚烷胺、氯硝西泮等）的药物种类、用法、服药注意事项、疗效及不良反应的观察与处理。

4. 特殊照护

对伴有吞咽困难的患者，避免进食时误吸；严重构音障碍者会出现呛咳及吞咽困难，必要时应予以鼻饲饮食。

5. 及时复诊

① 随访过程中患者因病情需要再入院，经医生评估需返院治疗者，由个案管理师按照免门诊住院申请流程安排住院（需提前3～7天申请）。

② 个案管理师在全病程分级诊疗系统（HCCM）填写《转住院申请表》。

③ 医生登录全病程分级诊疗系统（HCCM）查看个案资料、评估患者，符合标准的个案，在HCCM系统收案审核处点击“同意收案”并填写建议入院时间、费用、管床医生、病情轻重缓急程度。

④ 院前准备中心按照《转住院申请表》的内容根据科室收治原则电话及短信通知患者入院日期及入院前准备事项。

⑤ 患者于入院当日至门诊全病程管理窗口凭身份证领取转住院申请表，至住院部办理入院登记手续。

6. 健康咨询

该病尚无特效治疗，遗传咨询和产前诊断可减少患儿出生。

第二节　遗传性痉挛性截瘫

遗传性痉挛性截瘫（Hereditary spastic paraplegia，HSP），又称Strumpell-Lorrain病，是一组以缓慢进行性加重的双下肢肌张力增高、肌无力和剪刀步态为主要特点的神经系统单基因遗传病，具有高度的临床和遗传异质性。根据临床表现，可分为单纯型和复杂型。据估计，HSP的患病率是3/10万，其中大约10%是复杂型HSP。HSP一般不会影响患者的生存，但其进行性加重的特点会严重影响患者的劳动能力和生活自理能力，并且目前尚无有效的方法预防、终止或逆转该疾病，只能通过药物、物理或手术治疗来缓解患者的症状。遗传性痉挛性截瘫全病程管理以最大化减少患者功能障碍、提高生活质量、减慢病程的进展、防治并发症为目标，形成以下规范化管理路径。

一、院前全病程管理路径

参见本章第一节。

二、院中全病程管理路径

1. 主要诊疗工作

（1）评估患者一般情况、主诉、现病史、既往史、个人史、过敏史，重点了解患者的家族史，查看患者院前检查、检验结果，完善体格检查。

（2）了解患者起病的时间、缓急；痉挛发作的持续时间和表现、走路的步态及伴有的其他症状；询问患者饮食和食欲，了解日常进食情况；是否因行动不便而出现焦虑、抑郁、悲观等不良情绪。

常用评估工具：日常生活活动能力评估量表。

（3）确定诊疗计划

① 对已确诊的遗传性痉挛性截瘫患者提供对症治疗、康复训练、物理治疗等。

② 对于治疗效果欠佳、症状恶化或难以管理的患者，继续完善或复查相关检查、检验，积极对症支持治疗，密切监测生命体征变化；必要时行疑难病例讨论确定最佳治疗方案。

③ 动态评估诊疗效果，调整或完善诊疗措施。

④ 住院患者院中管理目标

a. 提高患者对康复治疗的依从性。

b. 提高患者的日常生活自理能力。

c. 住院期间不发生跌倒等意外事件。

d. 维持患者皮肤完整性。

2. 医嘱内容

巴氯芬和苯二氮䓬类药物诱导肌肉松弛，物理治疗改善肌力，减少肌肉萎缩程度，预防肌肉痉挛。

3. 责任护士工作内容

（1）责任护士热情接待，自我介绍、介绍科室环境。

（2）入院常规评估工作　完善基本信息、体温单、入院评估单、特别护理记录单、跌倒评估、日常生活活动能力评估等。

（3）健康教育

① 安全护理　做好患者及家属的安全宣教工作，营造安全的生活环境，防止跌倒/坠床等。指导患者家属正确使用轮椅等助行器，避免发生意外伤害。

② 指导患者的家属做好生活护理，对长期卧床的患者，应保持床单位整洁，保持患者皮肤清洁干燥，定期协助翻身拍背。防止因长期卧床导致的肺不张、坠积性肺炎、压力性损伤等并发症的发生。

③ 饮食指导　定期评估营养状况，制订科学合理的营养计划，给予高热量、高蛋白及富含维生素、低脂、低糖、清淡易消化的食物，并根据病情变化及时调整和补充各种营养素。鼓励患者多食新鲜水果和蔬菜、及时补充水分，保持大便通畅。避免进食干硬、辛辣刺激的食物，多饮水，预防泌尿系感染。

④ 用药指导　让患者了解常用药物（巴氯芬、苯二氮䓬类等）的药物种类、用法、服药注意事项、疗效及不良反应的观察与处理。

⑤ 康复训练　制定及实施个性化康复策略，由少到多逐渐增加运动量，以患者不感到疲劳为主。

4. 个案管理师工作内容

参见本章第一节。

5. 患者配合

了解该疾病的发生、发展过程，使患者能够正确认识自己的疾病，保持良好的稳定的情绪，积极配合治疗和护理。

三、出院转诊流程

医生在“病案首页”点击转院选项→护士填写需求评估表→个案管理师填写转诊目的→选择转诊机构→转诊机构完成系统收案、做好转诊收治准备→患者转院、完成转诊流程。

四、院后管理——居家随访

1. 短期随访

出院后（3个月内）通过评估药物（巴氯芬、苯二氮䓬类）的作用和副作用来了解治疗的有效性，耐心听取患者的提问。

2. 中期随访

出院后（3～6 个月）回访的内容包括患者的目前肌力、步态等情况，服药(巴氯芬、苯二氮䓬类)、锻炼、生活等情况及健康指导，定期复查提醒等。

3. 长期随访

出院后（6～12 个月）当疗效不理想时，回顾诊断、治疗策略、剂量和依从性，评价治疗反应或改变治疗方案。

五、健康指导

1. 合理饮食

给予高热量、高蛋白及富含维生素、低脂低糖、清淡易消化的食物，并根据病情变化及时调整和补充各种营养素。鼓励患者多食新鲜水果和蔬菜、及时补充水分，保持大便通畅。避免进食干硬、辛辣刺激的食物，多饮水，预防泌尿系感染。

2. 适当运动

根据自身情况合理安排锻炼时间和项目，遵循个体化原则，由少到多，循序渐进，以自身不感到疲乏为主。注意运动伤害和运动时的安全防护。

3. 用药指导

让患者了解常用肌肉松弛药物的种类、用法、服药注意事项、疗效及不良反应的观察与处理。观察用药期间是否有头晕乏力、嗜睡、淡漠和恶心等副作用，注意有无呼吸抑制、精神错乱、共济失调等。

4. 特殊照护

影响患者日常生活的主要问题是步态异常，肌张力异常增高导致痉挛，针对痉挛导致的功能障碍，重心应该放在主动肌和拮抗肌交替协调运动模式，从根本上改善患者下肢运动功能，从而改善患者的步态。踝足矫形器能预防跟腱挛缩，纠正患者步行时足下垂、内翻等异常运动模式，提高患者步行能力，但不推荐长期使用矫形器，长期使用踝足矫形器，小腿肌肉由于矫形器的限制，无法完成主动收缩，肌肉萎缩速度将加快，不利于患者踝的主动运动的恢复。

5. 及时复诊

参见本章第一节。

6. 健康咨询

该病是一种进行性加重的疾病，发病时间越久，其功能障碍越严重，早期出现步态异常的患者，在成年之前给予治疗，患者的步态能够得到很好的改善，干预越晚，其效果越差。具有 HSP 发病家族史的患者，应对其子女早期行基因检测，基因检测是目前诊断 HSP 的金标准，一旦确诊 HSP，应定期进行功能筛查，争取做到早发现、早康复，这样才能最大限度地减少患者功能障碍，提高患者的生活质量。

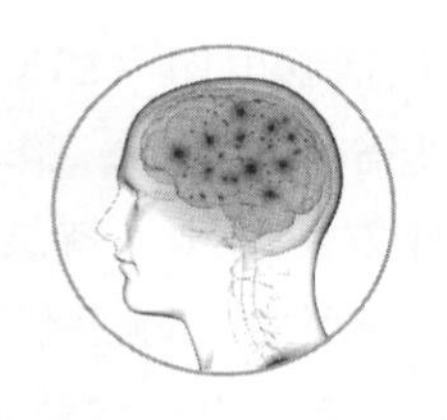

·第十六章·
睡眠障碍

睡眠障碍是指睡眠量不正常以及睡眠中出现异常行为的表现，也是睡眠和觉醒周期紊乱的表现。

睡眠是维持机体健康不可缺少的生理过程，是机体复原、整合和巩固记忆的重要环节，其生理重要性仅次于呼吸和心跳。神经系统疾病常可以伴发不同程度的睡眠障碍。睡眠障碍的类型主要有：(1) 失眠症；(2) 其他类型的睡眠障碍：①发作性睡病；②不安腿综合征；③睡眠呼吸暂停综合征等。神经内科睡眠障碍全病程管理以持续监测患者睡眠情况，从睡眠障碍的病因出发，进行干预，改善患者睡眠质量，提高生活品质。

睡眠是人体基本的生理需求，可以有效恢复体力和精力，缓解疲惫，减轻压力，增强免疫力。根据睡眠过程中的脑电图、肌电图及多导睡眠图变化可将睡眠分为：快眼动睡眠（Rapid eye movement sleep，REM sleep）和非快眼动睡眠（Nonrapid eye movement sleep，NREM sleep），快眼动睡眠期间脑内蛋白合成加快，脑耗氧量及血流量增多，利于神经系统的发育及建立新的突触联系，促进认知和记忆能力及精力恢复。NREM 睡眠期分为四期：Ⅰ期为入睡期；Ⅱ期为浅睡期；Ⅲ期为中度睡眠期；Ⅳ期为深度睡眠期，其中Ⅲ期和Ⅳ期合称为慢波睡眠（Slow wave sleep，SWS）。NREM 睡眠期交感神经系统兴奋性降低，腺垂体分泌生长激素增多，利于体力恢复和生长发育。充足的睡眠时间和良好的睡眠质量是健康的重要保障，但是随着年龄的增长，睡眠质和量都会有不同程度的减退。睡眠障碍是指在睡眠环境很舒适的条件下仍然无法进入或者维持有效睡眠，可表现为入睡困难、夜间频繁苏醒、晨间早醒等多种不同类型。睡眠障碍与糖尿病、肥胖、心血管疾病、情绪异常等多种疾病密切相关。

回顾睡眠史、日常记录睡眠-觉醒规律有助于发现睡眠问题、昼夜节律异常、失眠和原发性睡眠障碍等问题。目前常用的客观评估睡眠的方法包括多导睡眠图

(Polysomnography，PSG)，它包括脑电图（EEG)、肌电图（EMG)、眼动电图（EOG)、心电图（ECG）和呼吸描述装置等；腕动计（Wrist actigraphy)；持续脑电图记录等。PSG 可利用多种方法同步、持续地记录脑、心、肺等重要脏器在不同睡眠时相参数变化情况，并可将入睡潜伏期、睡眠-觉醒转换周期、睡眠时相结构等参数定量或定性测量，被认为是诊断睡眠障碍的金标准。此外，PSG 在评价睡眠呼吸障碍、嗜睡症、昼夜节律异常等疾病中也具有重要意义。腕动计是一种既经济又有效的连续收集睡眠模式和夜间觉醒情况的方法，能够精确评估某些类型的睡眠障碍，如睡眠时相延迟综合征（Delayed sleep phase syndrome，DSPS）及因倒班引起的睡眠障碍，此外，腕动计在评价昼夜节律紊乱及失眠对治疗措施的反应情况和预后疗效起到重要作用。持续脑电图记录则可以准确评估睡眠结构，包括不同时相睡眠分布情况等。

主观评价是采用量表和问卷的形式让调查者对自身情况进行评估的一种方法。最常用的有匹兹堡睡眠质量指数（Pittsburgh Sleep Quality Index，PSQI）和改良库柏曼指数（the modified Kupperman Index）两种。PSQI 是用于评估最近 1 个月睡眠质量的调查问卷，问卷共有 19 个自评条目，涵盖了睡眠质量、睡眠潜伏期、睡眠时间、睡眠效率、睡眠紊乱、使用促睡眠药物及日间功能障碍 7 个方面，PSG 对睡眠的质和量、睡眠行为和习惯等进行综合评定，方法简单，主要用于女性更年期症状的评估。

第一节　失眠症

失眠症是睡眠障碍中最常见的类型，失眠可以表现为入睡困难、易醒、早醒和醒后再入睡困难。由于夜间睡眠时间减少和睡眠质量下降，患者日间瞌睡，有程度不等的不适感，焦虑、紧张、不安或压抑感，严重者有心率加快、体温升高、周围血管收缩等自主神经症状。失眠可以分作：①短暂失眠，通常持续数日，多由突发性的应激（如突发的脑血管事件）或服用中枢性兴奋药（苯丙胺、利他林等）引起；②长期失眠，持续三周以上，可以见于帕金森病、痴呆、神经变性疾病等慢性神经系统疾病。随着这些原发病的进展，失眠也会逐渐加重。

一、院前全病程管理路径

1. 医疗团队准备

① 医护师资选拔与培训　根据医院实际情况，制定选拔标准为：具有中级

及以上职称且从事专科护理工作5年以上者。

② 对入选的医护人员进行统一培训，培训主要内容包括：熟练掌握失眠症的相关知识，常用药物的作用、副作用及用药指导，系统护理干预的相关知识及干预措施，量表的使用方法及分析标准，服务与沟通过程中运用知识、发现问题、解决问题的能力。

2. 门诊接诊一般流程

① 门诊预约挂号或急诊快捷入院。

② 采集患者用药史、既往史、现病史。

③ 完善入院检查与检验项目。

④ 床位预约　患者由门诊开具住院证后，并由病友服务中心下设的院前准备中心通知入院。

⑤ 告知患者办理住院的流程，告知疫情常态化管理要求，协助患者办理入院手续。

3. 主要诊疗工作

① 一般资料调查　内容包括：现病史、既往史、遗传史、家族史、婚姻状况、居住地、受教育程度、工作、家庭月收入、性格、行为、业余爱好、每周运动次数及时间等，有无遭受重大家庭变故或打击。

② 匹兹堡睡眠质量指数（PSQI）　由Buysse等在1989年编制，具有较高的重测信度和内部一致性，主要用于评估最近1个月睡眠质量的调查问卷：

计分方法如表16-1：

表16-1　匹兹堡睡眠质量指数

A. 睡眠质量
根据条目6的应答计分"很好"计0分，"较好"计1分，"较差"计2分，"很差"计3分。
B. 入睡时间
1. 条目2的计分为"≤15分"计0分，"16～30分"计1分，"31～60"计2分，"≥60分"计3分。
2. 条目5a的计分为"无"计0分。
3. 累加条目2和5a的计分，若累加分为"0"计0分，"1～2"计1分，"3～4"计2分，"5～6"计3分。
C. 睡眠时间
根据条目4的应答计分，"＞7h"计0分，"6～7h"计1分，"5～6h"计2分，"＜5h"计3分。
D. 睡眠效率
1. 床上时间＝条目3(起床时间)-条目1(上床时间)
2. 睡眠效率＝条目4(睡眠时间)/床上时间×100％
3. 成分D计分位，睡眠效率＞85％计0分，75％～84％计1分，65％～74％计2分，＜65％计3分。
E. 睡眠障碍
根据条目5b至5j的计分为"无"计0分，"＜1周/次"计1分，"1～2周/次"计2分，"≥3周/次"计3分。
累加条目5b至5j的计分，若累加分为"0"则成分E计0分，"1～9"计1分，"10～18"计2分，"19～27"计3分。

续表

F. 催眠药物 根据条目 7 的应答计分，“无”计 0 分，“<1 周/次”计 1 分，“1～2 周/次”计 2 分，“≥3 周/次”计 3 分。 G. 日间功能障碍 1. 根据条目 8 的应答计分，“无”计 0 分，“<1 周/次”计 1 分，“1～2 周/次”计 2 分，“≥3 周/次”计 3 分。 2. 根据条目 9 的应答计分，“没有”计 0 分，“偶尔有”计 1 分，“有时有”计 2 分，“经常有”计 3 分。 3. 累加条目 8 和 9 的得分，若累加分为“0”则成分 G 计 0 分，“1～2”计 1 分，“3～4”计 2 分，“5～6”计 3 分。
PSQI 总分

1. PSQI 总分＝成分 A＋成分 B＋成分 C＋成分 D＋成分 E＋成分 F＋成分 G。

2. 评价等级：0～5 分，睡眠质量很好；6～10 分，睡眠质量还行；11～15 分，睡眠质量一般；16～21 分，睡眠质量很差。

4. 患者准备

① 患者应在家记录好自己每天的睡眠时间、睡眠质量及是否服用助眠药物及用药剂量，是否服用其他治疗药物，为医生提供诊疗依据。

② 入院当日至门诊全病程管理窗口凭身份证领取转住院申请表，至住院部办理入院登记手续。

③ 入院时携带相关证件及所需生活用品、纸质版核酸检验报告。

二、院中全病程管理路径

1. 主要诊疗工作

① 询问患者病史和进行体格检查。

② 完善患者病历。

③ 医患沟通，交代病情。

④ 完善辅助检查，如多导睡眠监测。

⑤ 拟定详细的诊疗方案。

⑥ 进一步完善 PSQI 量表评分，评估神经功能状态，评估辅助检查结果。

⑦ 观察病情变化及药物疗效，及时与患者及家属沟通。

⑧ 必要时心理科、妇产科会诊，并制订相关计划。

2. 医嘱内容

① 神经内科护理常规。

② 分级护理。

③ 高纤维饮食。

④ 予催眠药，定期调整。

⑤ 内科基础治疗。

⑥ 依据病情下达相关检验检查项目。

3. 责任护士工作内容

① 入院介绍（病房环境、措施等）。

② 填写入院评估单。

③ 观察患者病情变化。

④ 心理和生活护理。

⑤ 评估个案身体、情绪、认知、心理和社会支持状态。

⑥ 采集个案社会、医疗、经济和行为问题。

⑦ 医保政策、商保直赔。

4. 个案管理师工作内容

① 讲解失眠症全病程管理意义及目的，介绍全病程管理服务内容，询问患者是否自愿加入，并自主选择合适的全病程管理方案。

② 参与医师诊疗过程，做好配合工作。

③ 个案管理师在 HCCM 系统提取个案门诊记录，将患者资料整理成文档。

④ 个案管理师将每周需复诊的个案名单问诊结果提交给医生，医生根据每位个案院后复诊计划进行具体复诊内容的规划。

5. 患者配合

① 患者遵医嘱完善检查、检验。

② 配合专业医师完成匹兹堡睡眠质量指数等评估。

③ 主动与医护沟通病情，配合相关治疗。

三、出院标准

① 患者紧张不安情绪得到明显缓解，能保持良好的心态。

② 患者对睡眠有良好认知，不再过分关注失眠，不把所有的不适归咎于失眠。

③ 患者形成良好的睡眠习惯，规范的作息时间，能主动营造舒适的睡眠环境，调整入睡及觉醒方式。

四、院后管理——居家随访

1. 监测和随访内容

① 定期监测睡眠质量是否得到改善。

② 是否按医嘱服药，有无自行调整剂量。

③ 患者有无其他新发症状。

④ 根据随访结果对预防性治疗方案进行调整。

2. 随访阶段

① 短期随访　出院后（3 个月内）了解患者近期睡眠状况，耐心听取患者的提问。

② 中期随访　出院后（3～6 个月）回访的内容包括患者目前的睡眠情况，服药、锻炼、生活等情况及健康指导，定期复查提醒等。

③ 长期随访　出院后（6～12 个月）当睡眠改善不理想时，根据患者实时睡眠情况改变治疗方案，如调整药物剂量。

3. 电话随访注意事项

先了解患者基本信息，包括姓名、年龄、性别、疾病诊断、转归、出院带药基本情况、主要阳性体征等；电话接通后先向对方自我介绍，确认对方身份，表明来电目的，注意礼貌用语，并尽可能少说医学术语，用简单易懂的方式表述。

4. 个案管理随访

① 专病团队与个案管理师根据所在机构的相关预约规则进行复诊预约与检查项目告知。

② 门诊复诊　医生根据随访资料更新复诊计划并同步个案管理师，个案管理师为患者安排下一次复诊。

③ 平台线上咨询/专家团队咨询　患者在公众号发起线上专家团队咨询申请→个案管理师收集患者咨询申请及相关检查资料→团队登录 V5 智能客服完成线上咨询回复（包括语音、图文咨询模式等）→线上个案管理师将该次咨询资料汇总保存。

④ 通过平台定期推送相关管理通知或健康科普知识，如复诊通知、随访通知、科普推文、线上科普、直播通知、满意度调查。

五、健康指导

1. 合理饮食

饮食以蔬菜和富含蛋白质、维生素、膳食纤维和钙质等易消化的食物为主，避免摄入过多脂肪，适当多吃一些豆类食品、芝麻以及鱼类，限制盐的摄入，戒烟，尽量不饮酒，若饮酒应限量。

2. 适当运动

指导患者进行各种有氧运动，如快步走、慢跑、骑自行车、做各种体操、跳舞、跳绳、游泳和球类运动。运动强度以中等强度为宜，可根据自己的最佳运动心率进行测量和掌握。根据自身的特点，在日常工作和生活中，通过适当的体育运动改善脑部血液循环，促进思维活动，同时转移注意力，有助于放松心情，缓解压力，降低忧郁、焦虑等不良情绪的发生。

3. 用药指导

对患者进行用药指导，使其了解催眠药的适应证及禁忌证、可能出现的副作用等，药物的剂量、使用方法和时间，做到科学合理用药，若有疑问或出现不适，应及时咨询医务人员。定期复查，定期做多导睡眠监测，及时调整催眠药用量或治疗方案。

4. 特殊照护

按照系统护理干预计划表定期与患者进行沟通，有问题随时沟通，掌握患者的性格特点及心理状态，加强心理疏导，纠正错误的心理状态，学会放松和休息的调节，降低心理负担，树立信心。及时进行心理疏导，减少或缓解不良的情绪，鼓励患者多参加团体活动转移注意力。

5. 及时复诊

① 随访过程中患者因病情需要再入院，经医生评估需返院治疗者，由个案管理师按照免门诊住院申请流程安排住院（需提前 3～7 天申请）。

② 个案管理师在全病程分级诊疗系统（HCCM）填写《转住院申请表》。

③ 医生登录全病程分级诊疗系统（HCCM）查看个案资料、评估患者，符合标准的个案，在 HCCM 系统收案审核处点击“同意收案”并填写建议入院时间、费用、管床医生、病情轻重缓急程度。

④ 院前准备中心按照《转住院申请表》的内容根据科室收治原则电话及短信通知患者入院日期及入院前准备事项。

⑤ 患者于入院当日至门诊全病程管理窗口凭身份证领取转住院申请表，至住院部办理入院登记手续。

6. 健康咨询

制订完整的系统护理干预计划，让患者及家属充分认识和掌握失眠症的相关知识，消除患者的紧张不安情绪，保持良好的心态；重点介绍生理及心理上改变的原因、症状特点及防治方法，嘱患者密切观察，积极配合治疗和护理工作。加强睡眠健康教育，改变患者对睡眠的认知，避免过分关注失眠，通过教育让患者不要把所有的不适归咎于失眠。

第二节　发作性睡病

发作性睡病（Narcolepsy，NRL），是一种日间出现的不可抗拒的短暂性睡眠发作，多于儿童或青少年期起病。其发病机制尚未清楚，研究表明本病与DQB1等位基因 HLA-DQB1 * 0602 和 HLA-DQB1 * 0102 密切相关。本病可见于丘脑下部、中脑灰质被网状结构受累的患者。多数患者表现为发作性睡病四联症：睡眠发作、猝倒发作、睡眠麻痹、睡眠幻觉。

白天过度嗜睡表现为白天难以遏制的困倦，儿童比成人睡眠时间更长，但由于日间过度嗜睡在正常儿童中高达 15%，因此缺乏诊断特异性。猝倒发作常由情感诱发后表现为局部骨骼肌无力，也有儿童表现为发作时言语表达含糊。睡眠瘫痪表现为发作性肢体活动不能，常发生在早晨睡醒后，发作时意识清楚，可自行缓解，没有记忆障碍，多伴有情绪障碍发作。睡眠幻觉不同于精神病患者的幻觉，患者能对幻觉存在自知性，睡前幻觉发生在由觉醒到睡眠的过渡阶段，觉醒前幻觉发生在醒来时。睡前幻觉常表现为幻听、幻触、幻嗅。其他常见症状包括睡眠周期性肢体运动、攻击行为和精神症状等。在不同的人群和文化背景下发作性睡病的临床描述可能有不同。

致病因素主要有：

① 遗传因素；

② 自身免疫因素；

③ 感染因素；

④ 脑白质完整性的破坏以及脑退行性病变等；

⑤ 神经黑色素水平的降低；

⑥ 细胞因子水平的升高；

⑦ 维生素 B_{12} 水平的降低。

由于发作性睡病患病率较低，加之临床医生对其认识不足，容易造成误诊及漏诊，直接导致延误治疗，进而增加疾病负担。此外，发作性睡病是一种不可治愈的慢性疾病，一旦发病大多需长期治疗。因此，对发作性睡病患者的筛查诊断及治疗疗效的评估直接影响临床决策及患者结局。发作性睡病筛查及严重程度评估量表简便易行，在指导临床决策及研究中具有较好的操作性。

一、院前全病程管理路径

1. 医疗团队准备

（1）医护师资选拔与培训　根据医院实际情况，制定选拔标准为：具有中级及以上职称且从事专科护理工作5年以上者。

（2）对入选的医护人员进行统一培训，培训主要内容包括：熟练掌握失眠症的相关知识，常用药物的作用、副作用及用药指导，系统护理干预的相关知识及干预措施，量表的使用方法及分析标准，服务与沟通过程中运用知识、发现问题、解决问题的能力。

2. 门诊接诊一般流程

① 门诊预约挂号或急诊快捷入院。

② 采集患者用药史、既往史、现病史。

③ 完善入院检查与检验项目。

④ 床位预约　患者由门诊开具住院证后，并由服务中心下设的院前准备中心通知入院。

⑤ 告知患者办理住院的流程，告知疫情常态化管理要求，协助患者办理入院手续。

3. 主要诊疗工作

（1）一般资料调查　内容包括：现病史、既往史、遗传史、家族史、婚姻状况、居住地、受教育程度、工作、家庭月收入、性格、行为、业余爱好、每周运动次数及时间等。

（2）Epworth 嗜睡评分量表（Epworth Sleepiness Scale，ESS）　该量表是目前国际公认的一种较简易的嗜睡评估量表，由墨尔本 Epworth 医院的睡眠研究中心开发，用于评估受试者主观嗜睡程度。ESS 由8个与日常生活相关的特定活动如静坐、平卧、看电视、阅读、坐车等问题组成。见表16-2。

表16-2　Epworth 嗜睡评分量表　　单位：分

在以下情况有无嗜睡发生	从不(0)	很少(1)	有时(2)	经常(3)
坐着阅读时				
看电视时				
在公共场所坐着不动时(如在剧场或开会)				

续表

在以下情况有无嗜睡发生	从不(0)	很少(1)	有时(2)	经常(3)
长时间坐车中间不休息时(超过 1h)				
坐着与人谈话时				
饭后休息时(未饮酒时)				
开车等红绿灯时				
下午静卧休息时				

注：嗜睡量表评分的意义在于：0～8 分为正常；9～12 分为轻度异常；13～15 分为中度异常；大于 16 分为重度异常。

4. 患者准备

① 患者应在家记录好自己每天的睡眠时间、睡眠质量及是否服用助眠药物和用药剂量，是否服用其他治疗药物，为医生提供诊疗依据。

② 入院当日至门诊全病程管理窗口凭身份证领取转住院申请表，至住院部办理入院登记手续。

③ 入院时携带相关证件及所需生活用品、纸质版核酸报告。

二、院中全病程管理路径

1. 主要诊疗工作

(1) 询问病史和体格检查，是否有家族遗传史，排除由于睡眠不足和其他睡眠障碍导致的白天嗜睡。

(2) 完善病历。

(3) 医患沟通，交代病情，告知患者有可能发生猝倒。

(4) 完善辅助检查，如多导睡眠监测（Polysomnography，PSG)、多次小睡潜伏期试验（Multiple sleep latency test，MSLT)。

(5) 拟定详细的诊疗方案。

(6) 进一步完善 Epworth 嗜睡评分量表，评估神经功能状态，评估辅助检查结果。

(7) 观察病情变化及药物疗效，及时与患者及家属沟通。

2. 医嘱内容

(1) 神经内科护理常规。

(2) 分级护理。

(3) 高纤维饮食。

(4) 治疗药物

① 传统中枢兴奋剂，用于缓解患者日间嗜睡症状，常用药物：苯丙胺、哌甲酯、马吲哚和匹莫林。

② 新型中枢兴奋剂，通过激活下丘脑觉醒中枢，兴奋下丘脑特定神经元达到催醒作用，常用药物：莫达非尼，它是目前美国 FDA 批准首选的用于治疗 NRL 的新型催醒药物。

③ 三环类抗抑郁药，用于缓解患者猝倒症状，如普罗替林、氯米帕明、选择性 5-羟色胺与去甲肾上腺素再摄取抑制剂文拉法辛和度洛西汀具有一定的促醒和治疗猝倒作用，能改善 NRL 患者合并快动眼睡眠期行为障碍、睡眠瘫痪和睡眠幻觉等症状。

（5）内科基础治疗。

（6）依据病情下达相关检验检查项目。

3. 责任护士工作内容

① 入院介绍（病房环境、措施等）。

② 填写入院评估单。

③ 观察患者病情变化。

④ 签署高危跌倒损伤风险告知书，防止意外跌倒。

⑤ 心理和生活护理。

⑥ 评估个案身体、情绪、认知、心理和社会支持状态。

⑦ 采集个案社会、医疗、经济和行为问题。

⑧ 医保政策、商保直赔。

4. 个案管理师工作内容

① 讲解发作性睡病全病程管理意义及目的，介绍全病程管理服务内容，询问患者是否自愿加入，并自主选择合适的全病程管理方案。

② 参与医师诊疗过程，做好配合工作。

5. 患者配合

① 患者遵医嘱完善检查、检验。

② 配合专业医师完成 Epworth 嗜睡评分量表评估。

③ 主动与医护沟通病情，配合采用中枢兴奋剂、三环类抗抑郁药治疗。

三、出院标准

（1）通过心理行为疗法和药物治疗使白天过度睡眠减少，猝倒、幻觉发作有效控制，夜间睡眠显著改善。

（2）患者尽可能地恢复日常生活和社会功能。

（3）无 NRL 伴随症状或疾病。

（4）无明显药物干预带来的不良反应。

四、院后管理——居家随访

1. 监测和随访内容

① 定期监测猝倒或幻觉发生的频率及时间。

② 患者是否按医嘱服药，有无自行调整剂量。

③ 患者有无其他新发症状。

④ 根据随访结果对预防性治疗方案进行调整。

2. 随访阶段

① 短期随访　出院后（3 个月内）了解患者近期有无猝倒及发生的频率与时间，告知患者避免从事高风险工作及防意外伤的重要性。

② 中期随访　出院后（3～6 个月）回访的内容包括患者的目前情况，服用中枢兴奋剂和三环类抗抑郁药、运动锻炼、生活等情况及健康指导、定期复查提醒等。

③ 长期随访　出院后（6～12 个月）当疗效不理想时，根据患者病情变化改变治疗方案，如调整药物剂量。

五、健康指导

1. 合理饮食

饮食以蔬菜和富含蛋白质、维生素、膳食纤维和钙质等易消化的食物为主，避免饮用影响睡眠的饮品（如咖啡、浓茶），限制盐的摄入，戒烟，戒酒，勿过度食用高碳酸化合物类食物。

2. 适当运动

指导患者适量进行各种有氧运动，如快步走、慢跑、打太极、跳舞、跳绳。运动强度以中等强度为宜，可根据自己的最佳运动心率进行测量和掌握。增强自身抵抗力，避免感染，尽量有人陪同，可随身携带填有紧急联系人电话的身份卡，防止意外伤。

3. 用药指导

大部分患者仍然需要服用中枢兴奋剂或三环类抗抑郁药控制疾病的发作，主要为控制猝倒发作及治疗日间过度睡眠。对患者进行用药指导，使其了解药物的适应证及禁忌证，可能出现的副作用等，药物的剂量、使用方法和时间，做到科学合理用药，若有疑问或出现不适，应及时咨询医务人员。定期复查，及时调整药物用量或治疗方案。

4. 特殊照护

不宜从事高空、水下、驾驶等危险工作，以防发生意外。支持及减少患者的诱发因素，晚上充足的优质睡眠和15～20min的午睡可以缓解日间嗜睡。

按照系统护理干预计划表定期与患者进行沟通，有问题随时沟通，掌握患者的性格特点及心理状态，加强心理疏导，纠正错误的心理状态，学会放松和休息的调节，降低心理负担，树立信心。同时进行引导性治疗，鼓励研究对象之间或与医务人员、家人互相倾诉，缓解不良的情绪，鼓励通过进行不同的文体活动来转移注意力和调节自我情绪。

5. 及时复诊

参见本章第一节。

6. 健康咨询

制订完整的系统护理干预计划，让患者及家属充分认识和掌握发作性睡病的相关知识，保持情绪稳定，避免大的情绪波动及情感刺激，重点交代意外伤的预防，嘱患者密切观察，积极配合治疗和护理工作。

第三节 阻塞性睡眠呼吸暂停综合征

阻塞性睡眠呼吸暂停综合征是指在每夜7h睡眠中呼吸暂停反复发作30次以上，每次10s以上；或全夜睡眠期平均每小时呼吸暂停和低通气次数（睡眠呼吸暂停/低通气指数，AHI）＞5次。可分为中枢性、阻塞性和混合性三种。以阻塞性睡眠呼吸暂停综合征（OSAS）最为多见，是由于反复发作的上呼吸道狭窄和阻塞所致，其打鼾具有特征性，由响亮的鼾声或简短的气喘以及短暂的沉默期交替组成。

常见症状：

① 日间嗜睡、夜间失眠；

② 打鼾声响亮，社交场合容易入睡伴鼾声；

③ 晨起头痛；

④ 性欲及智力减退。

阻塞性睡眠呼吸暂停综合征与患者咽喉、口腔、鼻部疾病从而导致患者睡熟时，由于体态原因，造成上呼吸道狭窄或阻塞等原因导致的，或者中枢神经发生病变。主要临床表现是患者在熟睡时打鼾，鼾声不均，出现多次呼吸暂停，晨起头痛，记忆力减退，严重时可导致患者死亡。目前主要内科临床治疗方法是无创呼吸机治疗，除此之外可根据患者咽喉、口腔、鼻部疾病不同，上呼吸道阻塞情况不同，可在患者睡眠时给予口腔矫正器治疗。在治疗过程中应对患者进行心理指导，疏解患者紧张焦虑的情绪，得到患者的信任。在无创呼吸机治疗进行时和无创呼吸机治疗后，应注意对患者血氧饱和度的监控。在治疗过程中患者以进食高能量、高蛋白、易消化、易吸收的食物为主。同时应注意保持口腔清洁，鼓励患者进行积极的体育锻炼，防止患者由于长期卧床，导致坠积性肺炎等并发症。

一、院前全病程管理路径

1. 医疗团队准备

（1）就诊科室有神经内科、耳鼻喉科、呼吸内科。

（2）医护师资选拔与培训　根据医院实际情况，制定选拔标准为：具有中级及以上职称且从事专科护理工作 5 年以上者。能初步判断患者是因咽喉、口腔、鼻部疾病从而导致患者睡熟时，由于体态原因，造成上呼吸道狭窄或阻塞，还是中枢神经发生病变。

（3）对入选的医护人员进行统一培训，培训主要内容包括：熟练掌握睡眠呼吸暂停综合征的相关知识、治疗方法及用药指导。知晓并发症的防治。

2. 门诊接诊一般流程

① 门诊预约挂号或急诊快捷入院。

② 采集患者用药史、既往史、现病史。

③ 完善入院检查与检验项目。

④ 床位预约。

3. 主要诊疗工作

① 一般资料调查　内容包括：现病史、既往史、遗传史、家族史、婚姻状况、居住地、受教育程度、工作、家庭月收入、性格、行为、业余爱好、每周运动次数及时间等。

② PSQI 量表。

4. 患者准备

① 入院当日至门诊全病程管理窗口凭身份证领取转住院申请表，至住院部办理入院登记手续。

② 入院时携带相关证件及所需生活用品、纸质版核酸报告。

二、院中全病程管理路径

1. 主要诊疗工作

（1）询问患者病史和体格检查。

（2）完善病历。

（3）医患沟通，交代病情。

（4）完善相关检查，如多导睡眠监测、脑电图、眼电位图、颏肌肌电图、肺功能检查、动脉血气分析。

（5）拟定详细的诊疗方案。

（6）进一步完善 PSQI 量表评分，评估神经功能状态，评估辅助检查结果。

（7）观察病情变化及药物疗效，及时与患者及家属沟通。

（8）必要时耳鼻喉科、呼吸科会诊，并制订相关计划。

（9）防治并发症，出现气短、心悸、呼吸困难等症状，应警惕心肺功能衰竭。

2. 医嘱内容

（1）神经内科护理常规。

（2）分级护理。

（3）无创气道正压通气治疗，除此之外可根据患者咽喉、口腔、鼻部疾病不同，上呼吸道阻塞情况不同，可在患者睡眠时给予口腔矫正器治疗。

（4）高能量、高蛋白、易消化食物。

（5）吸氧。

（6）内科基础治疗。

（7）依据病情下达相关检验检查项目。

3. 责任护士工作内容

① 入院介绍（病房环境、措施等）。

② 填写入院评估单。

③ 查看患者日间精神状况。

④ 观察患者病情变化及夜间血氧饱和度情况。

⑤ 心理和生活护理。

⑥ 评估个案身体、情绪、认知、心理和社会支持状态。

⑦ 采集个案社会、医疗、经济和行为问题。

⑧ 医保政策、商保直赔。

4. 个案管理师工作内容

① 讲解睡眠呼吸暂停综合征全病程管理意义及目的，介绍全病程管理服务内容，询问患者是否自愿加入，并自主选择合适的全病程管理方案。

② 参与医师诊疗过程，做好配合工作。

5. 患者配合

① 患者遵医嘱完善检查、检验。

② 配合专业医师完成 PSQI 等量表评估。

③ 主动与医护沟通病情，配合相关治疗。

三、出院标准

① 患者夜间睡眠呼吸暂停得到改善，睡眠质量较前提升，日间精神较前好转。

② 患者对疾病有良好认知。

③ 患者形成良好的睡眠习惯，规范的作息时间。

四、院后管理——居家随访

1. 监测和随访内容

① 定期监测睡眠质量、临床症状是否得到改善。

② 患者是否按医嘱服药，有无自行调整剂量。

③ 患者有无其他新发症状。

④ 根据随访结果对预防性治疗方案进行调整。

2. 随访阶段

① 短期随访　出院后（3 个月内）了解患者近期夜间睡眠呼吸暂停状况，及日间活动时精神状况，耐心听取患者的提问。

② 中期随访　出院后（3～6 个月）回访的内容包括患者的目前睡眠、打鼾等情况，服药、锻炼、生活等情况及健康指导、定期复查提醒等。

③ 长期随访　出院后（6～12 个月）当疗效不理想时，根据患者实时睡眠情况改变治疗方案，如调整药物剂量。

五、健康指导

1. 合理饮食

以高蛋白、高维生素、高热量饮食为主，比如：鸡蛋、豆类食品、瘦肉、猕猴桃等，限制动物内脏、油炸食品、烧烤类食品，戒烟戒酒，控制体重。

2. 适当运动

日常参加体育锻炼，例如：散步、游泳、慢跑等有氧运动。一周至少 2～3 次。适当的体育运动有助于缓解患者紧张的精神状态。增加上肢和后背肌肉的肌力，减小睡眠时肌肉过度松弛的风险。

3. 治疗指导

积极治疗原发病，避免引起睡眠呼吸暂停的诱因，尽量采用侧卧位，可进行居家氧疗，夜间可佩戴无创呼吸机。对有药物治疗的患者进行用药指导，使其了解药物的适应证及禁忌证，可能出现的副作用等，药物的剂量、使用方法和时间，做到科学合理用药。若有疑问或出现不适，应及时咨询医务人员。定期复查，定期做多导睡眠监测，及时调整药物用量或治疗方案。

4. 特殊照护

按照系统护理干预计划表定期与患者进行沟通，有问题随时沟通，掌握患者的性格特点及心理状态，加强心理疏导，纠正错误的心理状态，学会放松和休息的调节，降低心理负担，树立信心。同时进行引导性治疗，鼓励研究对象之间或与医务人员、家人互相倾诉，缓解不良的情绪，鼓励通过进行不同的文体活动来转移注意力和调节自我情绪。

5. 及时复诊

参见本章第一节。

6. 健康咨询

制订完整的系统护理干预计划，让患者及家属充分认识和掌握睡眠呼吸暂停综合征的相关知识，嘱患者密切观察自身夜间睡眠状况，白天有无困倦，积极配合治疗和护理工作。加强睡眠健康教育，防范低氧血症对神经系统、循环系统、内分泌系统造成的危害。

第四节　不安腿综合征

不安腿综合征（Restless legs syndrome，RLS）也称为不宁腿综合征，是一种主要累及腿部神经系统的常见的感觉运动障碍性疾病。此病多见于中老年患者，在夜间双侧下肢难以名状的虫蠕感、刺痛感、肿胀感、麻木感等不适感，使患者在睡眠中不停地移动下肢或辗转反侧，甚至下床不停走动；下肢活动后可短暂完全或部分缓解症状，停止活动后症状可再次出现。在觉醒和睡眠的移行过程中，症状最为严重。常见于：周围神经病、脊髓病、帕金森综合征。发病原因不清楚，可能与遗传因素、铁缺乏和中枢神经系统兴奋性氨基酸的兴奋作用有关。根据原发疾病分为原发性和继发性两种类型。RLS 的诊断标准见表 16-3。

表 16-3　RLS 的诊断标准

RLS 必要的诊断标准(必须具备以下 5 项)
1. 活动双下肢的强烈愿望,常伴随着双下肢不适感,或不适感导致了活动欲望
2. 强烈的活动欲望,以及任何伴随的不适感,出现于休息或不活动(如患者处于卧位或坐位)时,或于休息或不活动时加重
3. 活动(如走动或伸展腿)过程中,强烈的活动欲望和伴随的不适感可得到部分或完全缓解
4. 强烈的活动欲望和伴随的不适感于傍晚或夜间加重,或仅出现在傍晚或夜间
5. 以上这些临床表现不能单纯由另一个疾病或现象解释,如肌痛、静脉淤滞、下肢水肿、关节炎、下肢痉挛、体位不适、习惯性拍足
RLS 临床病程的分类
慢性持续性 RLS(chronic-persistent RLS):最近 1 年内,未经治疗的患者出现症状的频率为平均每周 2 次或以上
间歇性 RLS(Intermittent RLS):症状出现的频率为平均每周少于 2 次,且一生中至少有 5 次 RLS 活动

一、院前全病程管理路径

1. 医疗团队准备

同失眠症团队准备。

2. 门诊接诊一般流程

① 门诊预约挂号或急诊快捷入院。

② 采集患者用药史、既往史、现病史。

③ 完善入院检查与检验项目。

④ 床位预约。

3. 主要诊疗工作

① 一般资料调查 内容包括：现病史、既往史、遗传史、家族史、婚姻状况、居住地、受教育程度、工作、家庭月收入、性格、行为、业余爱好、每周运动次数及时间等。

② 了解患者症状出现的时间，是否影响睡眠，是否自行用药。

4. 患者准备

① 入院当日至门诊全病程管理窗口凭身份证领取转住院申请表，至住院部办理入院登记手续。

② 入院时携带相关证件及所需生活用品、纸质版核酸报告。

二、院中全病程管理路径

1. 主要诊疗工作

（1）询问病史和体格检查。

（2）完善病历。

（3）医患沟通，交代病情。

（4）完善辅助检查，如多导睡眠图、睡眠呼吸监测、神经肌电图检查、血清铁化验等。

（5）拟定详细的诊疗方案。

（6）观察病情变化及药物疗效，及时与患者及家属沟通。

2. 医嘱内容

（1）神经内科护理常规。

（2）分级护理。

（3）高纤维饮食。

（4）药物治疗

① 左旋多巴，可明显改善症状，减少周期性肢体活动，提高睡眠质量，剂量低，多数患者耐受性良好；

② 普拉克索，可有效改善症状且无晨间反跳现象。

③ 铁剂治疗。

（5）内科基础治疗。

（6）依据病情下达其他治疗。

3. 责任护士工作内容

① 入院介绍（病房环境、措施等）。

② 评估双下肢情况。

③ 观察患者病情变化。

④ 心理和生活护理。

⑤ 评估个案身体、情绪、认知、心理和社会支持状态。

⑥ 采集个案社会、医疗、经济和行为问题。

⑦ 医保政策、商保直赔。

4. 个案管理师工作内容

① 讲解不安腿全病程管理意义及目的，介绍全病程管理服务内容，询问患者是否自愿加入，并自主选择合适的全病程管理方案。

② 参与医师诊疗过程，做好配合工作。

5. 患者配合

① 患者遵医嘱完善检查、检验。

② 配合专业医师完成相关量表评估。

③ 主动与医护沟通病情，配合相关治疗。

三、出院标准

① 患者双下肢不适感得到明显缓解，能保持良好的心态。

② 睡眠质量得到明显的改善。

四、院后管理——居家随访

1. 监测和随访内容

① 定期监测睡眠质量是否得到改善，双下肢不适感是否较前好转。

② 是否按医嘱服药，有无自行调整剂量。

③ 患者有无其他新发症状。

④ 根据随访结果对预防性治疗方案进行调整。

2. 随访阶段

① 短期随访　出院后（3 个月内）了解患者近期睡眠、双下肢状况，耐心听取患者的提问。

② 中期随访　出院后（3～6 个月）回访的内容包括患者目前的睡眠、双下肢情况，服药、锻炼、生活等情况及健康指导、定期复查提醒等。

③ 长期随访　出院后（6～12 个月）当疗效不理想时，根据患者实时睡眠和双下肢情况改变治疗方案，如调整药物剂量。

五、健康指导

1. 合理饮食

饮食以蔬菜和富含蛋白质、维生素、膳食纤维和钙质等易消化的食物为主，避免摄入过多脂肪，适当补充铁剂，限制盐的摄入，戒烟，戒酒，不吃含咖啡因的刺激性食物。

2. 适当运动

参见本章第一节。

3. 用药指导

对患者进行用药指导，使其了解左旋多巴、普拉克索的适应证及禁忌证，可能出现的副作用等，药物的剂量、使用方法和服用时间，做到科学合理用药，若有疑问或出现不适，应及时咨询医务人员。定期复查，及时调整药物用量或治疗方案。

4. 特殊照护

可在睡觉前洗热水澡及进行肢体按摩，按照系统护理干预计划表定期与患者进行沟通，有问题随时沟通，掌握患者的性格特点及心理状态，加强心理疏导，纠正错误的心理状态，学会放松和休息的调节，降低心理负担，树立信心。同时进行引导性治疗，鼓励病友之间或与医务人员、家人互相倾诉，缓解不良的情绪，鼓励通过进行不同的文体活动来转移注意力和调节自我情绪。

5. 及时复诊

参见本章第一节。

6. 健康咨询

制订完整的系统护理干预计划，让患者及家属充分认识和掌握不安腿综合征的相关知识，消除患者的紧张不安情绪，保持良好的心态；重点介绍生理及心理上改变的原因、睡眠和双下肢不适特点及防治方法，有家族遗传史的需定期复查，嘱患者密切观察，积极配合治疗和护理工作。

·附录1·

患者院后健康管理告知书

尊敬的病友：

为了保障您得到连续有效的全病程院后健康管理服务，请仔细阅读知晓以下内容，希望理解并配合。

一、全病程院后健康管理服务介绍

全病程院后健康管理服务是由湘雅医院医护团队和智医在线协同为您提供的从院中到院后的全程连续健康管理服务，建立了完整的健康电子档案的管理新模式，也是追踪您院后康复状况的主要手段。

二、注意事项

1. 院后健康管理主要以日常咨询、复诊提醒、慢病管理、健康管理为主；医护团队基于患者自述病情所提供的建议仅供参考。因疾病的特殊性、病情变化快等因素，尤其是危急重症、婴幼儿、孕产妇等，如有病情变化，建议尽快于就近医疗机构就诊。

2. 院后健康管理服务实行病友自愿原则，由病友直接与智医在线办理相关手续。如选择院后健康管理将涉及服务费用（具体见服务单），请详细阅读并自愿选择。

3. 在自愿接受院后健康管理的过程中如有疑问，由智医在线负责主要的协调及解决工作，中南大学湘雅医院只承担湘雅医院医护团队服务职责范围内的相关责任。

4. 为了实现连续性的院后照护，病友的部分资料（如出院小结、转诊说明、相关检查数据等）将转介至相应的照护机构。

5. 为方便病友就诊，患者可委托智医在线平台提供部分代办业务如代预约挂号、代预约检查（CT、磁共振、胃镜、肠镜等），并请附身份证复印件备案。代办业务过程中产生的相关风险智医在线与中南大学湘雅医院均不承担责任。

如果您选择购买此项服务，代表您已知晓并同意以上告知内容。

谢谢您的信任、理解、支持与配合，祝您生活愉快！

签名：

日期：

· 附录 2 ·

智医在线健康管理服务

收案登记表

就诊科室		就诊医生	
患者姓名		患者性别	
患者/联系人电话		患者身份证号码	
诊断疾病		诊疗卡号	
复诊时间			

· 附录 3 ·

入院患者评估单

入院患者评估单
一、一般资料
入院时间：　入科时间：
入院方式：□步行□扶助□轮椅□平车□背送□抱送□其他
入院陪送：□家人□朋友□其他
入院诊断：
二、健康评估
既往病史：□无　□住院 1. 时间　住院天数(天)　医院
2. 时间　住院天数(天)　医院
3. 时间　住院天数(天)　医院
□手术　1. 时间　手术名称
2. 时间　手术名称
3. 时间　手术名称
□所患疾病名称 1.
2.
3.
过敏史：□无　□有过敏药物：　过敏食物：　其他：
饮食习惯：□规律　□不规律　(□饮食不定时　□经常不吃早餐　□经常吃夜宵
□经常暴饮暴食　□经常少餐　□其他　)
嗜好：□烟　□酒　□其他

续表

入院患者评估单
睡眠:□正常 □入睡困难 □易醒 □药物 □其他
大便:□正常 □便秘 □腹泻 □造瘘 □血便 □陶土便 □失禁 □其他
小便:□正常 □尿失禁 □尿潴留 □外引流 □其他
自理能力:□自理 □轻度依赖 □中度依赖 □重度依赖
肢体活动:□自如 □障碍 □瘫痪
管道情况:□无 □有
生命体征:体温 ℃ 脉搏 次/min 呼吸 次/min 血压 mmHg
意识状态:□清醒 □嗜睡 □意识模糊 □昏睡 □昏迷
皮肤完整性:□完整 □不完整(□压力性损伤部位 □伤口部位 □其他)
压力性损伤评估:□轻度危险 □中度危险 □重度危险
跌倒/坠床评估:□轻度危险 □中度危险 □重度危险
疼痛评估:□无痛 □轻度 □中度 □重度
视力:右眼:□正常 □异常 □其他 ;左眼:□正常 □异常 □其他
听力:左耳:□正常 □异常 ;右耳:□正常 □异常
情绪:□正常 □悲伤 □焦虑 □孤独 □恐惧 □兴奋 □其他
备注:________________

· 附录4 ·

照护需求评估表

照护需求评估表		
主要照护者		□子 □女 □夫 □妻 □父 □母 □陪护 □其他______
疾病诊断		______ ______ ______
管道种类		□无□鼻胃管,到期日: (日历)□导尿管,到期日: (日历) □气切管,到期日: (日历)
		□引流管,部位:到期日: (日历) □其他 __________ 到期日: (日历)
身心状况	意识状态:	□清醒 □模糊 □嗜睡 □昏睡□昏迷 □谵妄
	情绪:	□平静 □焦虑 □忧愁 □冷漠 □激动 □哭闹可安抚 □哭闹不可安抚 □无法评估 □其他 __________
	沟通:	□能理解 □不能理解 □失语 □无法评估 □其他 __________
	视力:	□清晰 □近视 □远视 □重影 □视野缺损 □视物模糊 □失明 □无法评估 □其他 __________

续表

照护需求评估表		
身心状况	听力：	□正常 □重听 □失聪 □无法评估 □其他 ________
	呼吸：	□自呼 □鼻管道 □氧气面罩 □气切导管 □呼吸器 □其他 ________
	睡眠：	□良好 □偶尔失眠 □经常失眠 □多梦 □易惊醒 □其他________
	进食方式：	□由口进食(饮食形态:□普食 □软食 □流质/半流质) □鼻饲 □静脉营养 □其他________
	面部表情：	□正常 □鼻唇沟变浅(□左 □右) □嘴角歪斜(□左 □右) □额纹消失 □闭眼障碍(□左 □右) □其他________
	皮肤完整性：	1. 皮肤:□完整 □不完整 □其他
		2. 伤口:部位:____ 大小(长宽深,cm):____×____×____ 类型:____ ____
		3. 压力性损伤:部位:____ 大小(长宽深,cm):____×____×____ 分级:(1)可疑的深部组织损伤 (2)Ⅰ期 (3)Ⅱ期 (4)Ⅲ期 (5)Ⅳ期 (6)不明确分期
系统评估(神经系统)	昏迷量表(Glasgow Coma Scale)	睁眼 E(Eye openning):○4 自动睁眼 ○3 呼叫睁眼 ○2 刺痛睁眼 ○1 不能睁眼 ○C 闭眼
		运动反应 M(Mortor response):○6 按指示运动 ○5 对疼痛能定位 ○4 对疼痛能逃避 ○3 刺激后双上肢屈曲 ○2 刺激后四肢强直 ○1 对刺激无反应
		语言回答 V (Verbbal response) :○5 回答切题 ○4 答非所问 ○3 用词错乱 ○2 只能发音 ○1 不能发音 ○T 气管切开/气管插管 ○A 失语
	瞳孔反应(Pupil size):大小(size): 左 ____ mm,右 ____ mm;对光反应(Light reflex): ○有 ○无	
	四肢肌力(Muscle power)	左上肢(Left upper limb):○5 正常 ○4 能抗轻微阻力 ○3 不能抗阻力 ○2 不能抗重力 ○1 无关节活动 ○0 无肌肉收缩 ○缺损
		右上肢(Right upper limb):○5 正常 ○4 能抗轻微阻力 ○3 不能抗阻力 ○2 不能抗重力 ○1 无关节活动 ○0 无肌肉收缩 ○缺损
		左下肢(Left lower limb):○5 正常 ○4 能抗轻微阻力 ○3 不能抗阻力 ○2 不能抗重力 ○1 无关节活动 ○0 无肌肉收缩 ○缺损
		右下肢(Right lower limb):○5 正常 ○4 能抗轻微阻力 ○3 不能抗阻力 ○2 不能抗重力 ○1 无关节活动 ○0 无肌肉收缩 ○缺损
	平衡功能障碍(Dysfunction of equilibration):○无 ○有(○静态平衡失衡 ○动态平衡失衡 ○反应性平衡失衡)	
	感觉功能(Sensory function):○正常 ○异常(说明如后)○感觉过敏 ○感觉减退 ○感觉缺失	
需协助项目	疾病相关:□伤口照护 □管路照护 □疾病知识 □服药指导 □医疗设备相关________ □操作技术宣教________ □其他______	
	生活相关:□进食 □移位 □个人卫生 □如厕 □洗澡 □走路 □上下楼梯 □穿脱衣服 □大便失禁 □小便失禁 □紧急处置 □其他______	
服务需求	○转诊他院 ○居家随访照护 ○远程健康管理 ○居家自护 ○其他________	
异动说明		职称:__________ 记录者:__________ 记录日期:__________

·附录5·

中南大学湘雅医院双向转诊流程

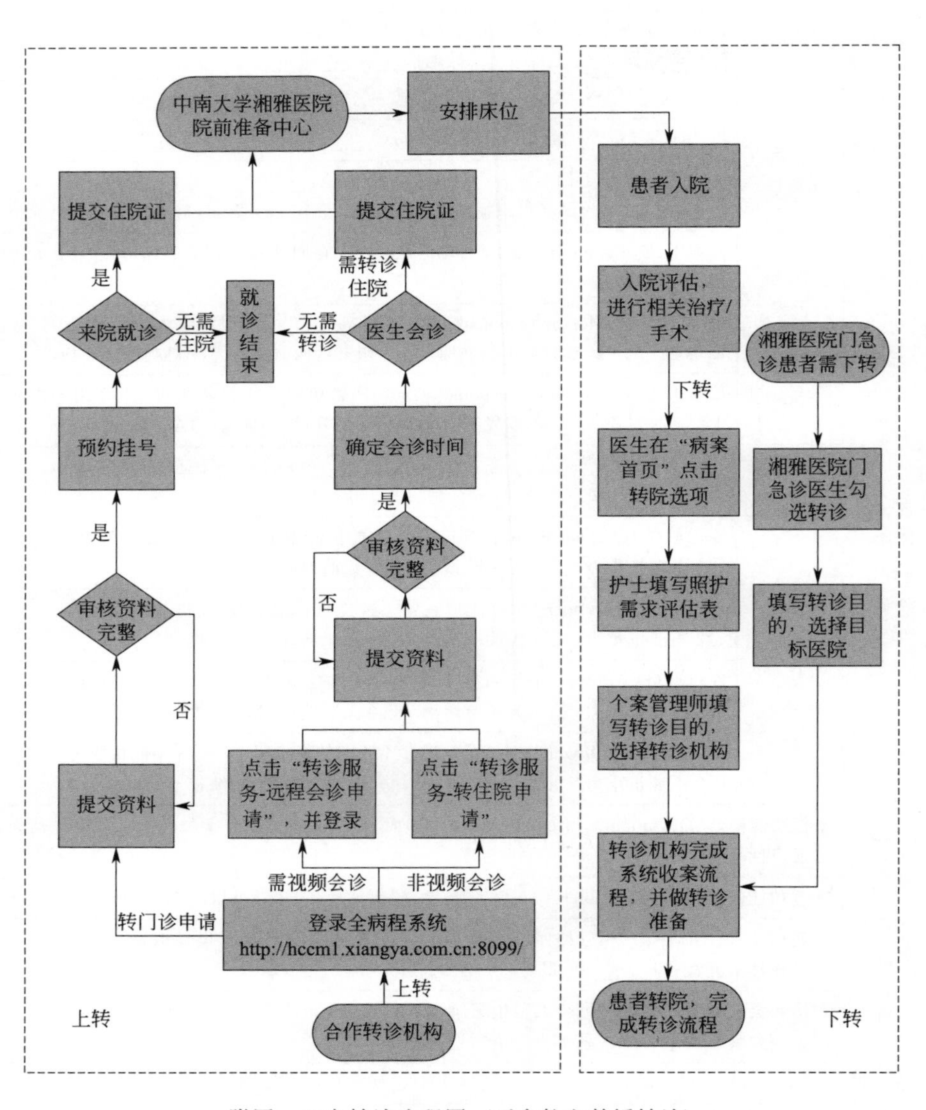

附图　双向转诊流程图（不含航空救援转诊）

· 附录 6 ·
全病程患者满意度调查

全病程管理满意度调查问卷（患者问卷）

患者名字：________　科室：________　电话：________

调查时间：____年 ____月 ____日

调查员：________

调查方式：网络调查/电话调查/现场随访

1. 您对全病程管理服务的满意程度

□非常满意　□满意　□一般　□不满意　□非常不满意

2. 您对“智医在线”线上咨询流程的满意程度

□非常满意　□满意　□一般　□不满意　□非常不满意

3. 您对“智医在线”线上人员能否及时回应的满意程度

□非常满意　□满意　□一般　□不满意　□非常不满意

4. 线上咨询时，您对医务人员回答的满意程度

□非常满意　□满意　□一般　□不满意　□非常不满意

5. 出院后，您对医务人员随访服务的满意度

□非常满意　□满意　□一般　□不满意　□非常不满意

6. 当需要时，您是否还会再次选择全病程管理服务

□是　□否　□不确定

7. 您是否会向病友推荐全病程管理服务

□是　□否　□不确定

8. 您对本次全病程管理的整体评价

□非常满意　□满意　□一般　□不满意　□非常不满意

9. 您觉得全病程管理服务需要改进的地方

____

____

·附录7·

脑血管疾病个案管理评估表

编号：________

主治医生________ 个案管理师________

收案日期：______年____月____日

结案日期：______年____月____日

结案原因：□治疗结束 □拒绝治疗 □中断治疗 □死亡 □失联 □转院
□其他____________

基本资料

姓名		性别	□女 □男	年龄	
病案号		民族		体重(kg)	
主要诊断				身高(m)	
现住址				MIB	
电话					
教育程度	□文盲 □小学 □初中 □高中 □中专 □大专 □本科 □硕士及以上				
职业	□无 □农业 □商业 □服务业 □公务员 □退休 □专业技术人员 □其他________				
婚姻状况	□未婚 □已婚 □离婚 □丧偶				
宗教信仰	□无 □佛教 □基督教 □其他________				
医疗支付	□自费 □医疗保险 □新农合 □公费医疗 □商业保险				
病情知晓	□不知晓 □部分知晓 □全部知晓				

续表

疾病史	□既往史______ □过敏史______ □手术史______ □用药史______ □其他______
家庭评估	1. 家庭成员：父______ 母______ 兄______ 弟______ 姊______ 妹______ 子______ 女______ 孙子______ 孙女______ 其他______ 2. 家庭人均月收入：□500 元以下 □500～999 元 □1000～1999 元 □2000～2999 元 □3000～4999 元 3. 疾病造成的经济负担：□有 □无 4. 主要照护者：□子女 □配偶 □父母 □亲属 □护工 联系电话：________
家族史	1. 癌症 □否 □是 a. 与个案关系：______ 诊断：______ b. 与个案关系：______ 诊断：______ 2. 其他 □否 □是 a. 与个案关系：______ 诊断：______ b. 与个案关系：______ 诊断：______
生活史	1. 吸烟 □无 □戒烟(时间)______□有(量)______ 2. 喝酒 □无 □戒酒(时间)______ □偶尔(量)______ □经常(量)______ 3. 嚼槟榔 □无 □戒嚼槟榔(时间)______ □偶尔(量)______ □经常(量)______ 4. 其他：
饮食习惯	□普通 □清淡 □辛辣 □高盐 □高脂 □嗜甜
食欲情况	□较差 □一般 □较好 □很好
营养状况	营养风险筛查总评分＝疾病严重程度评分（ ）＋营养受损状况评分（ ）＋ 年龄评分（ ）＝（ ）分 最近一个月体重有无下降： 白蛋白： 血红蛋白： 血清蛋白：
自理能力	□自理 □轻度依赖 □中度依赖 □重度依赖

续表

睡眠质量	评分：____分 □0～5分　睡眠质量很好 □6～10分　睡眠质量还行 □11～15分　睡眠质量一般 □16～21分　睡眠质量很差
疼痛	评分：____分　程度：□轻度　□中度　□重度
抑郁 （PHQ）	评分：____分 程度：□0～4分无抑郁　□5～9分有抑郁症状 □10～14分明显抑郁症状　□15～27分重度抑郁症状
焦虑 （GAD）	评分：____分 程度：□0～4分无焦虑　□5～9分轻度焦虑 □10～14分中度焦虑　□15～21分重度焦虑
社会支持	评分：____分 □总分小于20，为获得社会支持较少 □20～30为具有一般社会支持度 □30～40为具有满意的社会支持度
认知评估：□1. 完全了解，能做到　□2. 完全了解，不能做到　□3. 部分了解　□4. 完全不了解 行为评值：□1. 不愿意接受　□2. 愿意接受　□3. 已改变中　□4. 持续维持	

· 附录8 ·

脑血管疾病个案线上问诊资料表

患者基本资料	姓名：　性别：　年龄：
诊断	
既往病史	
患病时长	
病情描述 （病情、症状、治疗经过）	
过敏史	
检查资料	
检验资料	
想要获得的帮助	

· 附录 9 ·

随访计划

脑血管疾病随访	
病种	脑血管疾病
复查频率	脑血管疾病术后第一年，一个月、三个月、半年一次；一年后每年一次
复查项目	根据患者情况复查肺部 CT、MRI 等
随访次数	终身随访
随访时间	脑血管疾病术后第一年，一个月、三个月、半年一次；一年后每年一次
随访表	1. 居家还是转诊治疗？
	□有（转诊医院：　　） □无
	2. 伤口有无红、肿、热、痛、渗液的表现？
	□有　□无
	3. 有无头痛及其他不适症状？
	□有　□无
	4. 有无留置胃管进食？
	□有　□无
	5. 进食时是否出现呛咳或吞咽困难等情况？
	□有　□无
	6. 行颈部淋巴结清扫术的同侧肩部或手臂是否有疼痛或其他不适？
	□有　□无
	7. 是否遵医嘱行放/化疗等治疗？
	□有　□无
	8. 有无进行康复训练？
	□有　□无
	9. 有无定期复查？
	□有（复查结果怎么样） □无

续表

脑血管疾病随访	
随访表	10. 伤口指导：
	□已执行 □未执行 □不适用
	11. 饮食指导：
	□已执行 □未执行 □不适用
	12. 康复指导：
	□已执行 □未执行 □不适用
	13. 线上咨询、复查、回诊指导：
	□已执行 □未执行 □不适用
	14. 紧急、意外情况应对指导：
	□已执行 □未执行 □不适用
	15. 现在张口度几指？有没有行张口训练？
	□有： 指 □无
	16. 有没有做手功能训练？
	□有 □无
问卷随访频次	同随访时间一致

参考文献

[1] 马勇，孙建钧，黄明，等．门诊头痛患者临床特征调查研究［J］．人民军医，2020，63（2）：182-184.

[2] 周冀英，贺维．头痛的诊断思路与方法：《国际头痛分类第三版》的应用［J］．重庆医科大学学报，2021，46（7）：773-776.

[3] Global Burden of Disease Study 2013 Collaborators. Global，regional，and national incidence，prevalence，nears lived with disability for 301 acute and chronic diseases and injuries in 188 countries，1990-2013 a systematic analysis for the Global Burden of Disease Study 2013 Lancet. 2015，386（9995）：743-800.

[4] 王永刚，刘恺鸣，赵红如，等．中国头痛门诊建设规范［J］．中国卒中杂志，2021，16（2）：187-193.

[5] 邓勇，姜花花，孔雪莹，等．慢性偏头痛临床特征分析与国际诊断标准测试［J］．重庆医科大学学报，2018，43（9）：1208-1212.

[6] Ailani J，Burch R C，Robbins M S. the Board of Directors of the American Headache Society. The American Headache Society Consensus Statement：Update on integrating new migraine treatments into clin ical practice. Headache，2021：1 - 19.

[7] 中华医学会神经病学分会．中国颅内静脉血栓形成诊断和治疗指南 2019［J］．中华神经科杂志，2020，53（9）：648-663.

[8] 中华医学会神经病学分会，中华医学会神经病学分会脑血管病学组，中华医学会神经病学分会神经血管介入协作组．中国急性缺血性脑卒中早期血管内介入诊疗指南 2018［J］．中华神经科杂志，2018，51（9）：683-691.

[9] Leslie-Mazwi T，Chen M，Yi J，et al. 急性大动脉闭塞患者机械取栓术后管理：美国神经介入外科学会指南［J］．中国脑血管病杂志，2018，15（6）：332-336.

[10] Starke R M，Snelling B，Al-Mufti F，et al. 经动脉和静脉入路行神经介入手术：美国神经介入外科学会（SNIS）标准与指南委员会共识——美国神经介入外科学会发布［J］．中华介入放射学电子杂志，2020，8（2）：97-107.

[11] 邱玉霞，陈美珍，谭琼英，等．卒中个案管理师介入脑卒中二级预防的全病程管理的探究［J］．中国医药科学，2021，11（13）：169-172.

[12] 刘建新，刘献志．神经介入术与开颅手术治疗脑血管病效果比较［J］．黑龙江中医药，2021，50（4）：51-52.

[13] 史小平．神经介入治疗缺血性脑血管病患者的临床效果［J］．世界最新医学信息文摘，2019，19（79）：92-93.

[14] 常丽英，何小明，曹学兵，等．脑卒中防治科普宣教专家共识［J］．卒中与神经疾病，2021，28（6）：713-718.

[15] 张凤凤．神经介入治疗脑血管病的围手术期护理探究［J］．实用临床护理学电子杂志，2020，5（19）：115，127.

[16] 邵正群．神经外科颅内动脉瘤介入治疗术整体护理效果探讨［J］．临床医药文献电子杂志，2020，7（50）：73，81.

[17] 曹亓．脑梗死介入术后标准化护理程序的应用效果［J］．中外医学研究，2020，18（31）：105-107.

[18] 陈爱国．神经介入治疗颈动脉狭窄合并短暂性脑缺血的疗效观察［J］．现代诊断与治疗，2021，32（20）：3303-3304.

[19] 冯娟娟，方艳，张青，等．神经外科介入术中应急处理体会［J］．中国临床神经外科杂志，2021，26（12）：954-955.

[20] 缪中荣，霍晓川．未来已来：急性缺血性卒中血管内治疗中国现状［J］．中国卒中杂志，2021，16（11）：1085-1090.

[21] 李冰．全脑数字减影血管造影联合神经介入术治疗缺血性血管病的临床效果研究［J］．生物医学工程学进展，2021，42（3）：173-175.

[22] 董伟．介入栓塞术与开颅夹闭术治疗后交通破裂动脉瘤的疗效与安全性观察［J］．航空航天医学杂志，2021，32（10）：1178-1179.

[23] 田锋，常香香，周德海．精细化护理模式对急性脑梗死患者介入溶栓术后的应用观察［J］．中国社区医师，2021，37（21）：139-140.

[24] 韦庆雄，胡瑞婷，潘燕华，等．综合护理在急性脑梗死介入溶栓术中的临床应用价值［J］．实用临床护理学电子杂志，2019，4（15）：112.

[25] 崔莉．神经介入治疗的常见并发症及护理［J］．大医生，2018，3（4）：148-149.

[26] 于敏佳．神经内科康复护理在介入治疗中的应用［J］．中西医结合心血管病电子杂志，2018，6（9）：121-122.

[27] 陈永平，商慧芳．肌萎缩侧索硬化的临床诊治进展［J］．重庆医科大学学报，2019，44（4）：539-542.

[28] 单淑慧，张艳丽，罗永梅，等．肌萎缩侧索硬化症患者呼吸障碍护理的研究进展［J］．中华护理杂志，2020，55（9）：1431-1435.

[29] 国家卫生健康委办公厅．阿尔茨海默病的诊疗规范（2020 年版）［J］．全科医学临床与教育，2021，19（1）：4-6.

[30] 任汝静，殷鹏，王志会，等．中国阿尔茨海默病报告 2021［J］．诊断学理论与实践，2021，20（4）：317-337.

[31] 丁敏兰，陈浙丽，沈春丽．多学科协作护理干预对阿尔茨海默病患者认知功能及生活质量的影响［J］．全科医学临床与教育，2021，19（7）：658-659，663.

[32] 程红荣．中国汉族额颞叶痴呆患者致病基因筛查和功能研究［D］．浙江大学，2020.

[33] 吴瑢，王晓平．多系统萎缩诊断标准中国专家共识解读［J］．西部医学，2019，31（6）：828-830.

[34] 廉羚，姚晓黎．运动神经元病的鉴别诊断［J］．中华神经科杂志，2019，52（10）：841-846.

[35] 中国痴呆与认知障碍指南写作组，中国医师协会神经内科医师分会认知障碍疾病专业委员会．2018 中国痴呆与认知障碍诊治指南（一）：痴呆及其分类诊断标准［J］．中华医学杂志，2018，98（13）：956-970.

[36] 唐北沙，陈生弟，中华医学会神经病学分会帕金森病及运动障碍学组，等．多系统萎缩诊断标准中国专家共识［J］．中国综合临床，2018，34（5）：385-389.

[37] 曲晓丽，闵颖．多发性硬化的临床护理要点初步分析［J］．中国医药指南，2019，17（31）：2.

[38] 杨若澜，巨红燕，杨蕊．基于知识-信念-行为理论的护理干预对重症肌无力患者自我效能和自我负

担的影响［J］．实用医院临床杂志，2021，18（1）：5.

［39］ 郭园丽，刘延锦，董小方，等．卒中健康管理师在卒中患者全程管理中的实践效果［J］．中国临床护理，2021，13（7）：4.

［40］ Cárdenas-Robledo S. Update of the ECTRIMS/EAN Guidelines on the Treatment of Multiple Sclerosis Methodological overview. Presented at ECTRIMS 2021.

［41］ Montalban X. Update of the ECTRIMS/EAN Guidelines on the Treatment of Multiple Sclerosis Updatedrecommendations. Presented at ECTRIMS 2021.

［42］ 蔡同甲，王蓓，邬剑军．视神经脊髓炎谱系疾病免疫靶向药物治疗研究进展［J］．中国临床神经科学，2018，26（3）：314-319.

［43］ 刘宝东，张毅，苏雷，等．重症肌无力术后发生肌无力危象的危险因素分析［J］．中国胸心血管外科临床杂志，2020，27（2）：4.

［44］ 贾建平，陈生第．神经病学［M］．8 版．北京：高等教育出版社，2018.

［45］ 杨蓉，冯灵．神经内科护理手册［M］．2 版．北京：科学出版社，2015.

［46］ 陶子荣，戴玉．神经内科护理查房手册［M］．北京：化学工业出版社，2014.

［47］ 陈生第，陈海波，王丽娟．建立帕金森病及相关运动障碍病三级全程化管理模式的方案［J］．中华老年医学杂志，2021，40（7）：813-821.

［48］ 中华医学会神经病学分会帕金森病及运动障碍学组，中国医师协会神经内科医师分会帕金森病及运动障碍学组．中国帕金森病治疗指南（第四版）［J］．中华神经科杂志，2020，53（12）：973-986.

［49］ 中华医学会神经病学分会，中华医学会神经病学分会帕金森病及运动障碍学组．肌张力障碍诊断中国专家共识［J］．中华神经科杂志，2020，53（1）：8-12.

［50］ 马俊，王琳，万新华．肌张力障碍基于临床特征分类的遗传学进展［J］．中华神经科杂志，2018，51（10）：839-845.

［51］ Jinnah H A，Sun Y V. Dystonia genes and their biological pathways［J］. Neurobiol Dis，2019，129：159-168.

［52］ 陈晓峰，梁健. 神经内科医师手册. 北京：化学工业出版社，2014.

［53］ 王伟，卜碧涛，朱遂强. 神经内科疾病诊疗指南. 3 版. 北京：科学出版社，2013.

［54］ 王拥军. 神经内科学高级教程. 北京：人民军医出版社，2014.

［55］ 赵辨主编．中国临床皮肤病学：上．南京：江苏科学技术出版社，2009.

［56］ 张倩，葛兰，宋志强．红斑性肢痛症的诊治［J］．临床皮肤科杂志，2021，50（6）：369-371.

［57］ Richard Nowak. Fast Five Quiz：Myasthenia Gravis Emergency Management - Medscape - Jul 07，2021.

［58］ 林小慧，陈盼．皮肌炎和多发性肌炎的诊疗进展．华夏医学，2018，31（1）：182-185.

［59］ 吴小青，贾岩龙，余开湖．皮肌炎/多发性肌炎的磁共振成像研究进展［J］．临床放射学杂志，2018，（4）：716-718.

［60］ 刘兰星，康丽萍，严玉英，等．重症肌无力危象无创通气应用的研究进展［J］．中华神经医学杂志，2021，20（8）：5.

［61］ 陈玉萍，张娟，陈兵，等．重症肌无力患者妊娠期临床特点及预后分析［J］．中华内科杂志，2021，60（2）：5.

［62］ 冉昊，刘卫彬．2019 年美国重症肌无力基金会科学会议研究热点和进展［J］．中华神经科杂志，2021，54（5）：3.

[63] 崔爽，王涛，张春燕．抗 MDA5 抗体阳性皮肌炎患者的护理［J］．护理学杂志，2019，34（21）：3.
[64] 孙卉，刘晓玲，鲁桂兰，等．多发性皮下结核性脓肿伴皮肌炎患者的护理［J］．中华护理杂志，2019，54（5）：3.
[65] 岳丽青，陶子荣，李育，等．神经内科专科护理［M］．北京：化学工业出版社，2021.
[66] 蒋敏，白凡，张禄菊，等．一例遗传性痉挛性截瘫 4 型患者康复个案［J］．神经损失与功能重建，2021，16（11）：681-682.
[67] 葛义俊等．64 例不同年龄段发作性睡病患者临床症状和多导睡眠监测结果的特征性分析．临床神经病学杂志，2021，34（3）：161-164.
[68] Ioanna K，et al. Association of adherence to the Mediterranean diet and physical activity habits with the presence of insomnia in patients with obstructive sleep apnea. Sleep and Breathing，2021.
[69] Umbreit A，et al. Challenges in the Treatment of Restless Legs Syndrome：A Case Report. Journal of primary care & community health，2021.
[70] Hu S，et al. Effectiveness and safety of massage in the treatment of restless legs syndrome：A protocol for systematic review and meta analysis. Medicine，2020.
[71] Boyle J T，et al. Insomnia Severity and Degree of Dysfunction：What Is to Be Learned When These Domains are Discordant? Behavioral sleep medicine，2021.
[72] Qing L，et al. Pharmacologic Treatment of Restless Legs Syndrome. Current Neuropharmacology，2021.
[73] K P，P E，S J. Restless legs syndrome in children. Sleep Medicine，2020. 75（prepublish）.
[74] Massey T H，Robertson N P. Restless legs syndrome：causes and consequences. Journal of neurology，2020，267（2），575-577.
[75] Sweetman A.，et al. The effect of cognitive behavioural therapy for insomnia on sedative-hypnotic use：A narrative review. Sleep Medicine Reviews，2021：56.
[76] 沈泽宇，蔡昭莲．传统疗法治疗失眠症的研究进展．世界睡眠医学杂志，2020，7（12）：2228-2230.
[77] 王蒙蒙，赵忠新，吴惠涓．发作性睡病临床表现与治疗研究进展．中国临床药理学与治疗学，2021，26（5）：491-496.
[78] 刘奥博，汤永红．老年慢性失眠症治疗研究进展．世界睡眠医学杂志，2021，8（2）：367-370.
[79] 梅俊华等．三例以腹部症状为主的不安腿综合征患者临床特点分析．中华神经医学杂志，2019（10）：1031-1034.
[80] 李小英等．右佐匹克隆在慢性失眠症伴轻中度阻塞性睡眠呼吸暂停低通气综合征患者睡眠监测中的应用．中国耳鼻咽喉头颈外科，2021，28（4）：250-253.
[81] 彭颖君等．针灸疗法与西药对照治疗围绝经期失眠症疗效和安全性的系统评价．广州中医药大学学报，2021，38（4）：846-854.